U0342883

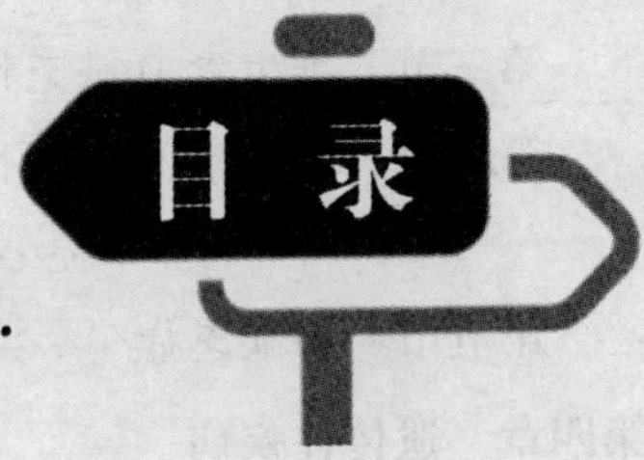
目 录

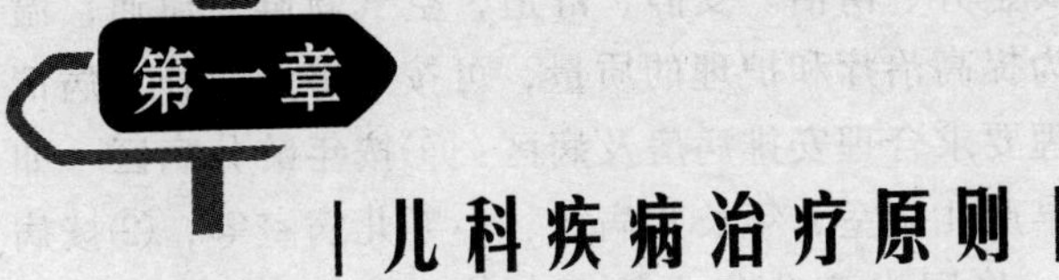

第一章 儿科疾病治疗原则

儿童阶段是一个生长发育的连续过程，不同年龄阶段的小儿在生理、病理和心理特点上各异，在发病原因、疾病过程和转归等方面与成年人更有不同之处，因此，在疾病的治疗和处理上须充分考虑年龄因素。不同年龄小儿的表达能力不同，更增加了儿科医护人员在治疗过程中观察和判断的难度。由于小儿起病急、变化快，容易并发一个甚至多个器官或系统病变，故治疗措施既要适时、全面，又要仔细、突出重点；且在疾病的治疗过程中较成年人更需要爱心、耐心和精湛的医术，任何一个不恰当的处理方法或方式，都可能对小儿生理和心理等方面产生较长久甚至终身的不良影响。因此，要求儿科临床工作者必须熟练掌握护理、饮食、用药和心理等各方面的治疗技术，使患儿身心顺利康复。

一、护理的原则

在疾病治疗过程中，儿科护理是极为重要的一个环节，许多治疗操作均通过护理工作来实施。良好的护理在促进患儿康复中起着很大的作用。护理工作不仅仅是护士应该注重的工作，儿科医师也应关心和熟悉护理工作，医护密切协作，以提高治疗效果。

1. 细致的临床观察

临床所观察到的患儿不典型的或细微的表现，都应考虑其可能存在的病理基础。如婴儿哭闹可以是正常生理要求，也可能是疾病表现，细致的观察是鉴别两者的关键。

2. 合理的病室安排

病室要整齐、清洁、安静、舒适，空气新鲜、流通，温度适宜。为提高治疗和护理的质量，可按年龄、病种、病情轻重和护理要求合理安排病房及病区：①按年龄分病区　如新生儿和早产儿病室、年长儿病室、小婴儿病室等；②按病种分病区　将同类病儿集中管理，传染病则按病种隔离；③按病情分病房　重危者收住抢救监护病室，恢复期病儿可集中一室。

3. 规律的病房生活

保证充足的睡眠和休息很重要，观察病情应尽量不影响患儿的睡眠，尽可能集中时间进行治疗和诊断操作，定时进餐。

4. 预防医源性疾病等

主要措施为：①防止交叉感染　医护人员在接触患儿之前、后均应洗手，病室要定时清扫、消毒；②防止医源性感染　正确、规范地应用导尿、穿刺等各种治疗方法，定时检查消毒设备，防止感染的发生；③防止意外的发生　医护人员检查、处理完毕后要及时拉好床栏，所用物品如体温表、药杯等用毕即拿走，以免小儿玩耍误伤，喂药、喂奶要将婴儿抱起，避免呛咳、呕吐引起窒息。

二、饮食治疗原则

根据病情选择适当的饮食有助于治疗和康复；不当的饮食可使病情加重，甚至危及生命。母乳喂养儿应继续喂以母乳。

1. 乳品

（1）稀释乳　供新生儿、早产儿食用。

（2）脱脂奶　半脱脂或全脱脂奶，脂肪含量低，只供腹泻时或消化功能差者短期食用。

（3）酸奶　牛乳加酸或经乳酸杆菌发酵成酸奶，其蛋白凝块小、易消化，供腹泻及消化力弱的病儿食用。

(4) 豆奶　适用于乳糖不耐受和牛乳过敏的小儿。

(5) 无乳糖奶粉　不含乳糖，含蔗糖、葡萄糖聚合体、麦芽糖糊精、玉米糖浆，适用于长期腹泻、有乳糖不耐受的婴儿。

(6) 低苯丙氨酸奶粉　用于确诊为苯丙酮尿症的婴儿。

2. 一般膳食

(1) 普通饮食　采用易消化、营养丰富、热能充足的食物。

(2) 软食　将食物烹调得细、软、烂，介于普通饮食和半流质饮食之间，如稠粥、烂饭、面条、馒头、肉末、鱼羹等，使之易于消化，适用于消化功能尚未完全恢复或咀嚼能力弱的病儿。

(3) 半流质饮食　呈半流体状或羹状，介于软食和流质饮食之间，由牛乳、豆浆、稀粥、烂面、蒸蛋羹等组成，可另加少量饼干、面包，适用于消化功能尚弱，不能咀嚼吞咽大块固体食物的病儿。

(4) 流质饮食　全部为液体，如牛乳、豆浆、米汤、蛋花汤、藕粉、果汁、牛肉汤等，不需咀嚼就能吞咽，且易于消化吸收，适用于高热、消化系统疾病、急性感染、胃肠道手术后病儿，亦用于鼻饲。流质饮食供热能与营养素均低，只能短期应用。

3. 特殊膳食

(1) 少渣饮食　纤维素含量少，对胃肠刺激性小，易消化，适用于胃肠感染、肠炎病儿。

(2) 无盐及少盐饮食　无盐饮食每天食物中含盐量在3g以下，烹调膳食不另加食盐；少盐饮食则每天额外供给1g氯化钠，供心力衰竭和肝、肾疾病导致的水肿患儿食用。

(3) 贫血饮食　每天增加含铁食物，如动物血、动物肝、各种肉类、绿叶蔬菜、含维生素（如水果）的食物等。

(4) 高蛋白膳食　在一日三餐中添加富含蛋白质的食物，如鸡蛋、鸡、瘦肉、肝或豆制品等，适用于营养不良、消耗性疾病患儿。

(5) 低脂肪饮食　膳食中不用或禁用油脂、肥肉等，适用于肝病患儿。

(6) 低蛋白饮食　膳食中减少蛋白质含量，以糖类如马铃薯、甜薯、水果等补充热量，用于尿毒症、肝昏迷和急性肾炎的少尿期患儿。

(7) 低热能饮食　一日三餐的普通饮食中减少脂肪和糖类的含量，又要保证蛋白质和维生素的需要量，可选用鱼、蛋、豆类、蔬菜和瘦肉等，用于单纯性肥胖症的小儿。

(8) 代谢病专用饮食　如不含乳糖食物用于半乳糖血症病儿，低苯丙氨酸奶用于苯丙酮尿症小儿等。

4. 检查前饮食

在进行某些化验检查前对饮食有特别的要求，如：①潜血膳食　连续3d食用不含肉类、动物肝脏、血和绿叶蔬菜等的饮食，用于消化道出血的检查；②胆囊造影膳食　用高蛋白、高脂肪膳食如油煎荷包蛋等使胆囊排空，以检查胆囊和胆管功能；③干膳食　食用米饭、馒头、鱼、肉等含水分少的食物，以利于尿浓缩功能试验和12h尿细胞计数等检查。

5. 禁食

因消化道出血或术后等原因不能进食的小儿，应注意静脉供给热量，并注意水、电解质平衡。

三、药物治疗原则

药物是治疗疾病的一个重要手段，而药物的过敏反应、副作用和毒性作用常对机体产生不良影响。生长发育中的小儿因器官功能发育尚不够成熟、健全，对药物的毒副作用较成年人更为敏感。小儿疾病多变，选择药物须慎重，更要求剂量恰当，因此，必须充分了解小儿药物治疗的特点，掌握药物性能、作用机制、毒副作用、适应证和禁忌证，以及精确的剂量计算和适当的用药方法。

1. 儿科药物治疗的特点

由于药物在体内的分布受体液的 pH 值、细胞膜的通透性、药物与蛋白质的结合程度、药物在肝脏内的代谢和肾脏排泄等因素的影响，小儿期的药物治疗具有下述特点。

(1) 药物在组织内的分布因年龄而异　如巴比妥类、吗啡、四环素在幼儿脑浓度明显高于年长儿。

(2) 小儿对药物的反应因年龄而异　吗啡对新生儿呼吸中枢的抑制作用明显高于年长儿，麻黄碱使血压升高的作用在未成熟儿却低得多。

(3) 肝脏解毒功能不足　特别是新生儿和早产儿，肝脏酶系统发育不成熟，对某些药物的代谢延长，药物的半衰期延长，增加了药物的血浓度和毒性作用。

(4) 肾脏排泄功能不足　新生儿特别是未成熟儿的肾功能尚不成熟，药物及其分解产物在体内滞留的时间延长，增加了药物的毒副作用。

(5) 先天遗传因素　要考虑家族中有遗传病史的患儿对某些药物的先天性异常反应，对家族中有药物过敏史者要慎用某些药物。

2. 药物选择

选择用药的主要依据是小儿年龄、病种和病情，同时要考虑小儿对药物的特殊反应和药物的远期影响。

(1) 抗生素　小儿容易患感染性疾病，故常用到抗生素等抗感染药物。儿科工作者既要掌握抗生素的药理作用和用药指征，更要重视其毒副作用的一面。对个体而言，除抗生素本身的毒副作用而外，过量使用抗生素还容易引起肠道菌群失衡，使体内微生态紊乱，引起真菌或耐药菌感染；对群体和社会来讲，广泛、长时间地滥用广谱抗生素，容易产生微生物对药物的耐受性，进而对人们的健康产生极为有害的影响。临床应用某些抗生素时必须注意其毒副作用，如肾毒性、对造血功能的抑制作用等。

（2）肾上腺皮质激素　短疗程常用于过敏性疾病、重症感染性疾病等，长疗程则用于治疗肾病综合征、某些血液病、自身免疫性疾病等，哮喘、某些皮肤病则提倡局部用药。在使用中必须重视其副作用：①短期大量使用可掩盖病情，故诊断未明确时一般不用；②较长期使用可抑制骨骼生长，影响水、电解质、蛋白质、脂肪代谢，也可引起血压增高和库欣综合征；③长期使用除以上副作用以外，尚可导致肾上腺皮质萎缩，可降低免疫力使病灶扩散；④水痘患儿禁用激素，以防加重病情。

（3）退热药　一般使用对乙酰氨基酚和布洛芬，剂量不宜过大，可反复使用。

（4）镇静止惊药　在患儿高热、烦躁不安、剧咳不止等情况下可考虑给予镇静药。发生惊厥时可用苯巴比妥、水合氯醛、地西泮等镇静止惊药。婴儿不宜使用阿司匹林，以免发生 Reye 综合征。

（5）镇咳止喘药　婴幼儿一般不用镇咳药，多用祛痰药口服或雾化吸入，使分泌物稀释、易于咳出。哮喘病儿提倡局部吸入 β_2 受体激动剂类药物，必要时也可用茶碱类，但新生儿、小婴儿慎用。

（6）止泻药与泻药　对腹泻患儿慎用止泻药，除用口服补液疗法防治脱水和电解质紊乱外，可适当使用保护肠黏膜的药物，或辅以含双歧杆菌或乳酸杆菌的制剂以调节肠道的微生态环境。小儿便秘一般不用泻药，多采用调整饮食和松软大便的通便法。

（7）乳母用药　阿托品、苯巴比妥、水杨酸盐等药物可经母乳影响哺乳婴儿，应慎用。

（8）新生儿、早产儿用药　幼小婴儿的肝、肾等代谢功能均不成熟，不少药物易引起毒副反应，如磺胺类药、维生素 K_3 可引起高胆红素血症，氯霉素引起“灰婴综合征”等，故应慎重。

3. 给药方法

根据年龄、疾病及病情选择给药途径、药物剂型和用药次数，以保证药效和尽量减少对病儿的不良影响。在选择给药途径时，应尽量选用患儿和患儿家长可以接受的方式给药。

(1) 口服法　是最常用的给药方法。幼儿用糖浆、水剂、冲剂等较合适，也可将药片捣碎后加糖水吞服，年长儿可用片剂或药丸。小婴儿喂药时最好将小儿抱起或头略抬高，以免呛咳时将药吐出。病情需要时可采用鼻饲给药。

(2) 注射法　注射法比口服法奏效快，但对小儿刺激大，肌内注射次数过多、疗程过长还可造成臀肌挛缩、影响下肢功能，故非病情必需不宜采用。肌内注射部位多选择臀大肌外上方；静脉注射多在抢救时应用；静脉滴注应根据年龄大小、病情严重程度控制滴速。在抗生素应用时间较长时，提倡使用续贯疗法，以提高疗效和减少抗生素的副作用。

(3) 外用药　以软膏为多，也可用水剂、混悬剂、粉剂等。要注意小儿用手抓摸药物，误入眼、口引起意外。

(4) 其他方法　儿科常用雾化吸入；灌肠法小儿采用不多，可用缓释栓剂；含剂、漱剂很少用于小龄儿，年长儿可采用。

4. 药物剂量计算

儿科用药剂量较成人更须准确。可按以下方法计算。

(1) 按体重计算　每天（次）剂量 = 病儿体重（kg）× 每天（次）每千克体重所需药量是最常用、最基本的计算方法，可算出每天或每次需用量。须连续应用数日的药，如抗生素、维生素等，都按每天剂量计算，再分 2～3 次服用；而临时对症用药如退热、催眠药等，常按每次剂量计算。病儿体重应以实际测得值为准。年长儿按体重计算，如已超过成人量则以成人量为上限。

（2）按体表面积计算　此法较按年龄、体重计算更为准确，因其与基础代谢、肾小球滤过率等生理活动的关系更为密切。小儿体表面积计算公式为：体重≤30kg 小儿体表面积（m^2）=体重（kg）×0.035+0.1；体重≥30kg 小儿体表面积（m^2）=［体重（kg）-30］×0.02+1.05。

（3）按年龄计算　剂量安全范围大、不需十分精确的药物，如营养类药物等可按年龄计算，比较简单易行。

（4）从成人剂量折算　小儿剂量=成人剂量×小儿体重（kg）/50，此法仅用于未提供小儿剂量的药物，所得剂量一般都偏小，故不常用。

采用上述任何方法计算的剂量，还必须与病儿具体情况相结合，才能得出比较确切的药物用量，如：新生儿或小婴儿肾功能较差，一般药物剂量宜偏小；但对新生儿耐受较强的药物如苯巴比妥，则可适当增大用量；重症患儿用药剂量宜比轻症患儿大；须通过血脑屏障发挥作用的药物，如治疗化脓性脑膜炎的磺胺类药或青霉素类药物剂量也应相应增大；用药目的不同，剂量也不同，如阿托品用于抢救中毒性休克时的剂量要比常规剂量大几倍到几十倍。

四、心理治疗原则

儿童心理治疗是指根据传统的和现代的心理分析与治疗理论而建立的系统治疗儿童精神问题的方法，可分为个体心理治疗、群体治疗和家庭治疗等，包括儿童心理、情绪和行为问题以及精神性疾病、心身性疾病等。

随着医学模式的转变，对小儿的心理治疗或心理干预不再仅仅是儿童心理学家和儿童精神病学家的工作，而应该贯穿于疾病的诊治过程中。由于心理因素在儿科疾病的治疗、康复中的重要性和普遍性越来越明显，要求儿科工作者在疾病的治疗中重视各种心理因素，学习儿童心理学的基本原理，掌握临床心理治疗和心理护理的基本方法。

儿童的心理、情绪障碍，如焦虑、退缩、抑郁和恐怖等，常常发生在一些亚急性、慢性非感染性疾病的病程中，尤其是在神经系统、内分泌系统、消化系统、循环和泌尿系统等疾病，在门诊及住院治疗的过程中容易发生心理和情绪障碍。心理和情绪障碍既是疾病的后果，又可能是使病情加重或是使治疗效果不佳的原因之一。心身性疾患产生的一些突出症状，如慢性头痛、腹痛、腹泻等常与器质性病变相交织，使已经存在的疾患变得更加顽固和复杂。

常用的心理治疗包括支持疗法、行为疗法、疏泄疗法等，对初次治疗者要全面了解、细心观察，不强求儿童改变其行为来适合治疗者的意愿，要尊重儿童有自我改善的潜在能力，以暗示和循循善诱帮助儿童疏泄其内心郁积的压抑，激发其情绪释放，以减轻其心理和精神障碍的程度，促进原发病的康复。

患病使小儿产生心理负担，又进入陌生的医院环境，容易焦虑、紧张甚至恐怖。常见的表现为出现哭闹或沉默寡言、闷闷不乐，有的患儿拒谈、拒绝治疗或整夜不眠。安静、舒适和整洁的环境，亲切的语言、轻柔的动作、和蔼的态度和周到的服务是改善患儿症状的关键。护理人员应通过细致的观察使心理护理个体化，获得患儿的信任和配合，促进疾病的痊愈和身心的康复。

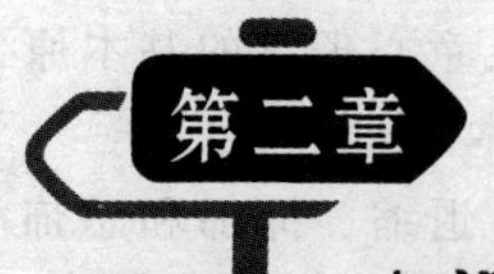

新生儿与新生儿疾病

第一节 早产儿

早产儿又称未成熟儿，是指胎龄不足 37 周出生的新生儿。在我国，早产儿的发病率为 5% ~10%，其死亡率可达 12.7% ~20.8%。绝大多数早产儿出生体重 <2 500g，身长 <45cm。因其临床问题更多，病死率较高，是早产儿管理的重点。

一、病因与发病机制

早产的原因尚未清楚。现将与早产相关的高危因素叙述如下。

1. 感染

绒毛膜、羊膜感染是早产的重要原因，感染的来源是宫颈、阴道的微生物，部分来自宫内感染。

2. 胎膜早破

感染也是导致胎膜早破的重要因素，早产常与胎膜早破合并存在，胎膜早破是早产最关键的诱因。

3. 子宫因素

子宫过度膨胀、子宫颈口关闭不全、子宫发育不全。

4. 妊娠并发症和合并症

前置胎盘、胎盘早剥、妊高征、妊娠合并慢性肾炎、妊娠合并心脏病等。

5. 环境因素

吸烟、饮酒与吸毒等，空气污染、水质污染等均可使体内儿茶酚胺分泌增加，促进子宫收缩而引发早产。

二、临床表现

1. 外观特点

早产儿头大，头长为身高的1/3，头发短而软，似绒毛。耳廓软骨发育不全，缺乏软骨，耳舟不清楚。皮肤薄而红嫩，水肿发亮，胎毛多，胎脂丰富，皮下脂肪少。指（趾）甲未到指（趾）尖，乳晕不清，乳腺结节不能触到。男婴睾丸未降或未全降，女婴大阴唇不能遮盖小阴唇。胸廓呈圆筒形，吸气胸壁易凹陷，易有脐疝，足底纹少。

2. 生理特点

(1) 体温　早产儿体温调节功能更不完善，棕色脂肪含量少，体表面积相对较大，皮下脂肪少，易散热，同时汗腺发育不全和缺乏寒冷抖动反应。因此，早产儿的体温易随环境温度的变化而变化，且常因寒冷导致硬肿症的发生。

(2) 呼吸系统　早产儿呼吸中枢尚不成熟，表现为哭声低微或不哭，呼吸浅快，不规则或呈周期性，在呼吸过程中，易发生呼吸暂停（呼吸停止超过20s，或虽不到20s，但伴有心率减慢，<100/min，并出现发绀及肌张力减低）。由于早产儿肺发育不成熟和缺少表面活性物质，容易发生肺透明膜病。因咳嗽反射弱，不易咳出气管、支气管的黏液，易产生肺不张或吸入性肺炎。在宫内有窘迫史的早产儿，更易发生吸入性肺炎。

(3) 循环系统　早产儿动脉导管常未关闭，可导致心肺负荷增加，引起充血性心衰、肾脏损害以及坏死性小肠结肠炎。由于血容量不足或心肌功能障碍，容易导致低血压。

(4) 消化系统　早产儿吸吮力弱，吞咽功能差，贲门括约肌松弛，胃容量小，更易引起溢乳、呛奶而窒息。各种消化酶不足，胆酸分泌较少，对脂肪的消化吸收较差，在缺氧、缺血、喂养不当情况下易发生坏死性小肠结肠炎。由于早产儿的胎粪形成较少和肠蠕动乏力，易出现胎粪延迟排出。因肝脏不成熟，肝葡萄糖醛酸转换酶不足，生理性黄疸持续时间长，易发生高胆红素血症。早产儿肝内糖原储存少，蛋白质合成不足，易发生低血糖和低蛋白血症。同时由于肝功能不完善，肝内维生素K依赖凝血因子的合成少，易发生出血症。

（5）神经系统　神经系统的功能与胎龄有密切关系，胎龄越小，功能越差，原始反射难以引出或表现为反射不完善。早产儿，尤其是极低体重儿，由于脑室管膜下存在胚胎生发组织，易发生室管膜下出血及脑室周围白质软化。

（6）肝脏功能　早产儿肝脏不成熟，葡萄糖醛酰转换酶不足，常引起高胆红素血症，甚至发生核黄疸。肝贮存维生素K少，易致出血。早产儿肝糖原储存不足，生后如喂养不及时，易发生低血糖或低蛋白血症。

（7）血液系统　早产儿血小板量较足月儿略低，贫血常见。白细胞计数较低，为（6～8）$\times 10^9$/L。维生素K储存不足，致凝血因子缺乏，易引起出血，特别是肺出血和颅内出血。同时，因毛细血管脆弱，缺氧时易导致出血。

（8）肾脏功能　早产儿肾脏功能不成熟，易发生水、电解质紊乱。因肾对抗利尿激素（ADH）反应低下，排钠指数高，如不注意补钠，易发生低钠血症。由于血中碳酸氢盐浓度低，肾小管排酸、氨能力弱，容易导致代谢性酸中毒。

（9）免疫系统　早产儿皮肤屏障功能弱，体液免疫、细胞免疫均不成熟，各种补体水平较足月儿更低，易发生各种感染。

三、辅助检查

外周血红细胞和血红蛋白下降快，血小板偏低，凝血酶原时间及活化部分凝血活酶时间延长，总蛋白、白蛋白均降低，血钾偏高，其他电解质偏低。血氧饱和度偏低，血气分析有时呈低氧血症及代谢性酸中毒，体液免疫及细胞免疫均偏低。

四、治疗

1. 一般治疗

(1) 保暖　出生后即应给予保暖，产房温度应保持27℃～28℃，出生后迅速将全身擦干，放在预热棉毯中，尽量不让患儿裸露，在复苏处理后尽快放在预热的暖箱中。每4～6h测量1次体温，维持恒定、适中的体温对早产儿非常重要，根据不同出生体重和日龄，早产儿所处暖箱温度应控制在32℃～35℃，保持早产儿的皮肤温度恒定在36℃～37℃。暖箱的相对湿度也有要求，一般维持在55%～65%，且胎龄和出生体重越低，暖箱相对湿度越应适当高一些，对超低出生体重儿，暖箱湿度对维持体液平衡还有重要作用。为保持早产儿体温的稳定，各种操作尽量在暖箱中进行，如需暂时离开暖箱亦应注意保暖。对出生体重较大（超过2 000g）的早产儿，也可采用开放式辐射式保暖床并盖以塑料薄膜进行保暖。

(2) 营养支持　主要涉及新生儿营养需求，喂养途径和方法，乳类选择和肠外营养。

早产儿的营养需求（能量摄入），生后第1日为50～70kcal/kg，以后每天增加10kcal/kg，直至每天120～160kcal/kg；脂肪、糖、蛋白质等需要量按比例分配；同时补充维生素、微量元素及矿物质等。

经口喂养是供给营养最好的途径，适用于吸吮、吞咽功能较好的早产儿；胃管喂养适用于吸吮、吞咽功能不协调的早产儿，包括间歇胃管法和持续胃管法，对有严重窒息者，应适当延迟时间，多在生后24h。除此还有肠道内喂养，如十二指肠喂养，适用于胃潴留较明显、或频繁有胃食管反流的患儿，为防止低血糖和促进胃肠发育，提倡早喂养和微量喂养。

乳类中母乳是最理想的选择，尤其对早产儿的免疫、营养和生理方面都更为有利。母乳中蛋白质等营养物质含量丰富、脂肪和乳糖量较低，且含有促进小肠成熟、视网膜和中枢神经系统发育的物质，直接哺乳还可增进母子感情。对于纯母乳喂养的极低和超低出生体重儿，若生长速度缓慢，可应用母乳添加剂，强化母乳、补充不足。国外推荐母乳喂养的早产儿可使用含蛋白质、矿物质和维生素的母乳添加剂以确保满足预期的营养需求，添加时间为当极低出生体重儿耐受100ml/（kg·d）的母乳喂养之后。对无法母乳喂养者，可选用早产儿配方乳。常用的婴儿配方奶适用于足月出生的婴儿，早产儿配方奶适用于BW＜2 000g的早产儿，水解蛋白配方奶适用于对蛋白质过敏或短肠综合征的婴儿，去乳糖配方奶适用于先天乳糖酶缺乏或继发性乳糖不耐受的婴儿，早产儿出院后配方奶适用于极低出生体重儿出院后过渡时期。

对肠道内喂养耐受性较差者，要同时辅以肠道外营养（肠道外喂养）。脂肪和氨基酸用量从1.0g/（kg·d）开始，之后每天增加1.0g/kg，一般最大剂量为3.0～3.5g/（kg·d）。对出生体重较小的早产儿以及需要较长时间肠道外营养者，可通过外周静脉中心置管（PICC）输注营养液，同时应给予非营养性吸吮，以防胃肠功能萎缩。

（3）呼吸管理　当早产儿吸入室内空气，氧分压低于50～60mmHg，并伴有呼吸困难时，应给予吸氧。常见的有头罩吸氧、鼻导管吸氧和暖箱吸氧三种方式。通常，早产儿吸入的气体要尽可能采用有空气与氧气混合的气源，头罩吸氧时，总流量为4～6L/min；对日龄较大者，可用鼻导管吸氧，氧流量为0.5L/min左右。早产儿吸氧必须监测经皮血氧饱和度，严格控制吸入氧浓度，并及时根据血气结果或经皮血氧饱和度调整吸入氧浓度，一般将经皮血氧饱和度维持在85%～90%即可，不宜高于92%。

对有呼吸困难的轻度或早期新生儿呼吸窘迫综合征(NRDS)、湿肺、感染性肺炎及呼吸暂停等患儿，可使用鼻塞持续气管正压呼吸（CPAP)，可使肺泡在呼气末仍保持正压，有助于萎陷的肺泡重新张开。CPAP压力以4～6cmH_2O(1cmH_2O=0.098kPa）为宜，吸入氧浓度根据$TcSO_2$应尽快调整至40%以下。

如用CPAP后病情仍继续加重，$PaCO_2$升高在60～70mmHg（1mmHg=0.133kPa)，PaO_2下降至50mmHg以下，则应改用机械通气。一般先用常频机械通气，根据病情和血气结果调节呼吸机参数，如常频机械通气效果不理想，可使用高频机械通气。

2. 药物治疗

(1) 肺表面活性物质的应用　对诊断或疑诊NRDS者，可早期给予肺表面活性物质(PS）治疗，即患儿一出现呼吸困难、呻吟，即可给药，用药越早效果越佳，剂量为每次100～200mg/kg，对重症病例用药剂量可大些。给药次数应根据具体病情需要而定，如用药后疗效不佳，呼吸机参数吸入氧浓度>0.5或平均气管压>0.783kPa（8cmH_2O)，可考虑重复给药。对轻度和早期NRDS者，也可采用PS联合CPAP方法，即先给PS，然后拔出气管插管，用鼻塞CPAP维持。常用PS有两种剂型，干粉剂和混悬剂，均须冷冻保存，干粉剂用前加生理盐水摇匀，混悬剂用前解冻摇匀，可放在暖箱中预热，用前先给患儿清理呼吸道，后经气管插管将PS注入肺内。

对胎龄小于28周和出生体重小于1 000g的早产儿，可在出生复苏后经气管插管注入PS预防性给药，剂量为每次100mg/kg，应用1次即可。

（2）呼吸暂停的防治　氨茶碱负荷量为4～6mg/kg，静脉滴注，12h后给维持量每次2mg/kg，每天2～3次，保持血药浓度在5～15μg/ml，疗程为5～7d。氨茶碱的缺点是半衰期短，需多次给药，且易出现烦躁、心动过速、惊厥、胃肠道出血、喂养不耐受、尿量过多、脱水及高血糖等较多的不良反应。

枸橼酸咖啡因半衰期较长，不良反应较少，脂溶性高，透过血脑屏障快。负荷量20mg/kg（相当于咖啡因10mg/kg），24h后给维持量每次5mg/kg，每天1次，静脉滴注，使血药浓度维持在10～20μg/ml。

纳洛酮主要用于孕母产前4～6h用过麻醉剂如哌替啶者，或经氨茶碱治疗后效果不理想者，剂量为每次0.03～0.1mg/kg，静脉滴注，必要时4～6h可重复使用，母亲吸毒者禁用。

（3）支气管肺发育不良（BPO）的防治　BPO的发生与液体量过多、肺水肿有关，应限制液体入量，一般每天控制在100～120ml/kg。可使用利尿剂，但其易引起电解质紊乱，剂量宜小，可选用氢氯噻嗪和螺内酯口服，或呋塞米，每次0.5mg/kg，每天1次。

糖皮质激素具有抗炎作用，有一定疗效，但不良反应较多，不推荐常规使用激素进行治疗或预防，对严重病例可适当使用，以气管局部雾化给药为宜，每次50μg，每天2次，疗程约1周。

此类患儿常并发肺部感染，而感染又可促使BPO的发生和发展，故抗感染治疗非常重要，多次进行痰培养，根据药敏结果选用有效抗生素。

给予足够的热量，每天为100～120kcal/kg，并应及时补充微量元素和维生素。

（4）动脉导管开放（PDA）的治疗　限制液体量，一般控制在每天80～100ml/kg。日龄0～7d者，吲哚美辛首次用药剂量为0.2mg/kg，之后改为每次0.1mg/kg，再用2次，每次用药间隔12～24h；大于7d者，三次剂量均为0.2mg/kg。一般静脉滴注，也可口服或栓剂灌肠。日龄小于7d者疗效较好，不良反应有肾功能损害、尿量减少、出血倾向、黄疸加重、血钠降低、血钾升高等。

如考虑吲哚美辛不良反应较多，也可使用布洛芬，首次剂量为10mg/kg，后改为每次5mg/kg，再用2次，每次用药间隔24h，一般静脉滴注，也可口服。布洛芬对肾脏的副作用较吲哚美辛少。

若药物使用2个疗程还不能关闭动脉导管，并严重影响心肺功能时，可考虑手术结扎。

（5）感染的防治　根据病原特点和药敏结果选用抗感染药物，对革兰阳性菌（G^+）感染，可选用青霉素或第一代头孢菌素类抗生素；对革兰阴性菌（G^-）感染，可选用阿莫西林或第三代头孢菌素类抗生素；对产酶细菌感染，可选用加耐酶剂的抗生素或碳青霉烯类抗生素。对严重感染者，还应加强支持疗法，可静脉滴注丙种球蛋白（IVIG）或冰冻血浆，对机械通气合并肺部感染者，还应加强局部治疗和肺部物理治疗。

（6）保持血糖稳定　早产儿反复发生低血糖时易导致脑损伤，应积极防治。对可能发生低血糖症者，生后1h即应开始喂5%葡萄糖水，若耐受，生后2～3h可开奶。当血糖低于2.2mmol/L（40mg/dl），不论有无症状，均应静脉滴注10%葡萄糖液，剂量为每分钟6～8mg/kg；如血糖过低，小于1.7mmol/L（30mg/dl），可增加滴速至每分钟8～10mg/kg，使血糖维持在正常范围。对反复发生或顽固性低血糖症，应积极查找病因，进行病因治疗。

出生数日内应监测血糖，根据血糖水平调整葡萄糖输注的量和速度；稀释药物改用5%葡萄糖液；如血糖持续超过15mmol/L（270mg/dl），其他治疗方法未奏效时，考虑应用胰岛素，开始按每小时0.05～0.1U/kg静脉持续滴注，之后密切监测血糖，根据血糖结果及时调节剂量。

（7）早产儿贫血的防治　早产儿需做许多检查，采集血标本，应尽量减少抽血量以减少医源性失血，并每天记录取血量，积极推广微量血或经皮检查方法。

对慢性贫血者，可使用重组促红细胞生成素（EPO），每次250U/kg，每周3次，皮下注射或静脉滴注，4～6周为1个疗程，但EPO仅可减少输血的次数，不能代替输血。在使用的同时，可给予维生素E 10mg/d，分2次口服。1周后再给铁剂，先用元素铁每天2mg/kg，分2次口服，之后每周增加2mg/（kg·d），至6mg/（kg·d）。

对急性贫血，如失血量超过血容量的10%或出现休克表现者，应及时输血；对慢性贫血，如血红蛋白低于80～90g/L，并出现胎龄＜30周、安静时呼吸增快＞50/min、心率加快＞160/min、进食易疲劳、呼吸暂停、每天体重增加＜25g、血乳酸＞1.8mmol/L等情况时需输血，一般输浓缩红细胞，输血量每次10～15ml/kg。

3. 其他治疗

（1）消化道问题的处理　胃食管反流治疗措施主要有变换体位，使头部和上身抬高30°，右侧卧位；喂奶速度要慢，喂奶后多竖抱一会；也可应用药物，如吗丁啉、小剂量红霉素或西咪替丁等。

坏死性小肠结肠炎（NEC）主要防治措施有禁食，对有可能发生NEC的患儿可先禁食1～2d，视病情变化，计划下一步治疗；对确诊的患儿，症状轻者禁食3～5d，重者可达7～10d，大部分患儿同时应进行胃肠减压。禁食期间的营养和液体主要靠肠外营养液补充，可从外周静脉滴入，待患儿腹胀、呕吐消失、肠鸣音和食欲恢复后，才可开始喂奶，以新鲜母乳为宜，或用早产儿配方奶，从少量（每次3～5ml）试起，逐渐缓慢加量，如胃中有积乳，胃管抽取量大于前一次入量的1/3时，奶量不宜再增，或降至前一次量。加奶后若症状复发，需再次禁食。

根据细菌学检查结果选用抗生素以防治感染，在未报告前可用第三代头孢菌素类抗生素。

患儿易发生休克，原因多为并发感染、低血容量或多脏器功能衰竭等所致，需采用扩容、应用多巴胺和多巴酚丁胺等措施改善循环功能。

肠穿孔和严重肠坏死者，需外科手术治疗，切除坏死和穿孔的肠段，密切观察腹部体征，动态跟踪腹部X线片表现，并与小儿外科医师密切联系，严密观察病情发展。

(2) 保持液体平衡　生后第1日液体需要量50～60ml/kg，以后每天增加15ml/kg，直至每天150ml/kg。如患儿体重每天减轻超过2%～5%，或任何时候体重减轻超过10%～15%，尿量少于每天0.5ml/kg超过8h者，需增加液体量。

(3) 早产儿黄疸的治疗　早产儿胆红素代谢能力差，血脑屏障未成熟，血清白蛋白低，且常伴有缺氧、酸中毒、感染等，易使游离胆红素通过血脑屏障，发生胆红素脑病。早期黄疸应根据不同胎龄、出生体重和不同日龄所达到的总胆红素值，决定治疗方法，选择光疗或换血疗法。

尽可能早期肠内喂养，减少肠道外营养的剂量和时间，防治感染，口服或静脉使用利胆药物以防治早产儿胆汁淤滞综合征。

(4) 早产儿视网膜病（ROP）的防治　包括：①积极预防　积极治疗早产儿各种并发症，减少对氧的需要，合理用氧，如必须吸氧要严格控制吸入氧浓度和持续时间，监测经皮血氧饱和度不宜超过95%，避免血氧分压波动过大；②早期诊断　关键在于普遍建立由熟练的眼科医师进行的ROP

筛查制度；③早期治疗　Ⅰ、Ⅱ期为早期 ROP，以密切观察为主，Ⅲ期是早期治疗的关键，对Ⅲ期阈值病变，可在 72h 内行激光治疗。

（5）早产儿脑损伤的防治　预防早产儿颅内出血的主要措施有维持血压稳定和血气正常，保持体温恒定、正常，避免液体输入过多过快、血渗透压过高，减少操作和搬动、保持安静等。为预防早产儿颅内出血可在生后常规静脉滴注 1 次维生素 K_1 1mg。

目前尚无有效的方法治疗脑室周围白质软化（PVL），应重视预防，对已发生 PVL 的早产儿，应定期随访头颅超声并进行神经行为测定，强调在新生儿期开始早期干预和康复治疗，尽可能减少后遗症。

（6）听力筛查　早产儿易发生多种并发症，如缺氧、黄疸、酸中毒、低碳酸血症、感染等，需机械通气、长时间在 NICU 内监护治疗，这些因素均可促使听力出现障碍，因此，对早产儿应常规在生后 3d、30d 各应用耳声发射进行听力筛查 1 次，如筛查未通过，需做脑干诱发电位检查，以求早发现、早治疗。

（7）加强护理　对早产儿需进行特别护理，由专人负责，应特别注意以下情况：①保持环境舒适　灯光应柔和，在保暖箱上盖深颜色的小被单，减少光线刺激，同时要减少噪音；②减少不良刺激　尽量避免不必要的操作，必需的操作尽量集中在一起进行；③消毒隔离　严格消毒各种仪器，各种操作要严格无菌；④仔细观察　每小时记录 1 次病情变化；⑤严密监护　随时监护 $TcSO_2$、心率、呼吸、血压、血气分析、电解质等；⑥发育护理措施　对早产儿还要采取一些积极的发育护理措施，促进发育，减少后遗症发生率，如肌肤抚触、被动运动操、视觉听觉刺激等。

五、注意事项

1. 病情观察

初生早产儿置暖箱内，监测体温，保持机体温度稳定。同时密切监测呼吸、心率、血压等生命体征。观察喂养情况，如吮吸差、反应差、喂奶后出现发绀、呼吸暂停，或呕吐、腹胀等情况应考虑可能发生疾病。生后2~3d出现皮肤黄疸，如黄疸程度高，持续时间长，应考虑病理性黄疸。极低出生体重儿各器官功能未发育成熟，生活能力低下，易伴发感染及各种并发症，需注意观察与防治。

2. 医患沟通

（1）对伴有疾病的早产儿，应及时向家长交代病情、病情的演变及可能的后果。极低出生体重早产儿入院时，必须向家长交代有可能出现的各系统器官的并发症，如新生儿呼吸窘迫综合征、呼吸暂停、各种感染、坏死性小肠结肠炎、颅内出血、缺血缺氧性脑病等。

（2）对需用氧疗的早产儿，特别是极低出生体重早产儿需用氧疗时，要向家长说明其毒性作用如支气管肺发育不良及早产儿视网膜病。家长应在病历上签名以示同意，避免医疗纠纷。

第二节

新生儿窒息

新生儿窒息是指婴儿由于产前、产时或产后的各种病因引起气体交换障碍，在生后1min内无自主呼吸或在数分钟后仍有呼吸抑制，未能建立规律呼吸，伴有低氧血症、高碳酸血症和酸中毒。新生儿窒息多为胎儿窒息（宫内窘迫）的延续。本病是围生期小儿死亡和导致伤残的重要原因之一。

一、病因与发病机制

凡能使血氧浓度降低的任何因素都可以引起窒息。新生儿窒息与胎儿在子宫内环境及分娩过程密切有关。如果缺氧发生在产程中，胎儿血液中的二氧化碳刺激呼吸中枢，以致早期发生强烈呼吸动作，喉括约肌失去屏障功能而吸入大量羊水，致使产时窒息或转为娩出后的新生儿窒息。如胎儿呼吸中枢已告麻痹，则娩出的新生儿即无呼吸。引起新生儿窒息的母体因素有妊娠高血压综合征、先兆子痫、子痫、急性失血、严重贫血、心脏病、急性传染病、肺结核等使母亲血液含氧量减低而影响胎儿，多胎、羊水过多使子宫过度膨胀或胎盘早期剥离、前置胎盘、胎盘功能不足等均影响胎盘间的血循环，脐带绕颈、打结或脱垂可使脐带血流中断，产程延长、产力异常、羊膜早破、头盆不称、各种手术产如产钳、内回转术处理不当以及应用麻醉、镇痛、催产药物不妥等都可引起新生儿窒息，新生儿呼吸道阻塞、颅内出血、肺发育不成熟、严重的中枢神经系、心血管系畸形和膈疝等也可导致出生后的新生儿窒息。

二、临床表现

根据窒息的轻重，相对地分为轻度（发绀）窒息与重度（苍白）窒息两种。窒息的程度以生后1min Apgar 评分法（表2－1）为准。

表2－1　新生儿 Apgar 评分标准

体征	评分标准		
	0分	1分	2分
皮肤颜色	发绀或苍白	躯干红四肢紫	全身红
心率（/min）	无	<100	>100
弹足底或插鼻管反应	无反应	有些动作，如皱眉	哭，喷嚏

续表

体征	评分标准		
	0分	1分	2分
肌张力	松弛	四肢略屈曲	四肢活动正常
呼吸	无	慢，不规则	哭声响

Apgar评分标准：①Apgar评分8～10分为正常；②4～7分为轻度窒息，临床常见皮肤发绀、呼吸变浅或不规则，心率减慢等；③0～3分为重度窒息，临床可见皮肤苍白、四肢冷、呼吸微弱或无呼吸、心率减慢、肌张力松弛等。

Apgar评分于生后1min和5min各评定1次，1min评分反映生后即刻缺氧情况，用以指导复苏抢救；5min评分则反映中枢抑制的程度，提供远期预后的情况。若生后1min评分8～10分而数分钟后又降到7分以下者亦属窒息。

三、辅助检查

1. 实验室检查

对宫内缺氧胎儿，可通过羊膜镜或在胎头露出宫颈时取头皮血，或取脐动脉血进行血气分析，血pH值<7.0。出生后动脉血气分析pH值降低、氧分压降低、二氧化碳分压增高。可有低血糖、电解质紊乱、血尿素氮和肌酐升高等生化指标异常。

2. 特殊检查

对出现呼吸困难者摄X线胸片，常见两肺纹理增粗紊乱，或见斑片状阴影。头颅B超、CT、MRI检查可发现并发新生儿缺氧缺血性脑病或颅内出血等征象。对心率减慢者查心电图、二维超声心动图、心肌酶谱，可有异常变化。

四、诊断

1. 诊断要点

（1）诊断依据：①生后1min和（或）5min Apgar评分

≤7 分；②脐动脉血 pH <7.0。

（2）分度诊断：①轻度窒息　生后 1min Apgar 评分 4～7 分；②重度窒息　生后 1min Apgar 评分 0～3 分。

2. 鉴别诊断

（1）*颅内出血*　患儿可有出生窒息史，也常有产伤史，或有维生素 K 缺乏等其他出血性疾病史，而且颅内出血神经系统症状进展快，其表现呈兴奋与抑制状态交替，并进行性加重，头颅 B 超或 CT 可见出血病灶。

（2）*新生儿呼吸窘迫综合征*　早产儿多见，生后不久出现进行性呼吸困难、发绀、呼气性呻吟等为其特点。死亡率高，死亡多发生在生后 48h 内。胸部 X 线为毛玻璃样改变或支气管充气征伴“白肺”的特异性表现可确诊。

五、治疗

尽快完成对患儿及时有效的复苏抢救，尽可能缩短机体缺氧的时间，监测体温、呼吸、心率、尿量等多项指标，了解各脏器受损程度并及时处理。

1. 一般治疗

加强护理，复苏前后均需注意保暖，防止并发症的发生。轻度窒息患儿复苏后数小时可以试喂糖水，若无呕吐、腹泻，可喂奶。

2. 复苏治疗

窒息的患儿生后应及时进行复苏，多采用国际公认的 ABCDE 复苏方案：①A（airway）　吸净黏液，畅通气管；②B（breathing）　建立呼吸，保证吸氧；③C（circula-tion）　维持循环，保证心搏量；④D（drugs）　药物治疗，纠正酸中毒；⑤E（evaluation）　保暖、监护、评价。其中 A 为根本，B 为关键。对呼吸、心率和皮肤颜色进行评估应贯穿于整个复苏过程中，遵循评估→决策→措施→再评估→再决策→再措施的循环往复原则。

在 ABCDE 复苏原则下，新生儿复苏可分为 4 个步骤：①基本步骤，包括快速评估、初步复苏及评估；②人工呼吸，包括面罩或气管插管正压人工呼吸；③胸外按压；④给予药物或扩容输液。

(1) *初步复苏* 以下操作要求动作迅速，应在生后15～20s 完成。

在胎儿肩娩出前，助产者用手挤捏新生儿的面、颏部排出（或用吸球吸出）新生儿口咽、鼻中的分泌物清理呼吸道。娩出后，用吸球或吸管（8 号或 10 号）先口咽、后鼻腔清理分泌物。应限制吸管的深度和吸引时间（<10s），吸引器的负压不超过 100mmHg（13.3kPa)。过度用力吸引可能导致喉痉挛和迷走神经性的心动过缓，并可使自主呼吸出现延迟。

当羊水有胎粪污染时，无论胎粪是稠或稀，胎头一旦娩出，应先吸引口、咽和鼻部，可用大吸引管（12 号或 14 号）或吸球吸出胎粪，接着对新生儿有无活力进行评估（有活力是指新生儿有规则呼吸或哭声响亮、肌张力好，心率>100/min)，如新生儿有活力，初步复苏继续；如无活力，可采用胎粪吸引管进行气管内吸引。

新生儿出生后注意保暖，立即用温热干毛巾擦干全身的羊水和血迹，减少蒸发散热，预热的保暖衣被包裹其外。有条件者可用远红外辐射保暖装置代替，不得已时也可用白炽灯等临时保暖，但应防止烫伤。因会引发呼吸抑制，也要避免高温。

摆好体位，肩部用布卷垫高 2～3cm，置新生儿头轻度仰伸位（鼻吸气位）。

完成以上步骤的处理后若婴儿仍无呼吸，可采用手拍打或手指弹患儿足底或摩擦后背 2 次的触觉刺激以诱发自主呼吸，如这些努力均无效，表明新生儿处于继发性呼吸暂停，需正压人工呼吸。

（2）建立呼吸，维持循环　初步复苏后立即对婴儿进行评估，对出现正常呼吸，心率 >100/min，且皮肤颜色逐渐红润或仅有手足发绀者，只需继续观察。

对呼吸暂停或抽泣样呼吸，或心率 60 ~ 100/min 及给予纯氧后仍存在中枢性发绀者，应立即应用加压吸氧面罩正压给氧，通气频率 40 ~ 60/min，吸呼比 1∶2，压力第一口呼吸时为 2.94 ~ 3.92kPa（30 ~ 40cmH_2O）以保证肺叶的扩张，之后减为 1.96 ~ 2.94kPa（20 ~ 30cmH_2O）。可通过患儿胸廓起伏、呼吸音、心率及肤色来判断面罩加压给氧的效果。如达不到有效通气，需检查面罩和面部之间的密闭性，是否有气管阻塞（可调整头位，清除分泌物，使新生儿的口张开）或气囊是否漏气。面罩型号应正好封住口鼻，但不能盖住眼睛或超过下颌。

大多窒息患儿经此通气后可恢复自主呼吸，心率 > 100/min，肤色转红，此时可停面罩正压吸氧，改常规吸氧或观察；如心率未到 100/min，但有逐渐加快趋势时应继续面罩加压给氧；如心率始终无增快，并除外了药物抑制后，应立即行气管插管加压给氧，使心率迅速上升，若此后心率仍持续 <80/min，应同时加做胸外按压。

持续气囊面罩人工呼吸（ >2min），可产生胃充盈，应常规插入 8F 胃管，用注射器抽气和在空气中敞开胃管端口来缓解。

对无规律性呼吸或心率 <60/min 者，应直接进行气管插管正压通气加胸外按压。

气管内插管适应证：①有羊水胎粪黏液吸入，需吸净者；②重度窒息需较长时间进行加压给氧人工呼吸者；③应用面罩加压给氧人工呼吸无效，胸廓无扩张或仍发绀者；④需气管内给药者；拟诊先天性膈疝或超低出生体重儿。

气管插管时术者左手持喉镜，使用带直镜片（早产儿用 0 号，足月儿用 1 号）的喉镜进行经口气管插管。将喉镜夹在拇指与前3个手指间，镜片朝前。小指靠在新生儿颏部提供稳定性。喉镜镜片应沿着舌面右边滑入，将舌头推至口腔左边，推进镜片直至其顶端达会厌软骨。暴露声门，采用一抬一压手法，轻轻抬起镜片，上抬时需将整个镜片平行朝镜柄方向移动使会厌软骨抬起即可暴露声门和声带。如未完全暴露，操作者用自己的小指或由助手的食指向下稍用力压环状软骨使气管下移有助于看到声门。在暴露声门时不可上撬镜片顶端来抬起镜片。插入有金属管芯的气管导管，将管端置于声门与气管隆凸之间，接近气管中点。通常不同型号气管导管插入后，2.5mm 直径插管唇端距离（上唇至气管导管管端的距离）为6cm，3.0mm 插管唇端距离为7cm，3.5mm 插管管唇端距离为8cm，4.0mm 管唇端距离为9cm。整个操作要求在20s内完成并常规作一次气管吸引。插入导管时，如声带关闭，可采用 Hemlish 手法，助手用右手食、中两指在胸外按压的部位向脊柱方向快速按压1次促使呼气产生，声门就会张开。

胎粪吸引管的使用：用胎粪吸引管吸引胎粪时，将胎粪吸引管直接连接气管导管，以清除气管内残留的胎粪。吸引时复苏者用右手食指将气管导管固定在新生儿的上腭，左手食指按压胎粪吸引管的手控口使其产生负压，边退气管导管边吸引，3~5s将气管导管撤出。必要时可重复插管再吸引。

确定气管插管位置正确的方法：①胸廓起伏对称；②听诊双侧呼吸音一致，尤其是腋下，且胃部无呼吸音；③无胃部扩张；④呼气时导管内有雾气；⑤心率、肤色和新生儿反应好转。

心脏胸外按压手法：采用双拇指手掌法或双指法，双拇指或中食指重叠或并排于患儿胸骨体中下1/3交界处，其他手指围绕胸廓托于背后，用拇指以100~120/min的频率按压胸廓（每按压3次，间断正压通气1次，即90/min的按压和30/min呼吸，达到每分钟约120个动作），深度为1.5cm。

3. 药物治疗　在新生儿复苏时，很少需要用药。新生儿心动过缓通常是因为肺部充盈不充分或严重缺氧，而纠正心动过缓的最重要步骤是充分的正压人工呼吸。

在完成气管插管加压给氧、胸外按压等处理30s后再次进行评估，对可能还会存在无反应的部分窒息患儿，应及时给予药物治疗。另外，对于临产前有胎心、出生后无心跳者，应在进行气管插管胸外按压的同时给予药物。

1∶10 000肾上腺素对心搏停止或在30s的正压人工呼吸和胸外按压后，心率持续<60/min者，应立即应用，剂量为0.1～0.3ml/kg（0.01～0.03mg/kg），首选气管导管内注入，如效果不好，可改用外周静脉注入，剂量同前，有条件的医院还可经脐静脉导管给药。必要时每3～5min可重复1次，当心率>100/min时停用。药物浓度不宜过高，1∶1 000肾上腺素会增加早产儿颅内出血的危险。

在一般心肺复苏（CPR）的过程中不鼓励使用碳酸氢钠，但在对其他治疗无反应或有严重代谢性酸中毒时可使用。剂量2mmol/kg，常用5%碳酸氢钠溶液（相当于0.6mmol/ml）3.3ml/kg，用等量5%～10%葡萄糖溶液稀释后经脐静脉或外周静脉缓慢注射（>5min）。碳酸氢钠的高渗透性和产生CO_2的特性可对心肌和大脑功能造成损害，故应在建立充分人工呼吸和血液灌流后应用，如何再次使用碳酸氢钠治疗持续代谢性酸中毒或高血钾症，应根据动脉血气或血清电解质等结果而定。因该药有腐蚀性不能经气管导管给药。

对有低血容量的新生儿、已怀疑失血或有新生儿休克（苍白、低灌注、脉弱）且对其他复苏措施无反应者考虑需扩充血容量。一般可选择等渗晶体溶液，推荐生理盐水。大量失血时，则需要输入与患儿交叉配血阴性的同型血或O型血红细胞悬液，首次剂量为10ml/kg，经外周静脉或脐静脉缓慢推入（>10min）。在进一步的临床评估和反应观察后可重复注入1次。给窒息新生儿，尤其是早产儿不恰当的扩容会导致血容量超负荷或发生并发症，如颅内出血等。

经上述复苏处理后，患儿仍呈持续休克状态时，可考虑应用多巴胺或多巴酚丁胺，其作用与剂量有相关性，小剂量1~4μg/（kg・min）可扩张周围小血管，增加肾血流量；中剂量5~10μg/（kg・min）可增加心搏出量；大剂量10~20μg/（kg・min）使血管收缩，有升压作用。使用时多从小剂量开始，根据病情变化逐渐增加剂量。多巴酚丁胺是由多巴胺衍生而来的，它主要是增加心肌收缩力，加大心搏出量，但对外周血管的扩张和收缩却无作用，也不增快心率，初始采用小剂量5μg/（kg・min），最大不超过20μg/（kg・min）。加药剂量（mg）=体重（kg）×6加入10%葡萄糖液100ml中静脉滴注。给药速度为1ml/（kg・h）=1μg/（kg・min），推荐应用输液泵调节滴速。

纳洛酮为麻醉药拮抗剂。在注射纳洛酮前，必须要建立和维持充分的人工呼吸。需要在正压人工呼吸使心率和肤色恢复正常后，但仍出现严重呼吸抑制，以及母亲分娩前4h有注射麻醉药物史两个指征同时存在时应用。剂量为0.1mg/kg，经静脉、气管导管或肌内、皮下给药，可重复给药。由于麻醉药药效时间通常比纳洛酮长，常需重复注射，以防呼吸暂停复发。

母亲为疑似吸毒或持续使用美沙酮镇静剂的新生儿不可用纳洛酮，否则会导致新生儿严重惊厥。

脐静脉是静脉注射的最佳途径，用于注射肾上腺素或纳洛酮以及扩容剂和碳酸氢钠。可插入3.5号或5号的不透射线的脐静脉导管，导管尖端应仅达皮下进入静脉，轻轻抽吸就有回血流出。插入过深，则高渗透性和影响血管的药物可能直接损伤肝脏。务必避免将空气推入脐静脉。

3. 复苏后治疗

窒息缺氧可能会给患儿带来不可逆的神经系统损害，为减少并发症的出现，复苏后的监护仍至关重要，应加强对患儿体温、呼吸、面色、心音、末梢循环、哭声、眼神、意识状态、吸吮力、肌张力、神经反射、颅内压以及大小便等多项指标的监测。

（1）注意保暖，使患儿处于 36.5℃左右的中性温度，减少氧耗。

（2）遇患儿自主呼吸稳定，肤色持续红润半小时后可试停氧气。

（3）若患儿反复出现呼吸暂停，可用氨茶碱静脉滴注，首次负荷量 4～6mg/kg，静脉滴注，12h 后给维持量 2mg/kg，每 8～12h 给药 1 次。

（4）凡曾气管插管疑有感染可能者，或窒息患儿呼吸已近乎正常但 2～3d 后病情恶化，又再次出现呼吸困难考虑可能为继发肺炎前兆时，都应选用有效的抗生素治疗。

（5）颅压高、脑水肿明显者，可给予 20% 甘露醇 0.25～0.5g/kg 静脉滴注，每 6～8h 给药 1 次，之后逐渐减量。必要时也可应用地塞米松，每次 0.5～1mg 静脉注射，病情好转后及时停药。

（6）重度窒息患儿，适当推迟开奶时间，以防呕吐物误吸再次导致窒息；如无呕吐时，可抬高上半身，以利于胸廓的扩张，减少心脏负担；胃潴留严重，胃管喂养不能耐受者，可改为静脉补液 50～60ml/（kg·d），肾功能受损时适量减少液体入量。

（7）保持电解质和酸碱平衡，常规补充维生素 K_1，排尿正常者第 2 日可加 Na^+ 2～3mmol/（kg·d），3d 后根据血钾测定结果，补 K^+ 1～2mmol/（kg·d），注意预防低血糖、低血钙及坏死性小肠结肠炎的发生。

六、注意事项

1. 病情观察

在窒息的复苏过程中执行 A→B→C→D 每一步骤的前后，应对呼吸、心率、皮肤颜色进行评估，遵循评估→决定→操作→再评估→再决定→再操作，如此循环往复，直至完成复苏。

2. 医患沟通

对严重窒息者，应事先向家长交代疾病的严重后果，可能出现的并发症、后遗症及应用氧疗的副作用等。对严重窒息复苏后 5～10min Apgar 评分仍≤7 分者，应注意交代神经系统并发症，如缺氧缺血性脑病或颅内出血等。对并发缺氧缺血性脑病者，出院后应定期门诊随访，观察患儿有无神经系统后遗症，并需进行早期干预。

3. 经验指导

新生儿窒息缺氧可损伤内耳，造成感应性耳聋。早产低出生体重儿视网膜血管发育不完善及缺氧是早产儿视网膜病最危险的因素，合理的氧疗及护理是预防的关键。故应做好听力筛查和视力随访工作。

第三节 新生儿缺氧缺血性脑病

新生儿缺氧缺血性脑病（HIE）是指围生期窒息导致胎儿和新生儿脑的缺氧缺血性损害而表现中枢神经系统异常的一种疾病。足月儿多见，是导致小儿神经系统后遗症的常见病之一。

一、病因与发病机制

1. 病因

HIE 的发生主要与新生儿围生期窒息有关，凡是造成母体和胎儿间血液循环和气体交换障碍引起血氧浓度降低的因素均可引起 HIE。

2. 发病机制

缺氧缺血性脑损伤的机制十分复杂，主要与以下因素有关。

（1）脑血流的变化　一般在窒息的开始，循环方面的改变主要有三点：①血液的再分布，大量的血流入脑；②全脑和脑的局部血流增加；③脑血管的自身调节丧失，随着窒息的进展将会出现心输出量下降，体循环低血压，以及由此引起的脑血流减少。

（2）脑代谢的变化　脑所需的能量来源于葡萄糖氧化，缺氧时无氧糖酵解使糖消耗增加，易导致低血糖和代谢性酸中毒；由于 ATP 减少，细胞膜上的钠－钙泵功能不足导致钙平衡紊乱，Na^+、Ca^{2+} 和水进入细胞内，使细胞发生水肿，引起细胞不可逆性损伤；缺氧时脑血流再灌注损伤可产生大量氧自由基，从而引起细胞膜裂解、血脑屏障破坏和脑水肿形成，使脑损害加重；缺氧时一些兴奋性氨基酸（如谷氨酸、天冬氨酸等）在脑脊液中浓度增高，可导致神经元死亡。

二、临床表现

1. 一般表现

（1）宫内窘迫史或出生后窒息史。

（2）出生后 72h 内出现神经系统症状。

2. 临床分级

（1）轻度　出生 24h 内症状最明显，常呈现淡漠与激惹交替，或过度兴奋，有自发或刺激引起的肌阵挛。

（2）中度　24～72h症状最明显，意识淡漠、嗜睡，出现惊厥、肌阵挛、下颏抖动、肌张力减退，瞳孔缩小，前囟紧张或稍膨隆。

（3）重度　出生至72h症状最明显，昏迷，深浅反射及新生儿反射均消失，肌张力低下，瞳孔固定无反应，常呈去大脑状态。

三、诊断

1. 诊断要点

（1）有明确的围生期缺氧的病史，如宫内窘迫、新生儿窒息，Apgar评分1min≤3分，5min≤6分；或抢救10min后始有呼吸，或需用气管插管正压呼吸2min以上。

（2）出生时脐动脉血pH＜7.0。

（3）生后72h内中枢神经系统异常，如意识障碍、肌张力改变、原始反射异常、频繁抽搐、呼吸不规则及瞳孔变化等。严重者出现多脏器功能障碍。

（4）头颅B超或CT证实缺氧缺血性脑病。

（5）排除其他引起神经系统症状和体征的疾病。

2. 鉴别诊断

（1）颅内出血　可有宫内窘迫史和产伤史。神经系统可出现交替性或波动性兴奋与抑制症状，头颅B超和CT显示有出血灶。

（2）宫内感染　新生儿巨细胞病毒、弓形虫等感染可出现惊厥、病理性黄疸、肝脾大、特异性抗原、抗体等阳性，头颅CT及B超常显示脑钙化灶或脑水肿。

（3）中枢神经系统感染　常有感染病史或感染灶，并有发热、抽搐、全身中毒症状及脑膜刺激征、血C反应蛋白升高、脑脊液异常。

四、治疗

维持良好通气，稳定内环境，改善脑血流及促进神经细胞代谢，积极对症处理，早期进行干预和康复训练，力争恢复受损神经细胞的功能，减少或减轻后遗症的发生。

1. 一般治疗

加强护理、保暖。根据病情尽早开始喂奶或喂糖水。监测血气、血生化指标，动态观察头颅 B 超等，根据各项指标分析病情，指导治疗，维持生命体征平稳。

2. 药物治疗

（1）生后3d 内的治疗　可归纳为“三维持”和“三对症”治疗。

窒息复苏后应注意维持良好的呼吸功能和稳定的内环境，及时给予吸氧，遇呼吸困难、缺氧明显者，适当加大氧浓度和延长吸氧时间，使血氧分压（PaO_2）维持在 50～70mmHg；重度呼吸性酸中毒者，可行呼吸机辅助呼吸并拍摄胸片了解肺部病变性质；小剂量碳酸氢钠纠正酸中毒，保持正常 pH 值。

当心率 <120/min、心音低钝，或皮肤苍白、肢端发凉（上肢达肘关节，下肢达膝关节），前臂内侧皮肤毛细血管充盈时间延长≥3s 时，应考虑缺氧缺血性心肌损害存在，可给予小至中剂量多巴胺 2.5～5.0μg/（kg·min）静脉滴注以维持良好的循环，保持心率和血压在正常范围，根据病情还可加用多巴酚丁胺和果糖。

为保证神经细胞代谢水平，降低脑损伤程度，HIE 患儿的血糖应维持血糖的适当水平，通常控制在正常值的高限 5.0mmol/L，可通过调整葡萄糖输入调节血糖，速度以 6～8mg/（kg·min）为宜。若患儿一般症状可，无明显颅压增高、呕吐、腹胀和频繁惊厥等表现，应尽早经口或鼻饲糖水或奶，以防白天血糖过高，夜间血糖过低。

生后3d内，新生儿脑水肿较明显，应注意限制液量和降低颅内压，静脉输液量应限制在60～80ml/（kg·d），速度控制在3ml/（kg·h）左右，并保证所有液体在24h内匀速滴入；颅压增高多于生后4h出现，在24h左右表现最明显，若患儿生后第1天即表现前囟张力增加，可应用小剂量20%甘露醇0.25～0.5g/kg静脉注射，每4～6h可重复给药1次，必要时还可加用呋塞米0.5～1mg/kg静脉滴注力争使颅压在2～3d明显降低。甘露醇应在症状改善后逐渐延长用药间隔时间，逐渐停药。对有肾功能损害者，甘露醇应慎用。对颅压增高同时合并$PaCO_2$增高>9.33kPa者，可应用机械通气减轻脑水肿。

HIE惊厥常在12h内发生，止痉药首选苯巴比妥钠，负荷量为15～20mg/kg缓慢静脉注射或肌内注射，12h后改为5mg/（kg·d）维持量，分2次给药。若惊厥未能控制，也可在首次给药间隔15～20min后追加用药，每次5mg/kg，直至最大负荷量30mg/kg；反复出现惊厥时可加用短效镇静剂，如水合氯醛10～15mg/kg（即10%水合氯醛0.1～0.15ml/kg）灌肠；必要时也可缓慢静脉注射地西泮，每次0.1～0.3mg/kg。对呈现兴奋、易激惹的重度窒息患儿，也可早期应用苯巴比妥钠，每次10～20mg/kg。

重度HIE患儿可出现深度昏迷、呼吸节律不齐或呼吸暂停等呼吸中枢受抑制表现；皮肤苍白、肢端发凉、心音低钝，皮肤毛细血管充盈时间延长；瞳孔缩小或扩大，对光反射消失，眼球固定或有震颤；或频繁发作惊厥且用药物难以控制等症状，此时可考虑应用纳洛酮，剂量为0.05～0.1mg/kg静脉注射，随后改为0.03～0.05mg/（kg·h）静脉滴注，持续4～6h，连用2～3d或至症状消失。

生后24h后即可开始应用促进神经细胞代谢的药物；合并颅内出血者，可静脉滴注或肌内注射维生素K_1 5mg/d，连用2～3d；为有效清除氧自由基，可静脉滴注维生素C 0.5g/d

或口服维生素 E 10～50mg/d。

（2）*生后 4～10d 的治疗*　生后 24h 即可开始应用胞二磷胆碱 100～125mg/d，或丽珠赛乐（国产脑活素）2～5ml/d，加入 50ml 液体内静脉滴注，10～14d 为 1 个疗程，以促进神经细胞代谢。两药可任选一种或合用。

复方丹参注射液每天 6～10ml，分 2 次静脉滴注，能有效调节微循环，改善脑缺血区血液的供应，生后 24h 即可开始应用，连用 10～14d 为 1 个疗程。

经以上治疗后，中度和部分重度 HIE 患儿大多从第 4～5 天病情即开始出现好转，表现惊厥停止、颅压增高消失、肌张力逐渐恢复、会哭和吮乳，至第 7 天，最多至第 9 天病情会明显好转，此类患儿继续治疗至 10～14d 便可出院，通常不会产生神经系统后遗症。部分重度 HIE 患儿，经治疗 10d 左右后病情仍无明显好转，意识淡漠或消失，肌张力低下，原始反射引不出，或仍有惊厥和颅压增高，提示预后不良，此时需要延长治疗时间和进行强化治疗，同时应注意供给足够的奶量和热量，以防低血糖。

（3）*出生 10d 后的治疗*　主要是针对重度 HIE 患儿并经上述治疗效果不满意者，需继续治疗以防止或减轻神经系统后遗症。

丽珠赛乐、复方丹参注射液等促进神经细胞代谢药物应给予强化治疗，可反复应用 2～3 个疗程，以强化治疗效果。有条件者还可加用脑细胞生长肽（bFGF）治疗。

新生儿期的干预：①视觉刺激法　逗引患儿让其看人脸，或将色彩鲜艳的气球挂在患儿床头，反复引起其注意；②听觉刺激法　每天播放音调悠扬而低沉的优美乐曲，每次 15min，每天 3 次，乐曲不宜频繁更换；③触觉刺激法　在音乐背景下柔和地抚摩和按摩患儿，被动屈曲其肢体，以及不断变换体位等；④前庭刺激法　拥抱患儿时给予适当的摇晃和震荡。

注意感官、智力和运动功能等方面的动态监测，遇有异常者，应尽早在专业医师指导下进行康复训练。

3. 其他治疗

目前，谷氨酸受体拮抗剂、NO 合成抑制剂、钙通道阻滞剂、氧自由基清除剂、神经节苷脂、亚低温、大剂量苯巴比妥等新疗法尚在研究中，且多仅用于动物实验。亚低温疗法（降低脑温或体温 2℃～4℃）逐渐受到关注，现已进入临床研究阶段。

五、注意事项

1. 病情观察

注意观察神经系统症状的变化，其中意识和肌张力变化最为重要。意识逐渐转清醒，肌张力正常，提示病情好转；反之，患儿持续昏迷，肌张力松软和强直，提示病情严重。如前囟隆起、瞳孔对光反射迟钝，且伴有低血压、心率减慢、心音低钝、少尿等情况，提示多脏器功能损伤，应及时防治。定期复查头颅 B 超或 CT，可动态观察脑损伤的程度及演变情况。

2. 医患沟通

对于重度 HIE，合理的治疗，仍可能避免脑瘫、精神发育障碍、运动功能发育延迟、听力或视力障碍等神经系统后遗症的发生，对此应向家长交代，使之了解 HIE 病情、演变或转归。如家长放弃治疗，家长应在病历上写明“要求放弃治疗，后果自负”，并签名，避免医疗纠纷。

3. 经验指导

少部分重症患儿一直昏迷，肌张力松软或强直，应及时采取对症处理。如应用脱水剂、能量合剂、脑保护营养药，纠正酸中毒、维持机体内环境的稳定，维持各脏器正常功能。

第四节

新生儿颅内出血

颅内出血是新生儿期常见的严重疾患，其发生与围生期缺氧及产伤有密切关系。早产儿和低体重儿尤为多见，主要表现为中枢神经系统的兴奋或抑制，重者可在新生儿期死亡，是新生儿早期死亡的重要原因之一，存活者部分遗留有神经系统后遗症。

一、病因与发病机制

主要的病因是缺氧和产伤。

1. 缺氧

由缺氧引起的颅内出血，以早产儿多见。产前、产时及产后引起的胎儿或新生儿缺氧、缺血因素，如孕母有严重贫血、脐带绕颈、妊娠高血压或出生时使用吗啡类药等都可导致颅内出血。早产儿特别是胎龄不足32周的早产儿对缺氧、酸中毒极为敏感，所以，缺氧引起的颅内出血以早产儿多见。缺氧及缺血可直接损伤脑毛细血管内皮细胞，使其通透性增高或脑血管破裂；缺氧可使脑血管的自主调节功能受损，血管呈被动扩张状态，导致毛细血管破裂或使脑血流量减少而致缺血性改变；缺氧还可引起脑室管膜下组织坏死、崩解引起出血。

2. 产伤

头部受挤压是产伤性颅内出血的重要原因，以足月儿多见。常因胎头过大、产道过小、急产、臀位产、高位产钳或吸引器助产等使产道阻力过大导致头部受挤压变形引起出血。

3. 其他

新生儿肝功能不成熟，凝血因子不足。快速输入高渗液体、机械通气不当、惊厥等使脑血管内压增高导致血管破裂出血。此外，一些出血性疾病也可引起新生儿的颅内出血。

二、临床表现

新生儿颅内内出血临床表现与出血的部位及出血量的多少有关。多数患儿在出生后或1～2d出现症状，也可在新生儿晚期出现症状。一般表现为精神差或不安，易吐乳，前囟稍隆起，面肌有时有小抽动。病情较重者，可有躁动，频繁尖叫，前囟凸起且紧张，时有全身性抽动，呼吸不规则，面色发绀，沉迷入睡，不会吮奶。严重者反复频发惊厥或呈昏迷状态，肌张力低下，对刺激无反应，生理反射消失，呼吸表浅、不规则及呼吸暂停、呼吸衰竭。

三、辅助检查

1. 实验室检查

出血量多时可出现血红蛋白、红细胞、红细胞压积降低等贫血表现，出、凝血时间延长。

2. 特殊检查

(1) *腰椎穿刺*　做脑脊液检查对诊断蛛网膜下腔出血、脑室出血及排除颅内感染有临床意义。但新生儿应慎重。

(2) *硬膜下穿刺*　疑有硬膜下出血者，可经前囟侧角穿刺，若出血多时可抽出血性液体。

(3) *颅脑超声、CT及磁共振检查*　可提示出血部位、程度及范围，可作为确诊依据，有助于及时治疗和判断预后。

四、诊断

1. 诊断要点

(1) 有异常分娩史、窒息复苏史、早产、低出生体重史。

（2）临床上有神经系统兴奋与抑制的症状和体征。

（3）头颅 B 超、CT、MRI 影像学检查证实有颅内出血。

2. 鉴别诊断

（1）化脓性脑膜炎　除了有惊厥等神经系统症状外，感染引起的中毒症状较明显。并常有原发感染灶，脑脊液检查有助于诊断。

（2）新生儿 HIE　有宫内缺氧和产时窒息史，也常有神经系统症状和体征。但头颅 B 超和 CT 显示低密度影病灶有助于诊断 HIE。

五、治疗

采取综合措施，脱水降颅压、控制惊厥，止血，对症处理，恢复脑功能，尽可能预防和减少后遗症。

1. 一般治疗

保持安静，加强护理，注意保暖，避免搬动，抬高患儿头肩部（15°~30°）。保持呼吸道通畅，缺氧时及时给氧。一般情况好转后再开始喂奶，停乳期间，保证热量及液量供给并控制液量在 60~80ml/（kg·d），有呕吐者酌情加量，并补给一些含钠液，保持血压稳定。重症患儿开奶应延迟至生后 24~48h。

2. 药物治疗

（1）止血　维生素 K_1 5mg/d，静脉注射或肌内注射，连用 3~5d；酚磺乙胺 125mg/kg 静脉滴注，或巴曲酶 0.2~0.5U 肌内注射或静脉滴注，24h 后可再重复用药 1 次。维生素 C、卡洛磺钠也可应用，有条件者可输鲜血或血浆 10ml/kg。

（2）控制惊厥　减少外界干扰，惊厥者给予镇静止痉药，如苯巴比妥钠，负荷量 15~20mg/kg 静脉滴注或肌内注射，如未控制可间隔 5~10min 后再追加 5mg/kg（最大负荷量为 30mg/kg），12h 后给维持量 5mg/（kg·d），分 2 次静脉滴注或肌内注射，连用 3~5d。或应用地西泮 0.1~

0.3mg/kg，缓慢静脉注射。

(3) 降低颅内压　颅内压增高者，可给予呋塞米1mg/kg，静脉注射，间隔6~8h后可重复给药1次。严重时可加用地塞米松每次0.5mg/kg，12h给药1次，连用3d；白蛋白每次0.5g/kg静脉滴注，每天1~2次，做三联治疗。脑水肿严重，经以上治疗效果不佳时，可慎用20%甘露醇0.25~0.5g/kg，30min内静脉滴注，每6~8h给药1次。

(4) 营养脑细胞，恢复脑功能　胞二磷胆碱125mg/d，静脉滴注，连用10~15d；或脑活素2~5ml/次，静脉滴注，连用10d；也可用1，6-二磷酸果糖250mg/（kg·d），连用5~7d。

3. 其他治疗

(1) 硬膜下穿刺　颅压高的硬膜下血肿患儿可行硬膜下穿刺，每次放液量<10~15ml/次，1/d，可降低颅内压，去除积血，防止日后粘连。若硬膜下血肿治疗10d仍不见好转，应考虑手术治疗。

(2) 腰椎穿刺　脑室周围-脑室内出血者发生进行性出血后脑室扩张且病程>4周时，可通过反复腰穿放出脑脊液，缩小脑室，防止脑积水的出现，此方法尚存争议。

(3) 药物治疗　应用减少脑脊液生成的药物，如碳酸酐酶抑制剂乙酰唑胺15mg/（kg·d），或呋塞米1~2mg/（kg·d）。

(4) 手术治疗　对硬膜下穿刺放液10d后出血量无明显减少者可采用硬膜下隙开放引流或分流术。对腰穿放液后脑室仍有扩大者（每周头围增长>2cm）可采用侧脑室引流术。

六、注意事项

1. 病情观察

急性期主要观察生命体征变化，尤其注意有无呼吸不规则、呼吸暂停、心率减慢、反复抽搐、嗜睡、昏迷、肌张力松弛或增强，前囟是否紧张、隆起等情况。病情晚期要注意是否出现出血后脑积水、脑瘫等后遗症。定期测量头围、前囟，定期检查头颅B超和CT及神经行为评分。颅内出血量大者可能发生贫血，应注意防治。

2. 医患沟通

对于严重颅内出血者，应向家长交代可能发生的预后及并发症。头部CT和B超显示病变严重时预后较恶劣，但也有例外，故不可因此而暗示家长放弃治疗，需正确掌握预后判断标准，并做长期随访。如家长放弃治疗，应要求其在病历上签名，以免医疗纠纷。

3. 经验指导

(1) 脑性尖叫在早期发现对诊断新生儿颅内出血中有一定意义。听到后应考虑有颅内出血的可能。

(2) 头颅B超容易发现脑室周围－脑室内出血，且可随时做床边检查，操作简单，有利于动态观察病情变化。但对蛛网膜下腔出血、硬脑膜下出血、颅后窝出血等不易发现，需行CT检查。

(3) 避免快速静脉滴注高渗溶液，避免血压较大波动，避免呼吸机参数调节幅度过大。呼吸机吸气峰压过高、呼气末压过高、出现人机对抗等可引起血压较大波动，诱发或加重颅内出血。

第五节 新生儿肺透明膜病

新生儿肺透明膜病（HMD）又称特发性呼吸窘迫综合征（RDS），多见于早产儿。主要由于肺发育不成熟，产生或释放表面活性物质不足，引起广泛的肺泡萎陷和肺顺应性降低而发病，发病率与胎龄有关，胎龄28～30周早产儿发病率可达60%～70%，32～36周达15%～20%。目前病死率已下降至30%左右。

一、病因与发病机制

1. 病因学

本病是因为缺乏由Ⅱ型肺泡细胞产生的表面活性物质（PS）所造成。PS缺乏的原因有早产、缺氧、酸中毒、低温、剖宫产、通气失常及肺部感染。

2. 发病机制

表面活性物质能降低肺泡壁与肺泡内气体交界处的表面张力，使肺泡张开，其半衰期短而需要不断补充。表面活性物质缺乏时，肺泡表面张力增高，按照公式 P（肺泡回缩率）$=2T$（表面张力）$/r$（肺泡半径），呼气时半径最小的肺泡就最先萎陷，于是发生进行性肺不张，导致临床上出现呼吸困难和发绀等症状进行性加重。其过程如下：肺泡表面活性物质不足→肺泡壁表面张力增高（肺泡回缩力增高）→半径最小肺泡最先萎陷→进行性肺不张→缺氧、酸中毒→肺小动脉痉挛→肺动脉压力增高→卵圆孔及动脉导管开放→右向左分流（持续胎儿循环）→肺灌流量下降→肺组织缺氧更重→毛细血管通透性增高→纤维蛋白沉着→透明膜形成→缺氧、酸中毒更加严重，造成恶性循环。

二、临床特点

1. 早产儿、窒息儿、剖宫产儿多见。

2. 生后1~4h出现呼吸困难，呈进行性加重伴有鼻翼扇动、发绀、吸气性凹陷及呼气性呻吟，并很快出现呼吸衰竭。

3. 严重时患儿呼吸变慢、呼吸节律不整、呼吸暂停、苍白、反应迟钝、四肢松弛、心率变慢、血压下降。

4. 两肺叩诊浊音，呼吸音减弱，啰音出现增多，提示已合并肺水肿、肺出血或肺炎。

5. 病情轻者，72h 后病情减轻；重者，多在 2 ~ 3d 死亡。

三、诊断要点

1. 出生前的高危因素

(1) 早产儿，尤其是体重 <1 500g 的极低出生体重儿。

(2) 围产期缺氧，如双胎第 2 产、急症剖宫产、前置胎盘、胎盘早剥、臀位产等。

(3) 新生儿窒息，Apgar 评分 1min < 3 分，5min < 5 分者。

(4) 母亲患糖尿病和同胞中有肺透明膜病病史者。

2. 出生前预测

胎儿肺内液体与羊水相通，故可测羊水中卵磷脂/鞘磷脂比值（L/S）和饱和磷脂酰胆碱（SPC）浓度。L/S >2∶1 和 SPC >5mg/L，示肺已成熟；L/S <2∶1 和 SPC <5mg/L 则发生 HMD 的可能性大。

四、治疗要点

1. 一般处理

(1) 维持中性温度，保持正常体温并减少氧耗。使用呼吸器的患儿应置于远红外开放暖箱，监护呼吸、心率、血压、氧饱和度等。

(2) 维持营养、体液及电解质平衡，生后最初 2 ~ 3d 禁止经口喂养，应静脉滴注维持营养需要和体液平衡。生后 2 ~ 3d 每天液体需 60 ~ 80ml/kg，钠每天 2 ~ 4mmol/kg，生后第 3 天起钾每天 1 ~ 2mmol/kg。3d 后可经鼻饲胃管喂养，如不能接受经口喂养，则进行部分或全部胃肠外营养。加用氨基酸和脂肪乳使热量 >232kJ/kg（60kcal/kg），并注意补钙。当血浆蛋白低于 20g/L 时，可输血浆或白蛋白 0.5 ~ 1.0g/kg。

(3) 代谢性酸中毒根据血气结果纠正，5% 碳酸氢钠

5ml/kg 加 2.5 倍 5% ~10% 葡萄糖配成等渗液静脉滴注。呼吸性酸中毒用呼吸机改善通气以纠正，而不应给碱性药。

2. 氧疗

HMD 的主要病理生理基础为低氧血症，首先必须改善缺氧情况。根据缺氧程度选择不同供氧方法。轻症者用面罩、头罩给氧，使 PaO_2 维持在 8 ~ 10.7kPa（60 ~ 80mmHg），吸入氧浓度应根据 PaO_2 值调整，一般为 40% ~60%。如吸氧浓度达 60%，PaO_2 仍低于 6.67kPa（50mmHg），发绀无改善，应及早选用 CPAP 给氧。

3. 机械通气

用 CPAP 治疗时的压力 >0.79kPa（8cmH_2O），氧浓度为 80%。机械通气指征：①PaO_2 仍 <6.67kPa（50mmHg），呼吸暂停反复发作；②血气分析呈Ⅱ型呼衰；③X 线胸片呈Ⅲ级或以上病变；④体重 <1 500g。具有其中任何一条者，均应给予应用机械通气。使用时将 CPAP 调至 0.39 ~ 0.59kPa（4 ~6cmH_2O），氧浓度 40% ~60%，氧流量 3 ~ 5L/min，并监测血气及生命体征。如 PaO_2 仍低，每次增加 CPAP 0.10 ~ 0.20kPa（1 ~ 2cmH_2O）。用气管插管时最高限值为 0.98kPa（10cmH_2O），用鼻塞时为 1.18kPa（12cmH_2O）。每次增加氧浓度 5% ~10%，最高达 80% ~100%，维持 PaO_2 在6.67 ~ 9.33kPa（50 ~70mmHg）。

4. PS 替代疗法

临床推荐 PS 首剂治疗剂量为 100 ~ 200mg/kg，通过气管导管分左右两侧注入肺内，必要时再重复 1 ~2 次，剂量减为 100mg/kg，每隔 12h 给药 1 次。用药后可迅速出现 PaO_2 上升，$PaCO_2$ 下降，肺顺应性改善，对氧和呼吸机的需要减少。

5. 恢复期动脉导管未闭的治疗

可用吲哚美辛0.2mg/kg口服，每隔 12h 给药 1 次，共用 2 ~3 次。

6. 抗生素使用

新生儿肺透明膜病患儿常规用抗生素治疗。人工呼吸机使用1～2d时做气管分泌物培养，根据药敏试验选用有效抗生素。

五、预防

1. 首先是防止早产和宫内缺氧。

2. 促进肺PS的增长或补充PS不足，选择较易通过胎盘的肾上腺皮质激素，在孕30～32周时或在估计早产分娩前3d，给孕妇肌内注射地塞米松或倍他米松。生后给早产儿用激素并无预防或治疗效果，而用PS预防可使HMD的发生率及病死率下降。

六、注意事项

1. 病情观察 严密观察面色、呼吸等生命体征变化，监测血气、血氧饱和度。病程中注意预防和治疗肺部感染。

2. 医患沟通

（1）一般NRDS在生后48～72h病情最严重，72h后无并发症发生，病情可逐渐好转。须向家长交代清楚，以取得家长配合，并增强家长战胜疾病的信心。

（2）因行机械通气的患儿有可能产生支气管肺发育不良、早产儿视网膜病，须向家长说明，必要时应要求家长签名以示同意。

3. 经验指导

（1）发生脑室周围－脑室内出血时，出现意识障碍、呼吸暂停、惊厥等，需及时做头颅B超或CT检查加以诊断，立即给予镇静、止痉、止血等对症治疗。

（2）机械通气时，若 $SaO_2 < 85\%$，$PaO_2 < 6.8kPa$，则提示呼吸衰竭未改善，应及时提高呼吸机参数。

第六节

新生儿胎粪吸入综合征

胎粪吸入综合征（MAS）常发生于足月儿及过期产儿。宫内窒息是 MAS 最重要的原因。胎儿宫内缺氧或在分娩过程吸入混有胎粪的羊水而致病。由于加强产儿合作和防治，国内本病病死率已下降至5%左右。

一、病因与发病机制

1. 胎粪吸入

胎儿在宫内或分娩过程中出现缺氧，引起肠道及皮肤血液量减少，继之迷走神经兴奋，最终导致肠壁缺血痉挛，肠蠕动增加，肛门括约肌松弛而排出胎粪。同时缺氧使胎儿产生呼吸运动（喘息），将胎粪吸入气管内或肺内，或在胎儿娩出建立有效呼吸后，使其吸入肺内。

2. 不均匀气管阻塞和化学性炎症

MAS 的主要病理变化是由于胎粪的机械性阻塞所致。表现为：①肺不张　部分肺泡因其小气管被较大胎粪颗粒完全阻塞，其远端肺泡内气体吸收，引起肺不张，使肺泡通气/血流降低，导致肺内分流增加，从而发生低氧血症；②肺气肿　黏稠胎粪颗粒不完全阻塞部分肺泡的小气管形成“活瓣”，吸气时小气管扩张，使气体能进入肺泡，呼气时因小气管阻塞，气体不能完全呼出，导致肺气肿，致使肺泡通气量下降，引起 CO_2 潴留，若气肿的肺泡破裂则发生肺气漏，如间质气肿、纵隔气肿或气胸等；③正常肺泡　部分肺泡的小气管可无胎粪，但该部分肺泡的通换气功能均可代偿性增强。由此可见，MAS 的病理特征为不均匀气管阻塞，即肺不张、肺气肿及正常肺泡同时存在，其各自所占的比例决定患儿临床表现的轻重。因胆盐是胎粪的组成之一，故胎粪吸入除引起呼吸道的机械性阻塞外，也可刺激局部引起化学性炎症，进一步加重通换气功能障碍。胎粪尚有利于细菌生长，故 MAS 也可继发细菌感染。此外，近年来有文献报道，MAS 时Ⅱ型肺泡上皮细胞受损和肺表面活性物质减少，但其结论尚需进一步研究证实。

3. 肺动脉高压

严重缺氧和混合性酸中毒导致肺小动脉痉挛，甚至血管平滑肌肥厚（长期低氧血症），导致肺动脉阻力增加，右心压力增加，发生卵圆孔水平右向左分流；肺血管阻力的持续增加，使肺动脉压超过体循环动脉压，从而导致已功能性关闭或尚未关闭的动脉导管发生导管水平的右向左分流，即新生儿持续肺动脉高压（PPHN）。上述变化将进一步加重低氧血症及混合性酸中毒，并形成恶性循环。

二、诊断

1. 病史 MAS 的高危因素

包括：①宫内窘迫、产程延长、母亲有产科并发症、羊水被胎粪污染；②母亲有妊高征等致胎盘低灌注的疾病；③新生儿窒息、气管内有胎粪吸出。

2. 临床特点

（1）羊水胎粪污染、黏稠或Ⅲ度污染。新生儿娩出后脐带、指（趾）甲、皮肤因粪染呈黄色。

（2）经复苏建立自主呼吸后不久即出现呼吸困难、发绀，轻症吸氧后缓解，重症发展为呼吸衰竭、心力衰竭、持续胎儿循环、肺动脉高压甚至休克等。

（3）胸廓呈桶状，两肺可闻及湿啰音。10% ~20% 病例伴有气胸及纵隔气肿。

3. 胸部 X 线特点

（1）轻型　肺纹理粗重，呈轻度肺气肿。

(2) 中型　肺野有密度增加的粗颗粒或片状、云絮状阴影或有节段性肺不张及透亮充气区。

(3) 重型　除中型表现外，常伴有肺间质气肿、纵隔积气和气胸。

三、治疗要点

1. 防治要点

要求产、儿科协作，减少 MAS 的发病率和病死率。

(1) 监测宫内窒息，及时合理处理宫内窘迫。产科医生应在胎头娩出时吸净口鼻之分泌物。

(2) 新生儿医生要到产房、手术室复苏现场，必须对胎粪黏稠的窒息和非窒息的新生儿进行未建立呼吸前的气管内吸引，并应反复做，直至将胎粪吸净为止。

羊水胎粪污染气管吸引的指征：①需要复苏的新生儿(符合复苏评估、重症窒息面罩气囊正压效果不好者)先吸引后正压给氧；②胎粪黏稠或羊水污染；③声带或声带以下有胎粪。对胎粪稀薄、新生儿生命力强、脸色红、哭声大、呼吸通畅的新生儿可不作气管内吸引而密切观察。对少数胎粪黏稠不易吸出者可用气管冲洗法再予吸引。

(3) MAS，尤其是未给气管吸引的重症新生儿，常需使用人工呼吸机。当吸入氧浓度增至 60% ~ 80% 而 PaO_2 < 6.65kPa (50mmHg)、$PaCO_2$ > 7.98kPa (60mmHg) 时，应予 IPPV + PEEP (CPPV) 通气治疗。呼吸机参数初调：吸入氧浓度 80%，呼吸机频率 50/min，吸与呼比例 1:(1.5 ~ 1.2)，吸气峰压 2.45kPa ($25cmH_2O$)，呼气末压 0.29 ~ 0.39kPa ($3 \sim 4cmH_2O$)。

2. 常规监测及处理

(1) 应常规监测体温、血气、经皮氧饱和度、呼吸、心率、血压、尿量、血糖、血钙等。

(2) 保温，置于合适的环境温度中。

(3) 注意肺动脉高压、气胸及感染并发症。

(4) 常规做胸片、血培养、气管分泌物培养并用抗生素治疗。

(5) 及时纠正围产窒息引起的其他并发症如缺氧缺血性脑病、缺氧性心肌损害、代谢性酸中毒、低血糖和低血钙等。

3. 机械通气治疗

在机械通气治疗时应注意气胸、纵隔气肿的发生。临床怀疑气胸时应及时进行试验性穿刺，如为张力性气胸则应闭式引流，以利人工呼吸机的正常进行。

4. 肺表面活性剂治疗

对因胎粪颗粒中游离脂肪酸的取代和抑制，继发引起肺泡表面活性物质的缺乏造成的 ARDS 新生儿，可用肺表面活性物质治疗。

四、注意事项

1. 病情观察

(1) 主要观察呼吸困难、发绀、两肺呼吸音等，同时观察是否发生并发症，如气胸、纵隔气肿、肺动脉高压等。

(2) 根据病情变化及时检测血气分析，观察肺通气、换气功能及有无酸中毒，并复查胸片以了解疾病变化。

2. 医患沟通

对重型患者，应事先交代有发生气漏、PPHN、继发感染等并发症的可能。长期应用高浓度吸氧或对氧有依赖的患儿，有发生支气管肺发育不良等可能，肺功能恢复正常需要1 个月至半年，对此须向家长说明，告知出院后门诊随访。

3. 经验指导

当患儿突然出现烦躁、发绀加重、呼吸困难、呼吸音减低时，应考虑气胸可能，及时给予相应抢救，可挽救其生命。

第七节 新生儿感染性肺炎

感染性肺炎是新生儿呼吸道感染中最常见的原因，占住院新生儿患者的30%左右，是引起新生儿死亡的重要原因。

一、病因与发病机制

1. 宫内感染

(1) 母体感染，常见病原有B组溶血性链球菌、肺炎球菌、大肠杆菌、克雷白杆菌，病毒有巨细胞包涵体病毒、疱疹病毒、风疹病毒。

(2) 母亲子宫内膜感染、羊膜腔感染或羊膜早破引起感染，病原多是革兰阴性杆菌。

2. 产时感染

由分娩时吸入感染羊水或母亲产道分泌物引起。

3. 产后感染

包括呼吸道接触、血行传播及医源性感染。后者病原多见于绿脓杆菌、厌氧菌及某些致病力低的条件致病菌。

二、临床表现

1. 宫内及产时感染的肺炎起病较早，多在生后3d内发病。表现为出生时不哭、复苏后呼吸急促、三凹征、呻吟并有呼吸暂停、呼吸衰竭。如为B组链球菌感染，病程及病情酷似肺透明膜病。

2. 产后感染的肺炎多在3～7d发病。日龄愈小，非特异性症状愈明显，如不哭、拒奶、不动或少动、体温不升。随日龄增加其症状表现接近婴儿肺炎，出现呼吸急促、鼻翼扇动、口吐白沫、呛咳等。

3. 肺部体征不典型，以胸式呼吸为主，约半数患儿听不到啰音。部分病例多在吸气末脊柱两侧肺门部才可闻及湿啰音。

4. 重症肺炎并发症多，包括心力衰竭、呼吸衰竭、败血症及脓胸、气胸、肺出血等。

三、辅助检查

1. 胸部 X 线特点

宫内及产时肺炎生后第 1 天肺部多无阴影，发病 24～72h 呈现肺气肿表现，以后呈支气管肺炎征象，可伴节段性肺不张。产后肺炎以支气管肺炎多见，有点、片状节段性阴影，以间质性炎症为主时，肺纹理增重伴条索状阴影，常有肺不张及代偿性肺气肿。

2. 实验室检查

（1）外周血白细胞数正常，或 $>20\times10^9$/L 或 $<5\times10^9$/L。

（2）出生后抽取胃液做细菌培养和涂片，找到细菌或中性粒细胞者提示存在宫内感染或产时感染。

（3）宫内感染时血清 IgM、IgG 显著增高。

（4）α－酸性糖蛋白、结合珠蛋白（HP）、C 反应蛋白（CRP）增高。

（5）细菌感染时常规做咽喉痰培养、气管内分泌物培养、血培养。病毒感染时，可用荧光免疫技术或酶联免疫吸附试验进行病毒快速诊断。

四、治疗

1. 保温

保持适宜的温度和湿度，室温在 23℃～25℃，湿度 50% 为宜。早产儿和体温不升者，可置于远红外辐射保暖床上进行处理，或置入暖箱中，使新生儿皮肤温度达到 36.5℃。

2. 喂养和补液

供给足够的营养和液体，喂奶以少量多次为宜，以免呕吐和误吸，必要时静脉滴注 1/5 张液体，滴入速度维持每小时 4ml/kg，监测血电解质和血气，维持酸碱平衡。

3. 超声雾化吸入

可在溶液中加入抗生素及 α－糜蛋白酶，以利分泌物的排出。可选择广谱或对分泌物病原菌敏感的抗生素，总量为全日量的 1/4，分 2～3 次雾化吸入。α－糜蛋白酶每次用量 1mg。所用液体以 1/2 张（蒸馏水与生理盐水各半量）为宜，每次液量 10ml。

4. 吸氧

一般用面罩和头罩给氧，流量 3～5L/min，氧浓度 40%～60%，重症患儿或Ⅰ型呼吸衰竭、Ⅱ型轻型呼吸衰竭患儿可首选鼻塞 CPAP（持续正压呼吸），仍发绀缺氧时则可用人工呼吸机。

5. 抗生素的应用

（1）宫内产时感染病原菌多为革兰阴性杆菌，常选用氨苄青霉素及丁胺卡那霉素。产后感染病原菌未明确前用广谱或两种抗生素联合应用，如氨苄西林或先锋霉素Ⅴ加丁胺卡那霉素。金黄色葡萄球菌感染可用第一代头孢霉素或丁胺卡那霉素，B 组链球菌感染可用大剂量青霉素（每天 200～300kU/kg）。大肠杆菌感染用氨苄青霉素或丁胺卡那霉素。

（2）厌氧菌感染时用甲硝唑。

（3）对病毒性肺炎主要是加强护理、对症处理。并发细菌感染时才用抗生素。

6. 对症及其他治疗

对心衰、气胸及时处理并加强支持和免疫治疗，对重症患儿可隔日输血浆或新鲜血，或静脉输入丙种球蛋白，每天 400mg/kg，可用 3～5 次。

五、注意事项

1. 病情观察

治疗数天后，如病情好转可见呼吸困难改善，能自主呼吸，发绀及呻吟消失，食欲增加，两肺啰音逐渐减少至消失，血气分析正常，1~2 周复查胸片正常。重症患儿治疗后呼吸系统症状不改善，甚至病情恶化时，要注意并发症发生的可能。

2. 医患沟通

重症患儿行机械通气时，有可能出现的并发症如气漏、氧中毒、感染等应事先向患儿家长交代。重症肺炎需行各种监护如心肺功能监护、血气分析、血糖、血电解质、血氧饱和度监测等，经济费用高，须向家长说明。重者死亡率高，存活者可有一定后遗症，亦须事先交代。

3. 经验指导

（1）新生儿肺炎临床症状常不典型，可无发热，应根据病史和 X 线特点明确病因，病程中注意观察判断病情的严重程度，是否发生气胸、肺动脉高压等并发症。

（2）机械通气者发生呼吸机相关肺炎，属院内感染，病原菌耐药率高，病程迁延，需根据病原学检查选择敏感抗生素。

第八节 新生儿黄疸

新生儿黄疸又称新生儿高胆红素血症，是新生儿期最常见的一种临床现象，由血清胆红素浓度增高所致。主要表现为皮肤、黏膜及巩膜发黄。包括生理性与病理性两种。

一、病因与发病机制

病理性黄疸根据其发病原因分为如下三类。

1. 胆红素生成过多

因过多红细胞的破坏及肠肝循环增加，使血清未结合胆红素升高。

2. 肝脏胆红素代谢障碍

由于肝细胞摄取和结合胆红素的功能低下，使血清未结合胆红素升高。

3. 胆汁排泄障碍

肝细胞排泄结合胆红素障碍或胆管受阻，可致高结合胆红素血症，但如同时伴有肝细胞功能受损，也可有未结合胆红素增高。

二、临床表现

足月儿生理性黄疸多于生后 2～3d 出现，黄疸程度较轻，先见于面颈部，偶有重者，可涉及躯干、四肢和巩膜。有时呕吐的胃内容物和脑脊液亦呈黄色。粪便多呈黄色。一般无任何症状，如血清胆红素超过 136.8μmol/L（8mg/dl），也可有轻度嗜睡或纳差。生后 4～5d 为黄疸高峰，多于 2 周内消退。早产儿生理性黄疸较足月儿多见，于生后 3～5d 出现，黄疸程度较重，消退也较慢，可延长到 2～4 周。胎龄小的早产儿有时血胆红素虽只有 170～205.2μmol/L（10～12mg/dl），但也有并发核黄疸的危险，应予以注意。

三、诊断

1. 诊断要点

（1）生理性黄疸的诊断依据：①新生儿一般情况良好；②足月儿在出生 2～3d 出现黄疸，4～5d 达高峰，在 2 周内消退，早产儿多在生后 3～5d 出现黄疸，5～7d 达高峰，在

4周内消退；③血清胆红素浓度在足月儿<222μmol/L，早产儿<257μmol/L；④血清结合胆红素<25μmol/L；⑤血清胆红素浓度每天上升<85mol/L（5mg/dl）。

（2）病理性黄疸的诊断依据：①生后24h内出现黄疸；②血清胆红素浓度在足月儿≥222μmol/L；早产儿≥257μmol/L，每天升高>85μmol/L；③血清结合胆红素>25μmol/L（2mg/dl）；④黄疸持续时间较长，足月儿>2周，早产儿>4周；⑤黄疸退而复现。

（3）胆红素脑病的诊断依据：①有高未结合胆红素血症，足月儿血清胆红素常>342.0μmol/L，常在生后2～5d出现，早产儿血清胆红素常>257μmol/L，常在生后7d出现；②早期症状较轻，有厌食、睡眠差、呼吸暂停、低热、委靡及拥抱反射消失等，继续发展后可有高声尖叫、呼吸困难、心动过缓、惊厥或角弓反张等，重症者常可死亡，存活者后期常出现持久性锥体外系神经异常，如眼球运动障碍、听觉障碍、手足徐动及智力落后等。

（4）胆红素脑病的分期诊断：①警告期　嗜睡，反应低下，吸吮无力，拥抱反射减弱，肌张力减退，偶有脑性尖叫、呕吐。持续12～24h；②痉挛期　轻者仅有目光凝视，重者抽搐，肌张力增高，角弓反张，抽搐时可伴发热。持续12～48h；③恢复期　吸吮力和对外界的反应逐渐恢复，肌张力恢复，痉挛减少或消失，持续2周；④后遗症期　即核黄疸四联征，表现为手足徐动、眼球运动障碍、听觉障碍、牙釉质发育不全，此外，有脑性瘫痪、智能低下、癫痫、流涎等。

2. 鉴别诊断

（1）新生儿溶血病　黄疸常发生于生后24h内，且进展快，并伴有贫血、肝脾大，重者可伴有水肿和心力衰竭。国内以ABO溶血病多见，母血型为O型，父与子女血型常为B或A型。Rh溶血病发生率虽少，但病情严重，多见于第二胎，测定血清特异性抗体，即可确诊。

(2) 葡萄糖-6-磷酸脱氢酶（G-6-PD）缺乏症　常有窒息、缺氧、感染或服药史等诱因，直接测定红细胞G-6-PD活性可确诊。

(3) 感染性疾病　如败血症、肺炎等，根据相应的病史、临床表现与实验室资料进行鉴别。

(4) 药物性黄疸　某些药物如维生素K_3、磺胺药等具有强氧化作用，可诱发新生儿溶血。孕母分娩前静脉滴注大剂量缩宫素或未加电解质的葡萄糖液，使胎儿处于低渗状态，易导致其红细胞通透性及脆性增加致溶血。有相应的用药史可资鉴别。

(5) 母乳性黄疸　足月儿多见。黄疸在生后2~14d发生，但不随生理性黄疸的消退而消退，黄疸程度以轻度至中度为主，血胆红素浓度大多在205~342μmol/L，以未结合胆红素升高为主。患儿一般情况良好，不伴肝脾大，无贫血，肝功能正常。本病诊断尚缺乏特异性实验室检测手段，需将其他能引起新生儿黄疸的疾病逐一排除后，试停母乳3d，黄疸能迅速减轻、胆红素降低原水平的50%以上，可临床诊断本病。

(6) 先天性甲状腺功能减低症　常表现为黄疸程度重，消退延迟，同时可伴腹胀、便秘、反应低下、声音嘶哑、舌大、脐疝等症状。血甲状腺素（T_3、T_4）降低，促甲状腺素（TSH）增高。

(7) 新生儿肝炎　最为常见。多由病毒引起宫内感染所致，如乙肝病毒、巨细胞病毒、EB病毒、单纯疱疹病毒、风疹病毒、肠道病毒等，肝功能检查转氨酶升高，检测特异性抗原、抗体可确诊。

(8) 胆管阻塞　见于先天性胆管闭锁、先天性胆总管囊肿、胆汁黏稠综合征及肝胆肿瘤等，均可导致肝内和肝外胆管阻塞，结合胆红素排泄障碍。临床表现为黄疸进行性加重，尿色黄，大便呈白陶土色，肝脾进行性增大，最后形成肝硬化伴腹腔积液。腹部 B 超、CT 或核同位素扫描等可明确诊断。

（9）先天性遗传代谢性疾病　如半乳糖血症、糖原累积症、α_1－抗胰蛋白酶缺乏症、酪氨酸血症、脂质累积病、先天性非溶血性黄疸等。检测特异性酶或肝组织检查可确诊。

四、治疗

一般生理性黄疸无需治疗。病理性黄疸须积极去除病因，维持内环境的稳定，采用综合措施，降低血清中胆红素的水平，防止胆红素脑病的发生。

1. 一般治疗

保暖，早开奶，适当补充维生素；纠正缺氧、酸中毒，维持内环境稳定；避免应用可与胆红素竞争葡萄糖醛酸转换酶或白蛋白结合位点的药物，如磺胺类、水杨酸盐、维生素 K_3 和 K_4、引哚美辛等。

2. 药物治疗

（1）肝酶诱导剂　可诱导肝细胞微粒体使葡萄糖醛酸转移酶的合成增多，增加未结合胆红素与葡萄糖醛酸结合的能力，增加肝细胞 Y 蛋白的含量，加速胆红素的代谢。常用苯巴比妥钠，首次负荷量为 10～15mg/kg 肌内注射，8～12h 后改用维持量 5mg/（kg·d），分 2～3 次口服，连用 3～5d；也可加用尼可刹米 100mg/（kg·d），分 2～3 次口服，连用 3～5d。

（2）白蛋白　黄疸严重时，可给予白蛋白，每次 1g/kg 加入葡萄糖 10～20ml 中静脉滴注，可降低血中游离的未结合胆红素水平，防止其透过血脑屏障对脑细胞造成损害，预防核黄疸的发生。也可静脉滴注血浆 10ml/kg。

（3）纠正代谢性酸中毒　可给予 5% 碳酸氢钠 2～3ml/kg 稀释后静脉滴注，可提高血 pH 值，利于未结合胆红素与蛋白质的结合。

(4) 金属卟啉　锡原卟啉、锌原卟啉、锡中卟啉、锌中卟啉等可抑制胆红素的产生，无毒性。

(5) 大剂量丙种球蛋白　可抑制吞噬细胞对致敏红细胞的破坏，多用于重症新生儿溶血病早期，用法为1g/kg，4~6h静脉滴注，一般应用1次即可。

(6) 抗生素　遇黄疸由感染引起者，如新生儿败血症、化脓性脑膜炎等，可根据临床经验或细菌培养结果应用敏感的抗生素，但磺胺类、新霉素、氯霉素等可加重黄疸的药物不宜应用。

(7) 保肝药　黄疸由新生儿肝炎引发时，可加用保肝药，如葡醛内酯（肝泰乐），用法25~50mg口服，每天2次，或联苯双酯每次0.5mg/kg，每天2~3次口服。也可静脉滴注用药，如甘利欣1.5ml/（kg·d），或甘草甜素（强力宁）1~1.5ml/（kg·d），疗程均为10~14d。

3. 其他治疗

(1) 光疗　光疗是一种可降低血清未结合胆红素简单易行的方法。未结合胆红素可在光的作用下被转化为水溶性异构体，经胆汁或尿液排出，从而降低血清胆红素浓度。光疗主要作用于皮肤浅层组织，因此，皮肤黄疸消退并不表明血清未结合胆红素正常。

光源以蓝光最好（主峰波长425~475nm），也可用白光（波长550~600nm）或绿光（波长510~530nm）。主要设备有光疗箱、光疗灯和光疗毯等。照射时以双面光疗为宜，上、下灯管距床面距离分别为40cm和20cm。

光疗适用于任何原因引发的新生儿高未结合胆红素血症患儿。一般患儿血清总胆红素>205μmol/L（12mg/dl），极低出生体重儿>103μmol/L（6mg/dl），超低出生体重儿>85μmol/L（5mg/dl）考虑光疗；在患儿存在低体温、低血糖、低蛋白血症、新生儿溶血病、窒息、缺氧、酸中毒及败血症等高危因素时，应适当放宽光疗指征，甚至有学者认为对超低出生体重儿生后即应给予预防性光疗。

光疗分连续照射和间歇照射，前者为连续照射 24h，后者为照射 10 ~ 12h 后，间歇 12 ~ 14h 再照。临床具体如何应用，视病情而定。

光疗注意事项：①蓝光灯管随使用时间延长，其功效逐渐降低，连续使用 2 000 ~ 2 500h 后需更换新灯管，遇治疗 Rh 溶血病等重度黄疸患儿时，应使用新灯管；②光疗箱要预热，温度达 30℃左右时再放入患儿；③光照时，婴儿双眼要用不透光的纸片或布遮盖，以免视网膜损伤，会阴、肛门等外生殖器亦应遮盖保护；④光疗时不显性失水会增加，液体入量应增加 15 ~ 20ml/（kg·d）；⑤光疗期间应密切监测血清胆红素浓度，可每 12 ~ 24h 测定 1 次，遇溶血病及血清胆红素水平已接近换血指征时，可每 4 ~ 6h 测定 1 次，光疗结束后还应再继续监测 2d，必要时再次光疗。

光疗后可出现发热、腹泻和皮疹等不良反应，大多不严重，可继续光疗；因蓝光分解，光疗超过 24h 后可出现体内核黄素缺乏，应进行短期补充，光疗时维生素 B_2 剂量为每次 5mg，每天 3 次口服；光疗后改为维生素 B_2 5mg，每天 1 次口服，连用 3d；当有肝功障碍的患儿血清结合胆红素 > 68μmol/L（4mg/dl）时，光疗可使皮肤呈现青铜色即出现青铜症，此时应停止光疗，停照后症状多可自行消退。此外，光疗时还应注意水分和钙剂的补充，出现抽搐、呼吸暂停等严重低钙表现时，应暂停光疗，积极纠正。

（2）换血疗法　换血是治疗新生儿高胆红素血症最迅速的方法。对重症高未结合胆红素血症患儿，尤其是对重症母婴血型不合溶血病的患儿均有快速而有效的治疗效果。

换血疗法虽然很有效，但其也存在一些不良反应，应用时要掌握一定指征：①产前已明确诊断为新生儿溶血病，出生时脐血胆红素 > 68μmol/L（4mg/dl），血红蛋白 < 120g/L，

伴有水肿、肝脾大和心力衰竭者；②血清胆红素已达340～427μmol/L（20～25mg/dl），或胆红素每小时上升>8.6μmol/L（0.5mg/dl）；③不论胆红素水平高低，已有胆红素脑病的早期表现者，如委靡、吸吮无力、反射减弱等；④早产儿、低出生体重儿并发缺氧、酸中毒、感染等情况时，换血指征宜适当放宽。

换血方法：①血源 母O型、子A型或B型的ABO溶血病时，最好选用AB型血浆和O型红细胞的混合血液，Rh溶血病时，应选用Rh血型系统与母亲同型、ABO系统与患儿同型的血液；②换血途径 选用脐静脉和其他大静脉进行换血；③换血量 一般为患儿血量的2倍，150～180ml/kg。

五、注意事项

1. 病情观察

每天观察黄疸消退情况，应用经皮黄疸指数测定仪监测经皮黄疸指数，可粗略地估计血清胆红素水平。观察有无核黄疸表现。

2. 医患沟通

部分高未结合胆红素血症有发生胆红素脑病的危害，预后不佳，尽管进行了治疗也可有脑性瘫痪等后遗症，应事先交代。对于宫内感染患儿，治疗好转后，出院后仍需长期随访观察，须事先向家长交代。

3. 经验指导

重度新生儿溶血病病情进展快，可能出现某些神经系统损害症状，如反应差、拒奶、易激惹、尖叫、惊厥等，一旦发生上述症状，可考虑为胆红素脑病，应积极给予对症处理，防止后遗症。

第九节
新生儿溶血病

新生儿溶血病（HDN）是指母婴血型不合所引起的新生儿同族免疫反应性溶血病，包括 ABO 溶血病和 Rh 溶血病。本病只发生于胎儿期及新生儿早期，其中 ABO 系统血型不合约占 85%，主要发生在母亲 O 型、胎儿 A 型或 B 型时，Rh 血型不合约占 15%，仅指母亲红细胞缺乏 D 抗原（Rh 阴性），胎儿具有 D 抗原（Rh 阳性）时的溶血病。

一、临床表现

ABO 溶血病不发生在母亲 AB 型或婴儿 O 型，主要发生在母亲 O 型而胎儿 A 型或 B 型；第一胎可发病，临床表现较轻。Rh 溶血病一般发生在第二胎，第一次怀孕前已致敏者其第一胎可发病，临床表现较重，严重者甚至死胎。

1. 黄疸

多数 ABO 溶血病的黄疸在生后第 2 ~ 3 天出现，而 Rh 溶血病一般在 24h 内出现并迅速加重。血清胆红素以未结合型为主，如溶血严重可造成胆汁淤积，结合胆红素升高。

2. 贫血

程度不一。重症 Rh 溶血生后即可有严重贫血或伴心力衰竭。部分患儿因其抗体持续存在，贫血可持续至生后 3 ~ 6 周。

3. 肝脾大

Rh 溶血病患儿多有不同程度的肝脾增大，ABO 溶血病很少发生。

二、诊断

1. ABO 溶血病的诊断依据

(1) 出生后 2~3d 出现黄疸，血清胆红素以未结合胆红素为主。可有肝脾大或有胆红素脑病。

(2) 血红蛋白 <145g/L，网织红细胞 >6%，有核红细胞 >10/100 个白细胞。

(3) 母多为 O 型血、婴儿多为 B 或 A 型血。产前母亲血抗 A 或 B 抗体≥1:64。

(4) 改良直接 Coombs 试验阳性和抗体释放试验阳性可确诊。游离抗体试验阳性可评估溶血。

具有上述第 (1) ~ (4) 项可确诊为 ABO 溶血病。

2. Rh 溶血病的诊断依据

(1) 胎儿水肿，全身水肿、苍白、皮肤瘀斑、胸腔积液、腹腔积液、肝脾大、心力衰竭、胎盘水肿。

(2) 生后 24h 内出现黄疸，迅速加重，血清胆红素以未结合胆红素为主，符合病理性黄疸。可有肝脾大或有胆红素脑病。

(3) 血红蛋白 <145g/L，或脐血血红蛋白 <130g/L，或出生后 2~6 周血红蛋白 <80g/L。网织红细胞 >6%，有核红细胞 >10/100 个白细胞。

(4) 母 Rh 血型阴性，婴儿 Rh 血型阳性。产前母亲血抗 Rh 抗体≥1:32 或呈动态上升。

(5) 直接 Coomb's 试验阳性和抗体释放试验阳性可确诊。间接法 Coomb's 试验阳性有参考价值。游离抗体试验阳性可评估溶血。

具有上述第 (1)、(3) ~ (5) 项或第 (2)、(3) ~ (5) 项可确诊为 Rh 溶血病。

3. 分型诊断

(1) 轻型　多为 ABO 溶血病，血清胆红素在生理性黄疸范围，无明显贫血。

(2) 中型　常在生后24h内出现黄疸，血清胆红素在病理性黄疸范围，上升快。有中至重度贫血，或出生后2～6周的晚期贫血。可有肝脾大、胆红素脑病。

(3) 重型　又称胎儿水肿型，多为Rh溶血病。全身水肿、苍白、皮肤瘀斑、胸腔积液、腹腔积液、肝脾大、心力衰竭、呼吸窘迫。常于生后不久死亡。

4. 鉴别诊断

(1) 先天性肾病　有全身水肿和低蛋白血症，无严重黄疸和肝脾大，临床表现及实验室检查可确诊。

(2) 葡萄-6-磷酸脱氢酶（G-6-PD）缺乏症　此病在我国南方地区高发，可在新生儿生后2周内发病，男性多见。以贫血、黄疸为主要表现，Coomb's试验阴性。确诊依赖于G-6-PD的活性测定。

(3) 新生儿贫血　双胎的胎-胎输血、胎-母间输血可引起新生儿贫血，但无黄疸加重，无溶血实验室依据。

(4) 生理性黄疸　必须注意生理性黄疸与病理性黄疸的鉴别。一般认为，临床出现下列情况时应考虑为病理性黄疸：①黄疸出现过早，于出生后24h内出现；②黄疸进展快，血清胆红素浓度每天上升超过85μmol/L；③黄疸程度重，足月儿血清总胆红素浓度超过222μmol/L，早产儿超过257μmol/L，直接胆红素浓度超过26～34μmol/L；④黄疸持续时间长，足月儿在第2周或早产儿在第3～4周末仍有黄疸或黄疸退而复现者。血型不合及溶血三项试验可资区别。

三、治疗

采取综合措施，对高度怀疑可能发生溶血病的母亲应进行产前随访和干预，出生后积极退黄，阻断溶血的继续发生，防治并发症，防止胆红素脑病的发生。

1. 一般治疗

防止低血糖、低体温；保持呼吸道通畅，纠正缺氧；维护心功能，防止心力衰竭；降低血清胆红素，防止胆红素脑病的发生；及时纠正贫血，必要时输血。

2. 白蛋白治疗

静脉滴注白蛋白，每次0.5～1g/kg，连用3d，可降低游离的未结合胆红素水平，以免游离未结合胆红素对脑细胞的损害，可预防核黄疸的发生。

3. 抑制溶血

缓慢静脉滴注丙种球蛋白0.5～1g/kg（不少于4～6h）。因IgG可阻断H受体，抑制溶血过程，从而使胆红素产生减少。

4. 纠正贫血及控制心力衰竭

对于生后及12h内有水肿、腹腔积液、严重贫血者，应立即给予有效通气、供氧、利尿、洋地黄等措施防止心力衰竭，用浓缩红细胞作交换输血。

5. 其他治疗

（1）光疗　及早应用光疗促进胆红素通过胆汁及尿液排出，总胆红素血清水平脐血>51.3μmol/L（3mg/dl），24h内>102.6μmol/L，48h内>153.9μmol/L，48h>205.2μmol/L即应开始。

（2）换血　去除抗体和致敏红细胞，减少溶血，可置换出大量胆红素，预防核黄疸，并可纠正贫血。符合下列条件之一者即应进行：①产前已明确诊断，出生时血红蛋白低于120g/L，伴水肿、肝脾大及心力衰竭者；②生后12h内胆红素上升每小时>12mmol/L（0.7mg/dl），或已达到342mmol/L（20mg/dl）者；③早产儿或上一胎溶血严重者，适应证应放宽。

Rh不合溶血症，采用Rh系统与母亲相同、ABO系统与新生儿相同的血液；ABO不合溶血症，用AB型血浆和O型红细胞混合血。所用血液应与母亲血清无凝集反应。

四、注意事项

1. 病情观察

（1）光疗中密切注意不良反应的出现，如皮疹、发热、脱水、腹泻等情况，及时防治。治疗中出现精神委靡、拒奶、反射减弱等情况，应尽快换血。

（2）观察心率、呼吸及尿量的变化，注意预防心力衰竭及肾功能不全。晚期易发生贫血，应及时防治。

2. 医患沟通

（1）光疗有轻度不良反应，换血有传播感染和引起血栓形成、坏死性小肠结肠炎、高血钾、心律失常等危险性及并发症，须向家长说明。家长须在输血同意书上签名以示同意，以免日后医疗纠纷。

（2）ABO溶血病预后较好，重症Rh溶血病预后差，一旦出现胆红素脑病症状，尽管进行了治疗，仍可能遗留神经系统后遗症，须事先向家长交代。

3. 经验指导 一旦确诊，立即进行光疗，溶血早期由于红细胞大量破坏，胆红素上升速度快，而光疗并不能阻止溶血，故有光疗后血清胆红素水平不降反升的情况，此时不要以为光疗无效而放弃。对于早产儿或低体重儿或重度溶血患儿，早期应用血浆或白蛋白可降低游离未结合胆红素水平，防止胆红素脑病的发生。

第十节 新生儿寒冷损伤综合征

新生儿寒冷损伤综合征简称新生儿冷伤，亦称新生儿硬肿症。主要是由于是寒冷和（或）多种疾病所致，主要表现为低体温和皮肤硬肿，重症可发生多器官功能损害。本病多发生于寒冷地区和寒冬季节，特别易见于早产儿、低体重儿和发生窒息、严重感染等患儿。

一、临床表现

主要发生在寒冷季节或重症感染时。多于生后1周内发病。低体温和皮肤硬肿是本病的主要表现。

1. 一般表现

反应低下，吮乳差或拒乳、哭声低弱或不哭，活动减少，心率减慢，也可出现呼吸暂停等。

2. 低体温

新生儿低体温指体温<35℃。轻度为30℃～35℃；重度<30℃，可出现四肢甚或全身冰冷。

3. 皮肤硬肿

即皮肤紧贴皮下组织不能移动，按之似橡皮样感，呈暗红色或发绀色，伴水肿者有指压凹陷。硬肿常呈对称分布，其发生顺序依次为下肢→臀部→面颊→上肢→全身。硬肿面积可按头颈部20%、双上肢18%、前胸及腹部14%、背部及腰骶部14%、臀部8%及双下肢26%计算。严重硬肿可妨碍关节活动，胸部受累可致呼吸困难。

4. 多器官功能损害

重症可出现休克、DIC、急性肾衰竭和肺出血等多器官功能衰竭。

二、诊断

1. 诊断要点

(1) 有早产、缺氧、寒冷、感染、分娩前应用镇静剂等病史。

(2) 患儿不吃、不哭、反应低下、体温不升、重者体温低于30℃。

(3) 皮肤硬肿先发生在下肢臀部及面部，然后波及全身。肤色潮红如熟虾或呈苍灰、发绀。

(4) 重症可有心率减慢、心音低钝。常伴多脏器功能损害，如微循环障碍、休克、心功能不全、DIC和肾衰竭等。

(5) 实验室检查可见血小板降低，血糖降低，肌酐、尿素氮增高，血气分析呈代谢性酸中毒为主，严重者有DIC表现。

2. 鉴别诊断

(1) 新生儿水肿　凹陷性水肿，软而无硬橡皮样感觉，皮肤颜色不紫。局限性水肿发生于女婴会阴部，数日内消失。早产儿水肿多见于下肢，可自行消退。Rh溶血病或先天性肾病全身水肿、皮肤苍白，有各自临床特点与实验室检查特征。

(2) 新生儿皮下坏疽　多发生于寒冷季节，常由金黄色葡萄球菌感染所致，有难产或产钳助娩史，多见于枕、背、臀、骶等身体受压部位，或产钳、胎吸受损部位，皮肤红硬、边缘不清，中央可有漂浮感，往往伴有发热及全身中毒表现。

三、治疗

强调早期综合治疗，加强护理，适度复温，合理供给液体及热量，纠正酸中毒，维持水、电解质平衡，维持重要脏器功能，防治并发症。

1. 一般治疗

(1) 复温　是纠正新生儿硬肿症低体温的重要措施。

缓慢复温法适用于体温>30℃的轻、中度硬肿症。将患儿置于24℃~25℃室温中，同时加用热水袋保暖，待体温逐渐升至35℃后再放入预热至26℃~28℃的暖箱内，以后每小时提高1℃箱温，直至30℃~32℃，使患儿在12~24h恢复正常体温。

快速复温法适用于体温 <30℃的重度硬肿症，可先将患儿置于26℃~28℃室温中，1h后再放入预热至27℃~30℃的暖箱内，或以高于患儿体温1℃~2℃的暖箱温度（不得超过34℃）开始复温，以后每小时提高1℃箱温，直至体温恢复正常。

（2）热量和液体的供应　患儿在寒冷环境中糖原的消耗量很大，加之复温过程中组织代谢过程过快，需要更多的葡萄糖，故应额外补充。热量从210kJ/（kg·d）[50kcal/（kg·d）]开始补充，随着体温的升高热量不断加大至419~502kJ/（kg·d）[100~120kcal/（kg·d）]，消化系统尚未恢复时可先给予静脉营养，以后逐渐改为经口喂养。液体量按0.24ml/kJ（1ml/1kcal）计算，并根据心、肾功能以及出入量调整补液量和控制输液速度。

2. 药物治疗

（1）抗感染治疗　根据感染的情况，选用敏感抗生素，常用的有氨苄西林、头孢菌素类，慎用对新生儿肾功能有损害的药物。

（2）纠正器官功能紊乱　循环障碍表现为皮肤发花、肢体末梢变凉，有循环障碍时应积极应用血管活性药物进行治疗。常用药物有莨菪碱类药物，如山莨菪碱、东莨菪碱等，用法均为每次0.5~1mg/kg静脉注射；或应用多巴胺和（或）多巴酚丁胺，采用中剂量5~10μg/（kg·min）可增加心脏收缩力和改善肾血流；也可应用纳洛酮0.01~0.05mg/kg，每天2次，静脉滴注，可有效抗休克及缓解肺水肿。

体温长时间持续在较低水平可导致肾衰竭，遇患儿出现尿少或无尿时可给予呋塞米，每次1~2mg/kg，并严格限制液量。无效者加用多巴胺或氨茶碱静脉滴注，并发高钾血症时应限制钾的摄入，严重时给予胰岛素滴注（每2~4g葡萄糖中加1U胰岛素）治疗。

并发肺出血时，早期应给予气管插管，进行正压呼吸治疗，待2～3d病情好转后逐渐撤机。并给予立止血或凝血酶原及纤维蛋白原，同时积极治疗原发病，如DIC、肺水肿、急性心力衰竭、急性肾衰竭等。

确定为弥散性血管内凝血（DIC）状态时应立即应用肝素，首次为1mg/kg，6h后按0.5～1mg/kg给予，病情好转后可延长至8～12h给药1次，每次0.5mg/kg，连用3～5d，力争将凝血时间控制在20～30min，第2剂肝素后应给予新鲜血或血浆每次25ml，用以补充凝血因子。

(3) 对症治疗　针对酸中毒、循环障碍等给予相应治疗。如可用等张液（2∶1液）15～20ml/kg快速静脉滴注，而后改为1/3～1/4等张液输入。血压降低伴心率慢、心音低钝时可应用中、小剂量多巴胺和（或）多巴酚丁胺，也可加用酚妥拉明，每次0.3～0.5mg/kg，每4～6h给药1次。

(4) 中药治疗　静脉注射丹参注射液0.5～1ml/（kg·d），可活血化瘀，较好的预防肺出血和弥散性血管内凝血等并发症的出现。

(5) 其他治疗　甲状腺素能促进蛋白的合成和糖的吸收，提高基础代谢率，剂量为4～6mg/（kg·d）。维生素E每次5mg，每天3次口服，对治疗新生儿硬肿症也有辅助效果。

四、注意事项

1. 病情观察

重度患儿均有多脏器功能障碍，注意观察反应、呼吸、心率、心音变化，尿量、血压等改变。

2. 医患沟通

重度硬肿症发生多脏器功能障碍多，病死率高，应事先交代。出现并发症后经治疗好转出院者，需定期来院复查，须向家长交代。

3. 经验指导

对于重症患儿，复温及供给充足的热量是治疗的关键，但要正确复温。低体温持续时间长、低体温明显时，均应缓慢复温，开始提供的温度比患儿肛温高1℃～2℃为宜，然后逐渐提升供给的温度，使患儿体温渐渐上升，过快复温可能导致肺出血，或因耗氧量增加、脑缺氧而导致抽搐等。

第十一节 新生儿败血症

新生儿败血症指新生儿期细菌侵入血循环并在其中生长繁殖、产生毒素所造成的全身性感染。

一、病因与发病机制

1. 自身因素

新生儿免疫系统功能不完善，皮肤黏膜屏障功能差、血中补体少，白细胞在应激状态下杀菌力下降、T 细胞对特异抗原反应差，细菌一旦侵入易致全身感染。

2. 病原菌

随地区不同而不同，我国以葡萄球菌、大肠埃希菌为主，近年由于极低体重儿的存活率提高和各种导管、气管插管技术的广泛应用，表皮葡萄球菌、克雷白杆菌、铜绿假单胞菌（绿脓杆菌）等条件致病菌败血症增多。

3. 感染途径

新生儿败血症可以发生在产前、产时或产后。产前感染与孕妇有明显的感染有关，尤其是羊膜腔的感染更易引起发病；产时感染与胎儿通过产道时被细菌感染有关，如胎膜早破、产程延长等；产后感染往往与细菌从脐部、皮肤黏膜损伤处及呼吸道、消化道等侵入有关。近年来医源性感染有增多趋势。

二、临床表现

1. 一般表现

精神食欲欠佳、哭声减弱、体温不稳定等常出现较早且发展较快，迅速出现精神委靡、嗜睡、不吃、不哭、不动、面色不好。体壮儿常发热，体弱儿、早产儿常体温不升。

2. 特殊表现

（1）黄疸　可为败血症的唯一表现，表现为生理性黄疸消退延迟、黄疸迅速加重、黄疸退而复现及无法解释的黄疸，均应怀疑本病。

（2）肝脾大　出现较晚。

（3）出血倾向　淤点、瘀斑，甚至弥漫性血管内凝血。贫血迅速加重提示有溶血或出血。

（4）休克表现　面色苍白，皮肤出现大理石样花纹，脉细而速，肌张力低下，尿少、尿闭。指压皮肤发白后恢复原有肤色需时延长，表明周围循环较差。血压降低，体重 $<$ 2 000g者血压 $<$ 4.0kPa（30mmHg），体重 $>$ 2 000g者血压 $<$ 6.0kPa（45mmHg）。

（5）其他　可出现中毒性肠麻痹、脓尿、深部脓肿、化脓性关节炎、骨髓炎、脑膜炎。发病前可有脓皮病、甲沟炎、脐炎或眼部炎症等。

3. 其他表现

可有呼吸增快、呼吸暂停、发绀（产时感染，由于吸入常肺部受累），也可有呕吐、腹泻、便秘、腹胀、心率异常、水肿、硬肿等表现。重症黄疸较易并发核黄疸。

4. 病史

对7d以内发病者应详细询问有无胎膜早破、产程延长、羊水混浊发臭、胎儿窘迫、新生儿窒息，是否难产、生产时消毒不严、母亲有发热等病史。

三、辅助检查

1. 血培养

(1) 最好在用抗生素前做血培养，抽血培养时必须严格无菌，以免培养出污染菌。

(2) 胃肠穿孔、羊水发臭、感染性头颅血肿者，宜做厌氧菌培养。

(3) 凡用过青霉素、头孢菌素等作用于细胞壁的抗生素者应加做L型细菌培养。

(4) 迁徙性病灶的脓液培养如阳性，有很大诊断意义。

2. 直接涂片找细菌

取血，离心吸取白细胞层，涂片染色后找细菌，阳性者说明细菌数量多、感染重。产时感染者与生后12h内，应采取胃液、外耳道拭子涂片找细菌，阳性者应严密观察。

3. 检测细菌抗原

可应用乳胶凝集、对流免疫电泳等快速方法，以已知抗体检测血浆、浓缩尿、脑脊液等标本中的致病菌抗原，在培养、涂片转阴时仍可阳性，但阴性结果也不能除外感染。

4. 外周血检测

新生儿白细胞总数在生后48h内可达（9.0～35）$\times 10^9$/L，1周后（5～20）$\times 10^9$/L。故$<5\times 10^9$/L或每100个中性粒细胞中杆状核超过20个时有诊断价值。

5. 急相蛋白

包括正性急相蛋白的增加和负性急相蛋白的降低。一般测定C反应蛋白，C反应蛋白≥15μg/ml（乳胶法>8μg/ml，或微量法++～+++）提示败血症，较α_1酸性糖蛋白、结合珠蛋白等其他急相蛋白均灵敏，且出现早消失快。

6. 血沉

微量血沉>15mm/h提示败血症（DIC时减慢）。

7. PCR 技术

近年报道 PCR 加反相杂交技术检测血清中细菌 16SrRNA 基因，能快速诊断新生儿败血症，并鉴别细菌属革兰阳性菌或革兰阴性菌，较血培养和非特异性指标等方法具有更好的敏感性与特异性。

四、治疗要点

1. 抗菌疗法

抗生素的选择应根据国内，最好是本地、本院的药敏试验及经验。国内因葡萄球菌最常见，故用耐酶青霉素为宜。革兰阴性菌宜用氨苄西林、氨基糖苷类或第三代头孢菌素。由于氨基糖苷类对耳、肾有毒性，不易进入脑脊液，在极低出生体重儿半衰期很长且差别又大，故有趋向使用第三代头孢菌素。明确病原菌、药敏试验后可停用一种。如临床疗效满意，药敏虽不敏感，亦可不必换药。一般疗程 7 ~ 14d，应静脉用药。最好用杀菌性、易透过血脑屏障的抗生素。并发绿脓杆菌脑膜炎宜用头孢他定（复达欣）。厌氧菌首选甲硝唑（<7d 者 7.5mg/kg，>7d 者 15mg/kg，均 2 次静脉滴注）。

2. 支持疗法

应及时纠正酸中毒及电解质紊乱。生后头几天常有低血钙，如抗利尿激素分泌过多导致稀释性低钠血症，应限制液量。休克患者应用血浆或白蛋白（1g/kg）扩容，纠酸扩容后无改善可静脉滴注多巴胺（每分钟 5 ~ 20μg/kg）。

3. 其他治疗

注意保暖，纠正缺氧。黄疸较重者应及时光疗以预防核黄疸。肾上腺皮质激素只用于有感染性休克者，能停则早停。

（1）中性粒细胞输注适用于中性粒细胞减少，尤其是骨髓中中性粒细胞贮存库衰竭患儿。每次给粒细胞 1×10^9/kg，应经 30Gy 照射灭活有免疫力的淋巴细胞，以免发生移植物抗宿主病。粒细胞集落刺激因子（GCSF）正在研究之中。

（2）交换输血用新鲜肝素化全血（150～180ml/kg）可供给上述剂量的粒细胞，还可供给特异性抗体、补体等；可去除感染的细菌、毒素和异常血凝物质，纠正异常凝血过程，消除DIC的潜在危险。

（3）静脉滴注免疫球蛋白（IVIG）可提高Ig水平，尤适用于早产儿。每次200～600mg/kg，必要时可再用。

（4）纤维结合蛋白（Fn）已用于治疗败血症，血浆冷沉淀物中主要是血浆Fn。

（5）抗大肠埃希菌、绿脓假单胞菌、金黄色葡萄球菌三种免疫核糖核酸正试用于临床，除疗效明显外，尚具有无抗原性、不产生变态反应等优点。

（6）合成细胞活素（RC）可增强T细胞或B细胞对特异性感染因子的反应，已试用于临床。

五、注意事项

1. 病情观察

治疗有效者，数天内症状、体征减轻，食欲逐渐增加，面色转红润，精神活泼，体温恢复正常，皮肤黄疸逐渐消退，皮肤黏膜感染灶红肿消失，病灶缩小至消失，肝脾逐渐回缩至正常大小，生命体征稳定。治疗后3～5d复查血常规，C反应蛋白可有好转。

2. 医患沟通

重症患儿病死率高，并发化脓性脑膜炎时死亡率更高，存活者可遗留室管膜炎、脑积水、癫痫、智能低下等神经系统后遗症，须事先向家长说明。

3. 经验指导

（1）新生儿败血症均需住院治疗。治愈标准为临床症状、体征消失，局部病灶痊愈，血常规正常，血培养阴性。

（2）新生儿败血症经及时适当的治疗后，大多痊愈。少数并发化脓性脑膜炎，如未经彻底治疗，较易发生脑室管膜炎、脑积水等。

第十二节
新生儿坏死性小肠结肠炎

新生儿坏死性小肠结肠炎（NEC）近年来发病率有所增加，占新生儿外科病的3% ~15%，其中90%为未成熟儿。临床和病理均以缺血性肠坏疽为特征，常可导致肠坏死、肠穿孔而需紧急手术治疗。虽病死率有所下降，但仍是目前新生儿，尤其是未成熟儿早期死亡的重要原因。

一、病因

多数学者认为本病是综合因素，目前认为与肠管缺血、细菌侵入和人工喂养三个因素有密切关系。

1. 由于窒息、呼吸窘迫、休克、脐动脉插管、血黏度过高、各种原因低血压，引起肠管血供不足，肠黏膜缺血、损伤。

2. 牛奶及糖水等高渗饮食对肠黏膜有直接损害作用。

3. 因人工喂养导致肠道黏膜缺乏免疫球蛋白IgA保护，易受肠内过度繁殖的正常菌群侵袭。

4. 其他如低血糖症、低体温、酸中毒等。

二、诊断要点

1. 本症无明显季节性，多见于早产儿、足月小于胎龄儿，男婴较女婴多见。多数出生时有缺氧、呼吸窘迫及产程延长史。

2. 于生后2 ~3周发病，也有发生于生后2 ~12d者。有报道于生后24h内发病者。

3. 临床四大症状，即腹胀、呕吐、腹泻、血便。腹胀常为首发症状，晚期可有肠穿孔、腹膜炎体征。

4. 神志委靡，心率缓慢，病情恶化出现低钠血症、酸中毒、低血糖及休克，并发败血症则导致死亡。

5. 早期大便潜血阳性，有的患儿血小板减少，血培养阳性率高达50%，大便培养阳性者占30%。

6. 患儿红细胞表面的隐性抗原阳性，有助于早期诊断。

7. X线腹部平片检查对本症的诊断价值极大，如一次腹部平片无阳性发现时，可多次摄片连续观察其动态变化。

(1) 胃肠道动力性肠梗阻在NEC早期出现，腹部X线平片示胃扩张，而部分小肠扩张不良、僵直、变细，小肠排列紊乱。

(2) 肠壁积气阳性率可达75%，是NEC的主要诊断依据，积气可发生在黏膜下或浆膜下，呈囊性、细条状或环状。

(3) 门静脉积气说明已有肠坏死，是NEC的晚期征象，同时也是手术指征。可见充气透亮影自肝门向肝实质由粗到细分布，呈树枝状。

(4) 腹腔渗液增多，整个腹部密度增高，肠壁间隙增宽。

(5) 一段肠管扩张固定，腹部X线平片示某一段小肠扩张、僵直，6~12h后随诊，其位置及形态固定不变，提示该段小肠坏死，丧失动力。

(6) 气腹为肠穿孔所致。

三、治疗要点

1. 内科治疗

(1) 绝对禁食。禁食时间视病情发展而定，一般8~12d，轻症有时禁食5~6d即可，重症需禁食10~15d或更长。腹胀消失，大便潜血转阴，有觅食反射，临床一般情况明显好转，可开始恢复饮食。如进食后又出现腹胀呕吐或胃内经常潴留超过2ml，即应再行禁食至症状消失，再重新开始。有时可如此反复几次才得成功，不可开奶过早或增奶过快，否则易复发甚至病情恶化。

（2）补液。按每天需要量补充液体与电解质，纠正脱水及酸中毒。

（3）抗生素一般应用2周。

（4）支持疗法。保证每天热量供给，适当给予全血、血浆及白蛋白。

（5）应用低分子右旋糖酐，10ml/kg，每6h给药1次，以减低血黏度，改善肠管血流灌注。

（6）其他措施如降温、保暖、吸氧。

（7）内科治疗期间应密切观察与检查，根据病情调整治疗方案。

2. 外科治疗指征

（1）发生气腹时，除个别小量气腹且病情有好转者，均应立即手术治疗。

（2）腹膜炎症状明显者，腹部肌紧张和腹壁有明显红肿时，常示有肠坏死或脓肿，应考虑手术治疗。

（3）经积极内科保守治疗，病情仍恶化，休克、酸中毒不能纠正，甚至出现DIC时。

四、注意事项

1. 病情观察

密切观察患儿病情。每天观察其生命体征及腹部体征，观察胃肠道出血情况，包括胃肠减压引流的血性液量及血便的情况。动态观察腹胀的情况，每天测量腹围，如腹胀减轻、肠鸣音出现或增多，大便隐血转阴性，感染中毒减轻，出现觅食反射，均提示病情改善。

2. 医患沟通

向家长讲述预防新生儿坏死性小肠结肠炎的知识，提倡母乳喂养，对早产儿、足月小于胎龄儿及围生期有明显缺氧史者，应向家长说明新生儿易发生本病。

3. 经验指导

（1）若本病在婴儿室或病室内陆续发生，常表明为感染性，应注意查找病原体及传播环节，加强消毒隔离措施。

（2）本病治疗的关键是早期绝对禁食，禁食时间随病情发展而定，一般应禁食7～14d，重症须延长数日。

（3）精确计算液体出入量及能量需要，可少量多次输血，必要时给予肠道外静脉营养。

第十三节 新生儿破伤风

新生儿破伤风是破伤风杆菌侵入脐部，其外毒素与神经组织结合导致牙关紧闭、全身强直性痉挛的一种严重感染疾病。常在生后7d左右发病，故有“七日风”“脐风”“锁口风”之称。

一、病因与发病机制

破伤风梭状杆菌为革兰阳性厌氧菌，广泛分布于土壤、尘埃和人畜粪便中。其芽孢抵抗力极强、能耐煮沸15～60min，需高压消毒、碘酊或双氧乙烷才能将其杀灭。

接生时用未消毒的剪刀、线绳来断脐，结扎或包裹脐端时消毒不严，使破伤风梭状杆菌侵入脐部。坏死的脐残端及其覆盖物可使该处氧化还原电势降低，有利于该菌繁殖并产生破伤风痉挛毒素。此毒素沿神经轴逆行至脊髓前角细胞和脑干运动神经核，也可经淋巴、血液至中枢神经系统，与神经苷脂结合，使后者不能释放甘氨酸等抑制性传递介质，导致肌肉痉挛。此外，毒素也可兴奋交感神经。

二、诊断要点

1. 多有消毒不严接生史。

2. 潜伏期 3～14d，通常为 4～8d，潜伏期愈短病情愈严重。起病时患儿最先哭吵不安，牙关紧闭，如用板压舌，牙关更紧，不久口角向上牵动，举眉皱额，双眼闭合，呈“苦笑”面容，随后四肢呈痉挛性抽搐，间歇时肌肉仍紧张，上肢屈曲，下肢伸直，重者角弓反张，轻微刺激如声音、亮光、接触即可诱发抽搐。如痉挛影响呼吸肌和喉肌，则引起呼吸困难、发绀和窒息。咽肌痉挛使唾液充满口腔，膀胱及直肠括约肌痉挛可导致尿潴留和便秘。

3. 患儿神志清醒，早期多不发热，以后体温升高可因全身肌肉反复强直痉挛引起，亦可因肺炎等继发感染所致。经及时处理能度过痉挛期者，其发作逐渐减少、减轻，数周后痊愈。否则越发越频，缺氧窒息或继发感染死亡。

三、治疗要点

治疗原则是控制痉挛、保证营养、预防感染。

1. 护理、营养

保持室内安静，禁止一切不必要刺激。测温、换尿布、翻身等应集中同时进行。病初应暂禁食，痉挛减轻后用胃管喂养，喂奶前先抽尽残余奶，如过多可暂停一次或减少奶量，以免发生呕吐、窒息。及时清除痰液，保持呼吸道通畅及口腔、皮肤清洁。

2. 控制痉挛

控制痉挛是治疗本病成败的关键，常需用较大剂量药物始能生效。

(1) 首选地西泮（安定），0.3～0.5mg/kg 静脉缓注，因半衰期约30min，最好静脉滴注维持，每3~8h给药1次。肌内注射不易吸收，不如胃管给药，每次1~3mg/kg。

（2）苯巴比妥入院时可缓慢静脉滴注15~20mg/kg，维持量为5mg/（kg·d），由于以此维持量用于本病常不能很好地控制痉挛，因此不如安定常用。

（3）水合氯醛止惊作用快，不易引起蓄积中毒，比较安全，价廉易得。常用10%溶液每次0.5ml/kg，临时灌肠或由胃管注入。

（4）副醛止惊效果快而安全，但主要由肺排出刺激呼吸道黏膜，有肺炎时不宜采用。多为临时使用一次，每次0.1~0.2ml/kg（稀释成5%溶液）静脉滴注，或0.2~0.3ml/kg肌内注射或灌肠。

以上药物最常用的是安定，一般每4~6h给药1次，重症时用药间隔可缩短至3h，好转后再逐渐增长间隔时间。早期宜静脉缓推后静脉滴注维持，痉挛减轻后再胃管给药。

3. 抗毒素

只能中和未与神经组织结合的毒素。破伤风抗毒素（马血清）10kU立即肌内注射或静脉滴注，因其不能透过血脑屏障，亦有人主张鞘内给药。人破伤风免疫球蛋白（TIG）500U肌内注射（也可鞘内注射250U），其半衰期长达24d，无过敏反应。

4. 抗菌药

（1）青霉素200kU/kg或头孢菌素，能杀灭破伤风杆菌，每天2次，共用7~10d。

（2）有报道称甲硝唑疗效略优于青霉素。

5. 其他治疗

包括：①用氧化消毒剂（3%过氧化氢或1∶4 000高锰酸钾溶液）清洗脐部，再涂以碘酊以消灭残余破伤风杆菌；②有缺氧及发绀时给氧；③在新生儿，气管切开一般不如气管插管使用呼吸机安全；④对重症患儿在使用人工呼吸机的情况下可以采用神经肌肉阻滞剂；⑤有脑水肿时应用甘露醇等脱水剂；⑥另外，有学者报道采用静脉用免疫球蛋白每次200～400mg/kg，隔日再用1次，可减少外毒素继续与神经组织结合，减轻痉挛发作，缩短痉挛期。

四、注意事项

1. 病情观察

病程第2周病情最严重，达高峰，常由于喉肌及呼吸肌的痉挛引起呼吸困难、发绀及窒息，需立即吸氧，必要时气管插管，使用呼吸机辅助呼吸，因喉肌、呼吸肌痉挛，常有肺炎、败血症等并发症发生，应注意防治。

2. 医患沟通

痉挛发作时，呼吸、吞咽困难，甚至可发生窒息、死亡，破伤风的平均病死率为20%～30%，重症患者为70%，对此均应向家长交代清楚。

3. 经验指导

(1) 及时清除呼吸道分泌物，对发绀缺氧，必要时气管插管，使用呼吸机。有缺氧性脑水肿时应用甘露醇或地塞米松等脱水剂。

(2) 本病患儿须住院治疗并进行心率、呼吸监护，破伤风抗毒素的使用时间越早，效果越好，预后也越好。

第十四节
新生儿糖代谢异常

一、新生儿低血糖症

新生儿全血血糖低于2.2mmol/L (40mg/dl)，称为低糖血症。

1. 病因与发病机制

(1) 来源及储备不足　多见于早产儿和小于胎龄儿。

(2) 消耗过多　继发于中枢神经系统疾患，如窒息、颅内出血、败血症、呼吸窘迫综合征、硬肿症、低体温等。

(3) 高胰岛素血症　常见病因：①新生儿一过性高胰岛素血症，见于糖尿病母亲所生的婴儿；②新生儿溶血症，因红细胞破坏，谷胱甘肽游离于血浆中对抗胰岛素，而使胰岛细胞代偿增生；③胰岛细胞腺瘤；④胰岛细胞增殖症；⑤Beckwith - Wiedemann 综合征（脐疝 - 巨舌 - 巨人症）；⑥亮氨酸过敏症，进食亮氨酸饮食（母乳、牛奶）后出现低血糖；⑦突然停止高张葡萄糖静脉输液，胰岛高分泌状态未解除。

(4) 遗传代谢缺陷病　包括：①半乳糖血症由于半乳糖代谢酶先天性缺陷而致血中半乳糖增高，葡萄糖降低，在喂奶后不久发病；②遗传性果糖不耐受症由于酶缺乏，果糖在血中升高，抑制肝释放葡萄糖致血糖降低，进食果糖后即发生症状；③糖原累积病因糖原分解减少，使血糖降低；④α_1 抗胰蛋白酶缺乏表现为肝脏受累常伴低血糖。

2. 临床表现

症状多发生于生后数小时至1周内，表现为嗜睡、拒乳、震颤、呼吸暂停、阵发性发绀、昏迷、眼球异常转动、多汗、抽搐、苍白、心动过速、体温不升等。也有表现激惹、兴奋和惊厥，以微小型和局限型惊厥发作为多见。另有一大部分为无症状性低血糖，尤其多见于早产儿。

3. 辅助检查

(1) 空腹血糖，空腹4 ~ 6h 检查，纸片法快速方便，可用作筛查。血标本应即时送检，放置过久因红细胞糖酵解及非特异性非糖类还原物质增加影响结果。

(2) 血常规、尿常规、血钙、血镁测定，必要时作血、尿渗透压测定。

(3) 持续和反复发作低血糖应作血胰岛素、胰高糖素、T_4、TSH、生长激素、皮质醇测定，必要时作血、尿氨基酸及有机酸测定。

4. 治疗要点

(1) 补充葡萄糖　对低血糖患儿，立即用25%葡萄糖2~4ml/kg，小早产儿用10%葡萄糖2ml/kg，按1ml/min的速度静脉滴注，随即继续滴入10%葡萄糖3~5ml/(kg·h)，要求葡萄糖滴入速度为5~8mg/(kg·h)。如不能维持正常血糖水平则改为15%葡萄糖静脉滴注，速度同前。如果血糖>2.2mmol/L（40mg/dl）且持续1~3d，则改为5%葡萄糖静脉滴注，以后逐渐停止。在血糖水平稳定以前，每天至少测血糖1次。

(2) 激素治疗　如用上述方法补充葡萄糖仍不能维持正常血糖水平，可给泼尼松1mg/(kg·d)，或用氢化可的松5~10mg/(kg·d)，至症状消失24h后停止，一般用数日至1周。

(3) 高血糖素治疗　高血糖素0.1~0.3mg/kg肌内注射，必要时6h后重复使用。

(4) 肾上腺素、二氮嗪和生长素治疗　肾上腺素、二氮嗪和生长素对难以处理的慢性低血糖病例适用。

(5) 饮食治疗　要注意：①对生后有发生低血糖可能者，即使第一次化验血糖不低，也应口服或鼻饲10%~20%葡萄糖，生后2~3h喂奶，如追踪化验血糖降低时，则改为静脉滴注10%葡萄糖；②半乳糖血症患儿完全停止乳类食品，代以不含乳糖食品；③亮氨酸过敏儿应限制蛋白类摄入；④糖原累积症应昼夜喂奶；⑤先天性果糖不耐受小儿，应限制蔗糖及水果汁。

5. 注意事项

(1) 病情观察　有症状者经葡萄糖治疗后，阵发性发绀或面色苍白、多汗、屏气、呼吸暂停很快消失，精神活泼，肯进食，表情安静、面色红润、肌张力正常。严重反复发作或低血糖时间较长者，可引起中枢神经系统损伤，影响智力发育，应注意及时防治。

（2）医患沟通　教育家长学会观察低血糖的表现，发现异常随时就诊。严重、反复低血糖者病情危重，病死率较高，且存活者有可能影响智力发育，须事先向家长说明。

（3）经验指导　新生儿低血糖发生率高，无症状性低血糖较症状性低血糖的发生多10～20倍，故遇早产儿、低出生体重儿、伴有原发疾病的新生儿均应及时、定时监测血糖，及时诊断。因较长时间的低血糖，使神经细胞代谢改变而发生神经系统后遗症，影响智力发育，故预防比治疗更重要。

二、新生儿高血糖症

新生儿血糖高于7.0mmol/L（125mg/dl）称为高血糖症。

1. 病因与发病机制

（1）医源性高血糖　常见于早产儿，多由于输注葡萄糖溶液的速度过快或不能耐受所致。引起血糖增高的因素主要为：①血糖调节功能不成熟，对糖耐受力低，尤其早产儿、小于胎龄儿由于胰岛β细胞功能不完善，对输入葡萄糖反应不灵敏和胰岛素活性较差；②疾病影响，在应激状态下，如处于窒息、感染、休克、颅内出血或寒冷的新生儿由于儿茶酚胺分泌增加，皮质醇分泌增多，导致糖原分解加快，糖原异生作用增强以及胰岛分泌减少或胰岛素受体敏感性下降而出现高血糖；③其他，母分娩前短时间内用糖和皮质激素，以及婴儿在产房复苏时应用高渗葡萄糖、肾上腺素等。

（2）暂时性高血糖　又称假性糖尿病，与胰岛β细胞暂时性功能低下有关，约1/3患儿家族中有糖尿病患者。病程呈暂时性，血糖高于14mmol/L（250mg/dl），消瘦、脱水和尿糖阳性。愈后不再复发，一般无需治疗。

2. 临床表现

（1）高血糖不重者无临床症状。

（2）血糖增高显著者或持续时间长者可发生高渗血症，出现脱水、烦渴、多尿。

（3）严重高渗血症时，颅内血管扩张甚至发生颅内出血。

3. 辅助检查

（1）血糖增高，常出现糖尿。尿糖可为暂时性或持续数周至数月。

（2）尿酮体常为阳性或弱阳性。

4. 治疗

（1）医源性高血糖视病情暂时停用或减少葡萄糖入量，严格控制输液速度。

（2）重症高血糖伴有明显脱水表现，应及时补充液体及电解质，以降低血糖浓度及减少尿糖。

（3）空腹血糖浓度 >14mmol/L（250mg/dl），尿糖阳性或高血糖持续不见好转者，可试用胰岛素 1～3U/（kg·d），并密切监测血糖，以防低血糖症的发生。

（4）积极治疗原发病，去除病因，控制感染，抗休克，作血气监测，及时纠正酮症酸中毒。

5. 预防

控制葡萄糖输入的速度，注意以下几点。

（1）母分娩前及新生儿在产房复苏时用过葡萄糖者，入病房后先查血糖，然后决定输液速度。

（2）窒息、低体温等应激状态下，血糖往往不低，且易有高血糖，稀释药物用5%葡萄糖为宜。

（3）对早产儿、小于胎龄儿，尤其是中枢神经受损者，输糖速度宜 <5mg/（kg·min），并及时监测血糖、尿糖。

（4）全静脉营养的新生儿，补充热量不能单靠高浓度糖，应加用复合氨基酸和脂肪乳。

6. 注意事项

（1）病情观察　观察临床表现、血糖与尿糖。对症处理后患儿临床烦渴、多尿等症状逐渐消失，神态安静，血糖正常，尿糖转阴。治疗有效后各原发病症状和体征消失。严重高血糖可并发颅内出血，注意及时防治。

（2）医患沟通　严重的高血糖有可能发生颅内出血或酮症酸中毒等而危及生命，颅内出血可遗留后遗症，应事先向家长交代。

（3）经验指导　对于小于胎龄儿、早产儿在输注葡萄糖溶液时，虽然无临床症状，也应警惕高血糖的发生需定期监测血糖水平。在新生儿窒息复苏及低体温复温时，慎用高渗葡萄糖静脉注射，而以应用5%～10%葡萄糖为宜，可避免加重应激状态下的高血糖症。

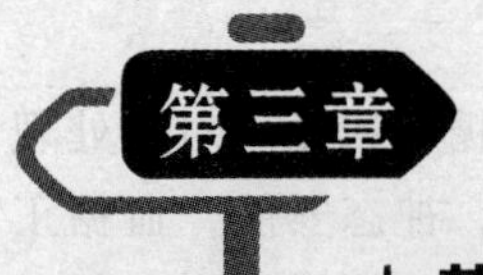

第三章 营养障碍性疾病

第一节 蛋白质-热能营养不良

蛋白质-能量营养不良是由于缺乏能量和（或）蛋白质所致的一种营养缺乏症，多由长期摄入不足或消化吸收障碍所致。表现为渐进性消瘦，皮下脂肪减少和皮下水肿为特征，常伴有器官系统功能紊乱的临床综合征，多见于3岁以下小儿。

一、病因与发病机制

1. 喂养不当

（1）营养物质长期供给不足　如长期母乳量不足而未及时添加其他乳品，人工喂养调配不当，牛奶量过少或奶粉浓度过低。

（2）喂养方式不当　骤然断奶后婴儿对辅食不适应，造成消化功能紊乱；长期喂养不定时、偏食、零食过多；食物成分不合理，以淀粉类为主，长期缺乏蛋白质和脂肪是造成婴儿营养不良的主要原因。

2. 疾病因素

（1）早产儿、低出生体重儿、双胎、多胎者生后营养物质需要量相对较多，但其消化功能又相对低弱，易出现营养不良。

（2）迁延性腹泻、慢性菌痢或各种双糖酶缺乏、肠吸收不良等消化系统疾病均可影响食物的消化吸收。

（3）先天性肠道畸形，如唇裂、腭裂、幽门狭窄等均可造成食物摄入不足、代谢及消耗增加或营养物质的消化吸收和利用障碍。

（4）急、慢性疾病，如麻疹、肝炎、结核病、寄生虫病、反复呼吸道感染及严重慢性心、肾疾病者均可因消耗增多，而造成相对不足。

二、临床表现

1. 消瘦

为首先出现的症状，皮下脂肪减少、变薄，腹部先发生，继之躯干、臂部及四肢，最后面颊脂肪消失而呈老人貌。水肿于低蛋白血症时发生。血浆蛋白低下，总蛋白 < 40g/L，白蛋白 <20g/L，患儿出现水肿。

2. 低体重

（1）Ⅰ度　体重低于正常 15% ~25% 或低于同年龄同性别均值 2 个标准差，腹壁皮下脂肪厚度 0.8 ~0.4cm，精神差。

（2）Ⅱ度　体重低于正常 25% ~40% 或介于 2 ~3 个标准差之间，腹壁皮下脂肪厚度 0.4cm 以下，精神委靡或烦躁不安。

（3）Ⅲ度　体重低于正常 40% 以上或低于 3 个标准差，腹壁皮下脂肪完全消失，精神状态呆滞，反应低下，抑制与烦躁交替。

3. 生长迟缓

身高低于同年龄同性别均值 2 个标准差为轻度，在 2 ~3 个标准差之间为中度，低于 3 个标准差为重度。

4. 各系统、器官功能低下及障碍表现

如肠黏膜上皮及绒毛萎缩致吸收不良，各种消化酶分泌不足致消化不良。

5. 合并维生素及矿物质缺乏表现

如维生素 A 吸收不良致患儿出现角膜干涩，甚至发生角膜溃疡。

三、并发症

1. 营养性小细胞性贫血

最为常见，与缺乏铁、叶酸、维生素 B_{12}、蛋白质等造血原料有关。

2. 各种维生素缺乏

常见为维生素 A 缺乏，有时也有维生素 B、维生素 C、维生素 D 的不足。

3. 感染

由于免疫功能低下，故易患各种感染，如上呼吸道感染、鹅口疮、肺炎、结核病、中耳炎、尿路感染等；特别是婴儿腹泻，常迁延不愈、加重营养不良、造成恶性循环。

4. 自发性低血糖

患儿面色灰白、神志不清、脉搏减慢、呼吸暂停体温不升，但无抽搐，若未及时诊治可因呼吸麻痹而死亡。

四、辅助检查

1. 血液

血糖、血胆固醇、血淀粉酶、血脂肪酶、血胰蛋白酶降低；血浆必需氨基酸降低，特别是支链氨基酸（亮、异亮、缬氨酸）降低；血红蛋白下降，周围淋巴细胞 $<1.5\times10^9/L$；免疫球蛋白、血维生素 A、血前蛋白（PAS）、血转铁蛋白、视黄醇结合蛋白（RBP）、血总蛋白与白蛋白、血钾、血钠下降。

2. 尿液

尿肌酐下降，尿羟脯氨酸下降，酮尿症。

五、诊断

1. 诊断要点

(1) 有长期喂养不当、偏食，或有腹泻、肠吸收不良综合征等消化系统疾病；有唇裂、腭裂等先天畸形；或有急、慢性传染病，反复呼吸道感染或肝炎、结核病、肠寄生虫病等慢性消耗性疾病等病史。

(2) 身体消瘦、体重下降低于同年龄儿童正常体重值的15%。

(3) 皮肤干燥、苍白，头发干枯，重度可有精神委靡，反应差，体温偏低，脉细无力，凹陷性水肿等全身各系统功能紊乱表现，久病者身高低于正常儿。

(4) 皮下脂肪减少，腹壁皮肤皱褶厚度 <0.8cm。

2. 鉴别诊断

(1) 糖尿病　有消瘦表现，多食、多饮、多尿伴血糖升高。

(2) 其他导致生长发育迟缓的疾病　如呆小病、侏儒等。

六、治疗

及早查明原发病因，对因治疗；调整饮食，适度补充营养物质；积极防治各种并发症和合并症。

1. 一般治疗

(1) 原发病的治疗　尽早查明导致营养不良的原发病，积极对因治疗，如改进喂养方法，手术修补先天畸形，控制感染，根治各种消耗性疾病等。纠正酸中毒，保证机体电解质平衡。

(2) 调整饮食　提倡母乳喂养，可根据患儿食欲哺乳，按需喂养，及时添加辅食，进食由少到多，由稀到稠；如为人工喂养儿，应从给予稀释奶开始，适应后逐渐加量和提高浓度。同时根据患儿的耐受情况，可添加蛋类、肝泥、肉末、鱼粉等高蛋白食物，必要时也可添加酪蛋白水解物、氨基酸混合液或进行要素饮食。蛋白质摄入量从每天1.5～2.0g/kg开始，逐步加量至3.0～4.5g/kg。高蛋白食物不宜过早供应，以免引起腹胀和肝大。多食蔬菜泥和水果泥，用以补充丰富的维生素和微量元素。乳酸不耐受或牛奶过敏者，可选用豆浆、米粉、花生粉等，或用去乳糖奶粉。对不能耐受肠道喂养患儿，可静脉滴注复方氨基酸溶液、葡萄糖、脂肪乳、脂溶性维生素和水溶性维生素，待病情好转后逐渐给予口服流质食物。

（3）补充热量和蛋白质　根据不同情况补充：①轻度营养不良　可从每天250～330kJ/kg（60～80kcal/kg）热量、1.5～2.0g/kg蛋白质开始补起，适应后逐渐增加至热量每天628～711kJ/kg（150～170kcal/kg）、蛋白质每天3.0～4.5g/kg，待体重恢复正常后改生理需要量，即热量每天460～502kJ/kg（100～120kcal/kg）、蛋白质每天3.5g/kg；②中、重度营养不良　参照原有的饮食情况，每天补充量从热量165～230kJ/kg（40～55kcal/kg）、蛋白质1.5～2.0g/kg、脂肪1.0g/kg开始补起，后逐步少量增加至每天热量628～711kJ/kg（150～170kcal/kg）、蛋白质3.0～4.5g/kg、脂肪3.5g/kg，待体重恢复正常后改生理需要量。

2. 药物治疗

（1）促进消化药物　可给予B族维生素和胃蛋白酶合剂等以助消化。蛋白质同类固醇制剂，如苯丙酸诺龙能促进蛋白质合成，并能增加食欲，每次肌内注射0.5～1.0mg/kg，每周1～2次，连用2～3周，用药期间应供给充足的热量和蛋白质。对食欲差的患儿，每次可给予胰岛素2～3U肌内注射，用以降低血糖、增加饥饿感而提高食欲，通常每天1次，注射前先口服葡萄糖20～30g或静脉注射25%葡萄糖溶液，以防出现低血糖。锌制剂可提高味觉敏感度，有增加食欲的作用，每天口服元素锌 0.5～1g/kg。

（2）中医治疗　中药如参苓白术散等能调整脾胃功能，改善食欲；针灸、推拿、捏脊也有一定疗效。

3. 其他治疗

严重营养不良可发生危及生命的并发症，如腹泻时可出现严重水和电解质紊乱、酸中毒、休克、肾衰竭、自发性低血糖、继发感染等，维生素 A 缺乏时可致眼部损害等。有真菌感染的患儿，除积极给予支持治疗外，要尽早进行抗真菌治疗及相应的对症处理。病情严重伴明显低蛋白血症或严重贫血者，可考虑成分输血。

七、注意事项

1. 病情观察

治疗期间应观察食欲、体重、皮下脂肪、精神状况、肌张力、血糖、血钾、体温、心音等变化，慢性者应观察身高、心理反应与学习能力的变化，以了解治疗效果。

2. 医患沟通

重度营养不良婴幼儿可因自发性低血糖或严重低血钾而死亡。应嘱咐家长夜间喂以食物，少量多次进食。个别患儿因年龄小、营养不良持续时间过长且较严重，治疗后仍可有生长发育、智力等受损，应向家长说明。

3. 经验指导

（1）患儿的消化道已适应低营养的摄入，一旦摄食多便可出现消化不良、腹泻，故饮食调整应根据实际的消化能力和病情逐步增加，不能操之过急。

（2）患儿细胞外液一般为低渗状态，易出现低渗脱水、酸中毒、低血钾、低血镁。

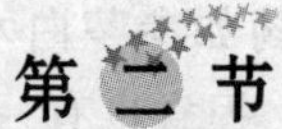

第二节 单纯肥胖症

单纯肥胖症是由于长期能量摄入超过人体的消耗，使得体内脂肪过度积聚、体重超标的一种营养障碍性疾病。本病在儿童各年龄段中均可发病，其中以婴儿期、5~6岁及青春期最为多见。

一、病因与发病机制

1. 营养因素

营养素摄入太多，如缺乏科学的喂养知识，长期过多摄入淀粉类、高脂肪食物，自幼养成多食习惯，超过机体代谢需要，多余的能量以脂肪形式储存于体内，造成肥胖。

2. 缺乏体育锻炼

体力活动过少，导致热量消耗减少；或是因某些疾病需长期卧床休息，同时增加营养，亦易形成肥胖。而肥胖后更加懒于活动，使肥胖加重，形成恶性循环。

3. 遗传因素

临床研究和动物实验证明，肥胖症有高度遗传性。肥胖双亲常有肥胖儿童，其子女肥胖率为70%~80%，而正常双亲的后代肥胖发生率为14%左右。

4. 精神因素

精神创伤（如父母离异、亲属病故、学习成绩落后等）和心理异常（家庭溺爱造成胆小、恐惧、孤独等），可造成患儿不合群并以进食为自娱而导致肥胖。

5. 其他因素

内分泌代谢遗传、中枢神经系统疾病以及长期服用糖皮质激素等因素引起的肥胖称为继发性肥胖。

二、临床表现

1. 可发生于任何年龄，以婴儿期、5～6岁及青春期多见。

2. 患儿脂肪积累，以乳、腹、髋、肩部为显著，腹部往往出现粉红色皮肤浅纹，四肢肥大，尤以上臂和股部特别明显。男孩外生殖器被耻骨部皮脂掩盖，看起来似很小，实际上属于正常范围。骨龄正常或超过同龄小儿。

3. 智力正常，性发育较早。

4. 严重者可出现肥胖－换气不良综合征，表现为呼吸浅速，甚至发生发绀、心脏扩大、充血性心力衰竭。

三、诊断

1. 诊断要点

(1) 体重超过同性别、同身高参照人群均值的20%即称为肥胖。超出20%～39%者为轻度肥胖，超出40%～49%者为中度肥胖，超过50%者为重度肥胖。

(2) 患儿食欲旺盛且喜食高脂肪食物，常有疲劳感，运动少，行为偏差。性发育较早，最终身高常略低于同龄正常小儿。

(3) 体格检查可见患儿皮下脂肪丰满，分布均匀，以腹部、肩部、面颊部及乳房等处最为明显。

(4) 诊断时应除外内分泌、遗传、代谢及中枢神经系统疾病等造成的继发性肥胖。

2. 鉴别诊断

(1) Prader－Willi综合征 呈周围型肥胖体态、身材矮小、智能低下、手脚小、肌张力低、外生殖器发育不良。本病与位于15q12的*SNRPN*基因缺陷有关。

(2) Laurence－Moon－Biedl综合征 周围型肥胖、智能轻度低下、视网膜色素沉着、多指（趾）、性功能减低。

(3) Alstrom 综合征　中央型肥胖、视网膜色素变性、失明、神经性耳聋、糖尿病。

(4) 肥胖性生殖无能综合征　本病继发于下丘脑及垂体端病变，其体脂主要分布在颈、颌下、乳房、下肢、会阴及臀部，指（趾）显得纤细，身材短小，第二性征延迟或不出现。

(5) 其他内分泌、代谢疾病　肾上腺皮质增生症、甲状腺功能减低、生长激素缺乏症、胰岛素瘤及增生、糖原累积症（Ⅰ型）等虽有皮脂增多的表现，但均各有特点，故不难鉴别。

四、治疗

加强锻炼，增加机体对热能的消耗，以运动为治疗基础，调整饮食，减少高热能食物的摄入，肥胖儿童、家长、教师、医务人员共同参与，医务人员监督下的治疗疗程至少为1年。

1. 一般治疗

饮食疗法和运动疗法是两项最主要的治疗措施，药物或外科手术治疗均不宜用于小儿。

(1) 饮食疗法　良好的饮食习惯对减肥具有重要作用。改变不良饮食习惯，母乳喂养的婴儿，应少食高糖、高脂肪的辅食，适当限制奶量；人工喂养儿，在3个月内应避免食用固体食物；幼儿和年长儿，应减少热量过高食物的摄入，坚持少餐多食，细嚼慢咽，晚餐进食不宜过饱，不吃夜宵及零食。

为解决处于生长发育阶段小儿的肥胖问题，现主张食物成分应以低糖、低脂肪和高蛋白食物为主，此既可有效限制体内脂肪合成、消耗体内过多储备的脂肪，又可保证机体有足量蛋白质满足自身正常生长发育的需要。

体积大、热量低的蔬菜食物进入胃中会产生一定程度的饱腹感，可减少机体对其他食物的摄入，且蔬菜纤维还可减少糖类的吸收和胰岛素的分泌，阻止胆盐的肝肠循环，促进胆固醇排泄，有一定的通便作用，故应增加蔬菜食品，胡萝卜、青菜、黄瓜、番茄、苹果、柑橘、竹笋等均可选择。

对于中、重度肥胖患儿，应控制热量摄入，对其摄食量应予以适当限制。每天摄入的热量，5 岁以下儿童为 2.512 ~ 3.349kJ（1cal = 4.186 8J），5 岁以上儿童为 3.349 ~ 5.024kJ，青春期者为 6.280 ~ 8.375kJ。

（2）*运动疗法* 避免长时间从事看电视、玩游戏等静坐活动。适当的运动能促使脂肪分解，减少胰岛素分泌，使脂肪合成减少，蛋白质合成增加，促进肌肉发育。肥胖小儿常因动作笨拙和活动后易疲乏而不愿锻炼，可选择患儿喜欢和易于坚持的运动，故制订运动方案时，在考虑安全性同时因兼顾趣味性及经济性，如晨间跑步、散步、做操等。每天坚持至少运动 30min，运动要循序渐进，不要求之过急，以运动后轻松愉快、不感到疲劳为最适原则。应重视有体重移动的运动，在这些运动中距离比速度更重要。

运动的形式有有氧运动、有氧运动与无氧运动交替运动和技巧运动等。具体制订运动方案时，应考虑运动强度、运动频率、运动时间、运动期限。运动强度以平均强度为主，一般为最大氧消耗的 50%（为最大心率的 60% ~65%）。运动频率为每周 3 ~5 次。运动时间为 1 ~2h。运动期限以 3 个月为 1 个阶段，1 年为 1 个周期。

如果运动后疲惫不堪，心慌、气促以及食欲大增均提示活动过度。

2. 药物治疗

对血脂较高有严重脂肪肝者，可用降脂药物治疗，如血脂康等。对糖耐量异常或血胰岛素升高者，可试服甲福明，改善糖代谢。

3. 其他治疗

（1）肥胖儿童的行为矫正方案　包括：①行为分析　通过与肥胖者访谈，与家长、教师座谈和观察分析基线行为，找出主要危险因素；②制订行为矫正方案　根据肥胖者行为模式中的主要危险因素确定行为矫正的靶行为，设立中介行为，制订行为矫正的速度、奖励/惩罚、正/负诱导等具体内容；③肥胖者记录行为日记　内容包括对刺激/刺激控制的第一反应，对行为矫正过程中的体验、困难、体会和经验；④座谈会　包括父母亲、（外）祖父母、教师等有关人员，以深入了解肥胖儿童的生活、学习环境，个人特点，同时，协助创造有助于肥胖儿童持续坚持体重控制训练的环境；⑤禁忌　不要搞任何表扬进步、肯定成绩的活动（如评比、达标、竞赛等），充分认识到行为矫正过程中的反复、退步，甚至退出训练，不要讽刺、打击，更不能指责、挖苦，注意保护个人隐私，不向家长说孩子不愿意讲的事。

（2）心理治疗　应定期做心理治疗，防止患儿出现心理障碍。

五、注意事项

1. 病情观察

在治疗期间观察患儿体重皮下脂肪状况、心理状况、血甘油三酯、胆固醇、有氧能力测定好转状况。

2. 医患沟通

（1）嘱患儿家长对治疗不能急于求成，教育家长不听信广告宣传应用“减肥药”，应嘱其停用，因其不利于儿童生长发育。

（2）初次正规治疗有近50%的肥胖患儿体重明显下降，但复发率很高，因此要家长与患儿同时配合医务人员，持之以恒，长期监测与治疗。

（3）家长的过度溺爱、过度喂养，或将洋快餐作为奖励小儿行为的奖品是某些患儿肥胖的致病因素，应嘱其纠正。

3. 经验指导

(1) 婴幼儿肥胖减轻体重治疗是不适当的，应以体重增值的减少或不增为目标。

(2) 小儿肥胖可成为成年期高血压、糖尿病、冠心病、胆石症、痛风等疾病和猝死的诱因，因此应持积极防治态度。

第三节

维生素D缺乏性佝偻病

维生素D缺乏性佝偻病是指因缺乏维生素D引起钙、磷代谢失常而发生的以骨骼生长发育障碍为主的全身性疾病，是婴幼儿中常见的营养缺乏症。其发病与母亲孕期缺钙、出生后喂养不当或生长发育快而供给不足、缺少室外活动、长期不接触阳光或慢性腹泻影响肠道对维生素D的吸收有关。

一、病因与发病机制

1. 日光照射不足

户外活动少，皮肤接受紫外线照射不足，内源性维生素D由皮肤产生不足，是我国儿童维生素D缺乏的主要原因。

2. 摄入量不足

天然食物中维生素D含量很少，如不能及时添加鱼肝油、蛋黄、肝泥等，则不能满足婴幼儿的需要。

3. 食物中钙、磷比例不当

人乳中钙磷比例适宜(2:1)，钙的吸收率较高；牛奶中钙磷比例不当（1.2:1），钙吸收率低，故牛奶喂养比人乳喂养婴儿易患维生素D缺乏病。

4. 生长发育速度快

骨骼的生长速度与维生素 D 和钙的需要成正比，婴儿生长速度快，尤其是双胎、早产儿，生长速度更快，若不及时补充维生素 D 和钙，极易发生维生素 D 缺乏病。

5. 药物和疾病的影响

胃肠道或肝胆疾病（如胆汁淤积、胆管扩张、慢性腹泻病等）影响维生素 D 和钙磷吸收，长期使用抗惊厥药物（如苯巴比妥、苯妥英钠等）可干扰维生素 D 的代谢，肝、肾疾病可影响维生素 D 的羟化作用，服用糖皮质激素可拮抗维生素 D 对钙的转运调节。

二、临床表现

1. 病史

2 岁以下婴儿饮食中未添加维生素 D 及晒太阳不足者，人工喂养儿多于母乳喂养者。多胎或双胎、未成熟儿发病更多。

2. 骨骼症状

方颅、颅骨软化、胸部郝氏沟，肋串珠、鸡胸畸形。四肢可有手镯、足镯，O 型或 X 型腿。

3. 其他

苍白、多汗、夜眠不安、肌肉松弛、无力、腹胀、枕秃。

三、诊断

1. 诊断要点

(1) 好发于 3 个月至 2 岁婴幼儿。

(2) 初期夜惊、易激惹、睡眠不安、多汗、枕部秃发等。激期有乒乓球征、方颅、前囟闭合延迟、出牙延迟、肋串珠、赫氏沟、鸡胸、漏斗胸、手镯、脚镯、“X”或“O”型腿、脊柱后凸或侧弯、肌无力，坐、立、行均较落后。

(3) 激期 X 线检查示骨骺端钙化带模糊或消失，呈毛刷状、杯口状，骨骺软骨增宽，>2mm，骨质稀疏，骨皮质变薄，可有骨干弯曲或骨折。

(4) 初期血钙可正常或稍低，激期血钙减低，<1.88mmol/L (7.5/dl)，游离钙 0.88mmol/L (3.5mg/dl)。初期血磷降低，激期明显减低 <0.97mmol/L (3mg/dl)。血碱性磷酸酶活性在初期可升高，>250 金氏单位/L，激期上升明显。

(5) 排除低血磷性抗维生素 D 佝偻病、远端肾小管酸中毒、维生素 D 依赖性佝偻病、肾性佝偻病等继发性佝偻病。

(6) 血清 25 - (OH) D_3 和 1, 25 - $(OH)_2D_3$ 测定在佝偻病初期即明显降低，当 25 - (OH) D_3 <8μg/ml 时即为维生素 D 缺乏症（正常值为 10 ~ 50μg/ml）。

具备上述第 (1) ~ (5) 项可临床诊断本病，同时具备第 (6) 项可确诊本病。

2. 鉴别诊断

(1) 低血磷抗维生素 D 佝偻病　佝偻病症状多发生于 1 岁之后，2 ~ 3 岁后仍有活动性佝偻病表现，血钙多正常，血磷低，尿磷增加，对一般治疗量的维生素 D 无效，常需终生应用大剂量维生素 D 或 1, 25 - $(OH)_2D_3$，并需同时补充磷酸盐合剂。

(2) 远端肾小管性酸中毒　如婴儿期出现严重佝偻病活动症状，维生素 D 疗效不显著，应注意本病。患儿身材矮小，有代谢性酸中毒，多尿，碱性尿（尿 pH 不低于 6），除低血钙、低血磷外，血钾也低，血氯增高。

(3) 维生素 D 依赖性佝偻病　为常染色体隐性遗传，可分两型：①Ⅰ型为肾脏 α_1 - 羟化酶缺陷，使 25 - (OH) D_3 转化为 1, 25 - $(OH)_2D_3$ 发生障碍，血中 25 - (OH) D_3 浓度正常；②Ⅱ型为靶器官 1, 25 - $(OH)_2D_3$ 受体缺陷，血中1，25－$(OH)_2D_3$浓度增高。两型临床均有严重的佝偻病症状，低钙、低磷血症，碱性磷酸酶明显升高及继发性甲状旁腺功能亢进。Ⅰ型患儿可有高氨基酸尿症，Ⅱ型患儿的一个重要特征为脱发。

（4）肾性佝偻病　由先天性或后天性原因所致的慢性肾功能障碍，导致钙磷代谢紊乱，血钙低，血磷高，继发性甲状旁腺功能亢进，骨质普遍脱钙，骨骼呈佝偻病改变。多于幼儿后期症状逐渐明显，形成侏儒状态。

（5）甲状腺功能低下　出生后2～3个月即出现甲状腺功能不足表现，如生长发育迟缓、出牙延迟，前囟宽大，闭合延迟，但患儿智力低下，有特殊外貌，体温低及大便秘结，血清钙、磷正常，X线见骨龄虽较正常同龄儿迟，但钙化正常。血清TSH测定可资鉴别。

（6）软骨营养不良　头大、前额突出、长骨骺端膨出、肋骨串珠、腹隆等与佝偻病相似，但四肢及手指粗短，五指齐平，腰椎前凸，臀部后凸，血清钙、磷正常。

四、治疗

控制活动期，防止骨骼畸形；适量补充维生素D，控制病情发展；改善饮食，坚持户外活动；加强体格锻炼，预防和纠正骨骼畸形。

1. 一般治疗

提倡母乳喂养，及时添加蛋黄、肝泥等辅食，增加户外活动时间，多晒太阳。早产儿、人工喂养儿或冬天出生无法晒太阳的婴儿，可补充维生素D丸每天400～800U，预防佝偻病的发生，现常用药物有伊可新，每天1粒。

2. 药物治疗

（1）初期　病情较轻，每天口服维生素D丸25～50μg（1～2kU），不能口服或有腹泻者，可给予维生素D_3 200～300kU肌内注射1次，连续口服2～4周后根据临床表现和X

线表现，改预防量每天 400～800U。同时口服钙剂，每天 200～500mg 元素钙，连用 1～2 个月。

（2）激期　病情较重，每天口服维生素 D 丸 75～150μg（3～6kU）或 1，25－（OH）$_2$D$_3$ 0.5～2μg，连用 1 个月。不能坚持口服者，也可肌内注射 1 次维生素 D$_3$ 200～300kU，间隔 1 月后可重复 1 次，2～3 个月后改预防量。同时补充钙剂每天 0.5～1g，连用 2～3 个月。

（3）恢复期　治疗同初期，上述治疗剂量继续口服 1 个月后复查血生化及骨 X 线片，如痊愈改预防量。待冬春季节时，再次给予维生素 D$_3$ 150～200kU 肌内注射 1 次。

3. 其他治疗

可以应用人工紫外线照射。加强体格锻炼，对有骨骼畸形者，可采用主动或被动运动方法矫正，胸部畸形者做腹卧位抬头展胸运动，下肢畸形者做肌肉按摩（"X"型腿按摩内侧肌群，"O"型腿按摩外侧肌群），增加肌张力，严重下肢畸形者，4 岁后应手术矫形。

五、预防

营养性维生素 D 缺乏性佝偻病是自限性疾病，一旦婴幼儿有足够的时间户外活动，可以自愈。

有研究证实日光照射和生理剂量的维生素 D（400U）可治疗佝偻病。因此，现认为确保儿童每天获得维生素 D 400U 是预防和治疗的关键。

1. 围生期

孕母应多户外活动，食用富含钙、磷、维生素 D 以及其他营养素的食物。妊娠后期适量补充维生素 D（800U/d）有益于胎儿贮存充足维生素 D，以满足生后一段时间生长发育的需要。

2. 婴幼儿期

预防的关键是日光浴与适量维生素 D 的补充。出生 1 个月后可让婴儿逐渐坚持户外活动，冬季也要注意保证每天

1~2h户外活动时间。有研究显示，每天让母乳喂养的婴儿户外活动2h，仅暴露面部和手部，可维持婴儿血25-(OH) D_3浓度在正常范围的低值（>11ng/dl）。早产儿、低出生体重儿、双胎儿生后1周开始补充维生素D 800U/d，3个月后改预防量；足月儿生后2周开始补充维生素D 400U/d，均补充至2岁。夏季阳光充足，可在上午和傍晚户外活动，暂停或减量服用维生素D。一般可不加服钙剂，但乳类摄入不足和营养欠佳时可适当补充微量营养素和钙剂。

六、注意事项

1. 病情观察

重度佝偻病因免疫力低下而常伴有感染、贫血，注意防止。

2. 医患沟通

对已存在的佝偻病骨骼畸形，轻、中度者治疗后多可消失而无后遗症，重度者，尤其是2岁以上儿童在治疗后仍可有后遗症，须向家长说明。

3. 经验指导

（1）疾病初期神经兴奋性增高的症状尤显特异性，因此，正确的诊断必须源自对病史、临床表现、血生化检测结果和骨骼X线检查的综合判断。

（2）激期阶段减少病儿坐、立姿势，以免骨骼畸形的发生。

第四节
维生素D缺乏性手足搐搦症

维生素D缺乏性手足搐搦症是由于儿童体内维生素D不足导致钙、磷代谢紊乱所产生的一种全身慢性营养性疾病。本病主要见于2岁以内的婴幼儿，特别是生长快、户外活动少的小婴儿。我国北方冬季较长，日照短，佝偻病患病率高于南方。

一、病因与发病机制

维生素D缺乏时，血钙下降而甲状旁腺不能代偿性分泌增加；血钙继续降低，当总血钙低于1.75~1.8mmol/L（<7~7.5mg/dl），或离子钙低于1.0mmol/L（4mg/dl）时可引起神经肌肉兴奋性增高，出现抽搐。为什么维生素D缺乏时机体出现甲状旁腺功能低下的原因尚不清楚，推测当婴儿体内钙营养状况较差时，维生素D缺乏的早期甲状旁腺急剧代偿分泌增加，以维持血钙正常；当维生素D继续缺乏，甲状旁腺功能反应过度而疲惫，以致出现血钙降低。因此，维生素D缺乏性手足搐搦症的患儿，同时存在甲状旁腺功能亢进所产生的佝偻病的表现和甲状旁腺功能低下的低血钙所致的临床表现。

二、临床表现

初期（多见于6个月内的婴儿），患儿有夜惊、易激惹、烦躁哭闹、汗多刺激头皮摇头形成枕秃等神经系统异常表现；激期患儿有颅骨软化、乒乓头、方颅、鞍形头、囟门大闭合延迟、串珠肋、郝氏沟、鸡胸、手足镯样隆起、骨质软化与肌肉关节松弛、“X”型、“O”型腿等表现。

三、诊断

1. 诊断要点

（1）多见于<6个月的婴儿，不伴感染时无发热。

（2）有惊厥、手足搐搦等表现。可有面神经征、腓反射阳性。

（3）总血钙<1.88mmol/L或离子钙<1.0mmol/L。

2. 鉴别诊断

(1) 低血糖症　常发生于清晨空腹时，有进食不足或腹泻史，血糖 <2.2mmol/L，血钙正常。

(2) 低镁血症　有触觉过敏、肌肉颤动、惊厥，血镁 < 0.58mmol/L，常并发低钙血症，但补钙无效。

(3) 甲状旁腺功能减退　表现为间歇性惊厥，血钙 < 1.75mmol/L，血磷 >3.23mmol/L，碱性磷酸酶正常或稍低，血 PTH 低于正常值（0.4 ~2.0ng/L，2.5 ~4.6mU/ml)。

(4) 中枢神经系统感染　脑膜炎、脑炎等常有发热和感染中毒症状，脑脊液检查可以鉴别。

(5) 急性喉炎　有声音嘶哑、犬吠样咳嗽及吸气困难，钙剂治疗无效。

(6) 婴儿痉挛症　发作时点头，躯干与上肢屈曲，手握拳，下肢弯曲至腹部，伴智力异常，脑电图有高辐异常节律。

(7) 碱中毒　有长期呕吐或反复洗胃史，或有静脉应用大剂量碳酸氢钠等病史，离子钙降低。

四、治疗

尽快控制惊厥、喉痉挛等危及生命的危重症状，积极补充钙剂，促进血钙的提高，给予维生素 D 进行根治性治疗。

1. 一般治疗

提倡母乳喂养，及时添加蛋黄、肝泥等辅食，多晒太阳。早产儿、人工喂养儿或冬天出生日光暴露时间较少的婴儿可补充维生素 D 丸每天 400 ~800U。在大剂量维生素 D 治疗前，应事先补充钙剂 3d。惊厥急救处理后对有诱发疾病者，应积极治疗诱发疾病，如感染、长期腹泻等。

2. 药物治疗

(1) 止痉　患儿出现惊厥后应迅速控制抽搐症状，可给予地西泮 0.3 ~0.5mg/kg 缓慢静脉注射，或苯巴比妥钠

10mg/kg 静脉注射，或水合氯醛，每次 40～60mg/kg，保留灌肠。

(2) *钙剂治疗* 轻者可口服加有 10% 氯化钙的糖水，每次 5～15ml，每天 3 次，连服 1～2 周。重者应迅速补充钙剂，提高血钙浓度，可给予 10% 葡萄糖酸钙 5～10ml 加入 10% 葡萄糖液 10～20ml 中缓慢静脉注射（10min 以上），反复惊厥者还可每天静脉滴注 1～3 次，直至惊厥停止后改为口服钙剂，每天元素钙 200～500mg/kg。

(3) *维生素 D 治疗* 应用钙剂的同时应补充维生素 D。口服维生素 D 50～100g/d（2～4kU）及增加日照。4 周后如情况良好，改为口服维生素 D 400U/d。

3. 其他治疗

惊厥发生后应立即吸氧，保持呼吸道的通畅，喉痉挛者须立即将舌拉出口外，并进行口对口呼吸或加压给氧，必要时作气管插管。

五、注意事项

1. 病情观察

应用镇静剂时观察抽搐有无停止、呼吸困难与发绀有无消失。抢救结束后继续观察呼吸、肌张力、面神经征、腓反射、人工手痉挛征、血钙，以防止再次抽搐。

2. 医患沟通

患儿突然发生惊厥时，医生不能离开现场，如有喉痉挛应立刻口对口进行呼吸，以免引起家长不快甚至纠纷。如必须进行气管插管或环甲膜穿刺，应告知家长其必要性，并让家长签字，以避免医疗纠纷。

3. 经验指导

(1) 补钙为紧急处理惊厥的重要措施，千万不可因为等待血钙的测定而耽误抢救时间。

(2) 应用维生素 D 治疗佝偻病时易使钙沉积于骨髓，

但肠道吸收相对不足造成低血钙症而引起本病，故在此之前应适量给予钙剂。

(3) 人工喂养儿避免食用含磷过高的食品，因其会导致高磷血症、低钙血症。

第五节

锌缺乏症

锌缺乏症是人体长期缺乏微量元素锌引起的营养缺乏病。多发生于6岁以下小儿，患儿多于婴儿期起病，小于6岁儿童锌缺乏症患病率约为28%，大于6岁儿童患病率约为10%。

一、病因与发病机制

引起锌缺乏的主要原因有：①摄入不足　锌摄入不足是小儿锌缺乏的主要原因，大多数食物含锌量很低，营养不良，特别是长期缺少动物性食物者易致锌缺乏，长期应用全部肠外营养患儿、肠道吸收不良如脂肪泻、肠炎等疾病，以及长期进食含有过多植酸盐或纤维素食物，均可影响锌的吸收利用；②丢失过多　常见于慢性失血、溶血等；③需要量增加　小儿生长发育迅速，尤其是婴儿对锌的需要量相对较多，易出现锌缺乏，如早产儿可因体内锌贮量不足，加之生长发育较快，而发生锌缺乏，此外，营养不良恢复期、外科术后与创伤后恢复期等锌的需要量亦增加，若未及时补充易致锌缺乏；④先天性代谢障碍　见于肠病性肢端皮炎，为遗传性锌吸收障碍性疾病。临床主要特征为腹泻、皮炎和脱发。

二、临床表现

1. 生长缓慢

儿童期缺锌的早期典型表现是生理性生长速度缓慢。缺锌妨碍核酸、蛋白质的合成和分解代谢酶的活性，导致小儿的生长发育迟缓，缺锌小儿的身高体重常低于正常同龄儿，严重者可出现侏儒症。

2. 食欲降低

缺锌后常引起口腔黏膜增生及角化不全，易于脱落的大量上皮细胞可以掩盖和阻塞舌乳头中的味蕾小孔，使食物难以接触味蕾不易引起味觉和引起食欲。此外，缺锌对蛋白质、核酸的合成、酶的代谢均有影响，使含锌酶的活性降低对味蕾的结构和功能也有一定的影响，进一步使食欲减退。

3. 异食癖

在缺锌的小儿中，常发现有食土、纸张、墙皮及其他嗜异物的现象，补锌后症状好转。

4. 免疫功能下降

锌能增强体液及细胞的免疫功能，加强吞噬细胞的吞噬能力及趋向性，以及改变病变组织的血液灌注及能量代谢，改善局部和整体机能状态增强体质及抵抗力以减少感染。当机体含锌总量下降时机体免疫功能降低，肠系膜淋巴结、脾脏等与免疫有关的器官减轻20%～40%，引起有免疫功能的细胞减少，T细胞功能受损、细胞免疫能力下降从而降低机体的防御能力。锌缺乏的小儿易患各种感染性疾病如腹泻、肺炎等。实验证明，缺锌使小儿的免疫功能受损，补锌后各项免疫指标均有所改善。

5. 伤口愈合缓慢

有资料表明，锌治疗有助于伤口的愈合，可促使烧伤后上皮的修复。缺锌后，DNA和RNA合成量减少，创面颗粒组织中的胶原减少，肉芽组织易于破坏，使创伤、瘘管、溃疡、烧伤等愈合困难。

6. 皮肤损害

表现为肠病性肢端皮炎，严重的表现为各种皮疹、大疱性皮炎、复发性口腔溃疡，皮肤损害的特征多为糜烂性、对称性，常呈急性皮炎，也可表现为过度角化。有部分小儿表现为不规则散乱的脱发，头发呈红色或浅色，锌治疗后头发颜色变深。

7. 眼病

眼是含锌最多的器官，而脉络膜及视网膜的含锌量又是眼中最多的组织，所以眼对锌的缺乏十分敏感，锌缺乏会造成夜盲症，严重时会造成角膜炎。另外，锌在轴浆运输中起作用，对维持视盘及神经的功能是不可缺少的。锌缺乏时神经轴突功能降低，从而引起视神经疾病和视神经萎缩。

8. 性器官发育不良

锌有助于性器官的正常发育，血液中睾酮的浓度与血锌、发锌呈线性相关。所以锌缺乏时，性器官发育不良。

9. 糖尿病

锌是胰岛素的重要组成部分，每个胰岛素分子中含有两个锌。当锌缺乏时胰岛素的活性降低，细胞膜结构的稳定性下降，使胰腺细胞溶酶体的外膜破裂造成细胞自溶，便可引起糖尿病。

三、诊断

1. 诊断要点

（1）有缺锌饮食史。

（2）患儿病史中有生长发育落后、消化功能紊乱、反复呼吸道感染、免疫力差或手术伤口不愈合等病史。

（3）空腹血清锌浓度 $<11.47\mu mol/L$（正常最低值为 $11.47\mu mol/L$）。

2. 鉴别诊断

（1）家族性体格短小　有家族史，其血清锌浓度显著高于锌缺乏症患儿。

（2）生长激素缺乏症　生长激素（GH）激发试验显示GH完全或部分缺乏，用GH治疗后生长发育有明显改善。

（3）甲状腺功能减低症　表现为生长发育落后，智力低下，少吃、多睡、排便困难且量少，皮肤粗糙等，血清甲状腺素（T_3、T_4）降低，促甲状腺素（TSH）升高，甲状腺素制剂治疗后症状改善。

（4）慢性疾病引起生长发育障碍　如慢性感染、慢性肝病、先天性心脏病、慢性肾脏疾病、营养不良等，有各自相应的特征。

四、治疗

提倡母乳喂养，纠正不良饮食习惯，多食用含锌丰富的食物，必要时补充锌剂。

1. 一般治疗

（1）病因治疗　应尽早查明原因，积极治疗导致锌缺乏的原发病。

（2）饮食治疗　鼓励母乳喂养，改变不良饮食习惯，鼓励多进食富含锌的动物性食物如肝、鱼、瘦肉、禽蛋、牡蛎等。

2. 药物治疗

（1）口服补锌　按每天元素锌0.5～1.0mg/kg的剂量补充锌剂，相当于常用的葡萄糖酸锌3.5～7mg/kg，硫酸锌1.5～3mg/kg，醋酸锌1.5～3mg/kg，疗程为2～3个月。其他制剂尚有甘草酸锌、乙酰羟脯氨酸锌等。有肠病性肢端皮炎者，须终身补锌。

（2）静脉用药　不能口服或口服后吸收不良者，应静脉补充锌剂。常用药物为硫酸锌，锌用量按元素锌计算，早产儿每天0.3mg/kg；足月儿至5岁每天0.1mg/kg；5岁以上每天2.5～4mg，最大不应超过4mg。

五、注意事项

1. 病情观察

治疗后食欲在2～4周好转，异食癖消失，皮疹、口腔溃疡与脱发好转。治疗1个月无明显疗效者应查原因，治疗诱发疾病。治疗过程中观察锌制剂的不良反应。

2. 医患沟通

向患儿家长交代按医嘱服药，如服锌制剂过多可致中毒。

3. 经验指导

（1）头发锌测量波动大，且与血清锌并不成正比。不是诊断锌缺乏的敏感指标，仅反映体内锌的慢性状态。在严重缺锌时，头发生长缓慢，头发锌测量反而增高。

（2）长期静脉高能量输液者注意锌剂的补充。

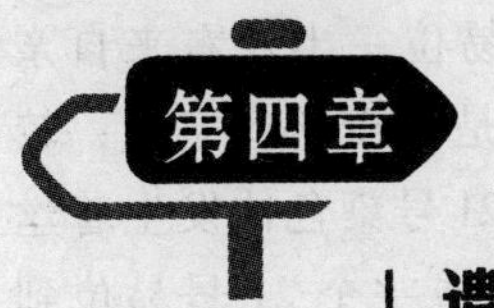

第四章 遗传性疾病

第一节 21－三体综合征

21－三体综合征又称先天愚型或Down's综合征，是由于第21号常染色体异常呈三体表现而引起的常染色体畸变的疾病。本病是人类最早且最常见的一种染色体疾病，男女均可发病，男女比约为3∶2，在活产婴儿中发病率约为1/800。本病的发病率随孕母年龄的增高而增加。

一、病因与发病机制

临床应用染色体显带技术，根据染色体异常可将21－三体综合征分为标准型、易位型及嵌合型三种类型，其核型约95%为标准型，为原发性染色体不分离；2.5%～5.0%为易位型，其中50%源自携带者；2%～4%为嵌合体，源自早期卵裂时染色体的分离异常。

1. 标准型

占90%～95%，患儿染色体总数为47，其核型为47，XX（或XY）+21。即其细胞内有3条载有相同遗传基因的21号染色体，而导致控制遗传表现的基因平衡被破坏，进而致畸。

2. 易位型

其核型大多为额外的21号染色体长臂结合在第13、14

或第15号染色体的近端着丝粒上（D/G易位），如46，XX（或XY）-14，+t（14q2lq）等，D/G易位一半左右来自亲代的平衡易位（遗传性），另一半患儿是由于新的突变；较少见为G/G易位，是由于G组中两个21号染色体发生着丝粒融合，形成等臂染色体t（21q21q），或一个21号易位到一个22号染色体上t（21q22q）。

3. 嵌合型

其核型为46，XY（XX）/47，XY（XX）+21，多因受精卵在早期分裂过程中发生不分离导致发育中的个体一部分是正常，一部分是21-三体细胞，所以，有一部分患儿只有21-三体综合征的一般体征，但智力接近正常。

二、临床表现

1. 特殊面容

出生时即可表现，眼裂小、眼距宽、双眼外眦上斜，可有内眦赘皮；鼻梁低平，外耳小；硬腭窄小，常张口伸舌，舌胖大，流涎多；头小而圆，前囟大且关闭延迟，头发细软而少；颈短而宽，可有颈蹼。

2. 智能和体格发育迟缓

智力低下；身材矮小，四肢短；韧带松弛，关节可过度弯曲，髌骨脱位；肌张力低下，腹膨隆，可伴有脐疝；骨盆和外生殖器发育不良，手指粗短，小指向内弯曲。

3. 手足表现

手指短粗，小指尤短，并只有一横褶纹，中指指骨短宽且向内弯曲，通贯掌，手掌三叉点向远端移位，指纹可全部为尺侧箕纹；足短小，踇趾与第2趾间距离宽，呈草鞋足，皮纹为弓形。

4. 伴发畸形

如先天性心脏病、消化道畸形、甲状腺功能减低、白内障、气管食管漏等。

5. 免疫功能低下

易并发各种感染，尤以呼吸道感染多见。

三、诊断

1. 诊断要点

(1) 临床表现　临床常有以下几种表现：①特殊面容　眼距宽、眼裂小、眼外角上斜，有内眦赘皮，鼻梁低平，外耳小，低位耳，硬腭窄小，张口伸舌，舌胖大，可有裂纹，牙齿发育不良，流涎，头颅小而圆，枕部扁平，婴儿颅缝较宽，前囟增大或关闭延迟，头发细软而较少，后发际低，短颈，颈蹼；②智能体格发育迟缓　智力低下，身材矮小，四肢短，关节过度弯曲，髌骨脱位，骨盆发育不良，肌张力低，皮肤粗糙，外生殖器发育不良，腹直肌发育不良；③手足表现　手指粗短，小指向内弯曲，并且只有一个横褶纹，通贯掌纹，手掌三叉点向远端移位，指纹可全部为尺侧箕纹；足短小，足跗趾与第2趾间距宽，呈草鞋足，足跗趾球部呈弓形皮纹；④伴发畸形　先天性心脏病、消化道畸形、甲状腺功能减低、白内障、气管食管瘘等。

(2) 染色体核型分析　分型：①标准型　47，XX（或XY），+21；②易位型　46，XX（或XY），-14，+t（14q21q）；③嵌合型　46，XX（或XY）/47，XX（或XY），+2t。

具有上述临床表现的部分或全部，同时有染色体核型分析中三项之一，可确诊为本病。

2. 鉴别诊断

(1) 先天性甲状腺功能减低症　有张口伸舌、眼距宽、智力低下、身材矮小等表现，但出生时体重>4 000g，常为过期产儿，眼裂不小，眼外角无上斜，外耳正常，手足皮纹正常，肌张力正常，关节无松弛，染色体核型分析正常，T_3、T_4降低，TSH升高。

(2) 其他染色体异常疾病　如18-三体综合征等，有各种相应的特殊面容、智力低下、多发性畸形等，确诊依赖于染色体检查。

四、治疗

无特效治疗方法，现治疗主要为对症、支持，加强体能训练等。

1. 一般治疗

加强训练。主要为体能训练，尽可能使患儿能生活自理。加强教育，提高社会适应能力。

2. 药物治疗

现无特效治疗药物，可试用γ-氨酪酸、谷氨酸、叶酸、维生素 B_6 等，以促进智能的发育。

3. 其他治疗

主要是针对先天性心脏病、白内障、先天性甲状腺功能减低症等畸形进行治疗。

五、注意事项

1. 病情观察

可定期或不定期随访，观察体格与智力发育情况。

2. 医患沟通

向家长交代本病的预后，说明本病无特殊治疗，主要是监测各种伴发疾病与防治感染。

3. 经验指导

对高龄产妇出生的婴儿，如有智力与体格发育延迟，应注意有无本病的可能。嵌合型患儿的表现往往不典型，容易漏诊。

第二节 苯丙酮尿症

苯丙酮尿症（PKU）是由于苯丙氨酸代谢途径中酶缺陷所致，患儿尿中排出大量的苯丙酮酸等异常代谢产物而得名，属常染色体隐性遗传。按酶缺陷不同可分为典型和四氢生物蝶呤（BH_4）缺乏型两种。典型 PKU 为缺乏苯丙氨酸－4－羟化酶（PAH），占绝大多数；BH_4 缺乏性 PKU 为缺乏鸟苷三磷酸环化水合酶（GTP－CH）、6－丙酮酸四氢蝶呤合成酶（6－PTS）或二氢生物蝶呤还原酶（DHPR）等酶，仅占 1%左右。

一、病因与发病机制

苯丙氨酸（PA）是人体必需的氨基酸之一。正常人每天需要的摄入量为 200～500mg，其中 1/3 供合成蛋白，2/3 则通过肝细胞中的苯丙氨酸羟化酶（PAH）转化为酪氨酸，以合成甲状腺素、肾上腺素和黑色素等。苯丙氨酸转化为酪氨酸的过程中，除需 PAH 外，还必须有四氢生物蝶呤（BH_4）作为辅酶参与。人体内的 BH_4 是由鸟苷三磷酸（GTP）经过鸟苷三磷酸环化水合酶（GTP－CH）、6－丙酮酸四氢蝶呤合成酶（PTPS）和二氢生物蝶呤还原酶（DHPR）等一系列酶的催化而合成，PAH、GTP－CH、DHPR 三种酶的编码基因分别定位于 12q24.1、14q11、4p15.1－p16.1；而对 PTPS 编码基因的研究尚在进行中，上述任一编码基因的突变都有可能造成相关酶的活性缺陷，致使苯氨酸发生异常累积。

按酶缺陷的不同可分为经典型和非经典型（四氢生物蝶呤缺乏症）两种。

经典型 PKU（约占 99%）患儿肝细胞缺乏 PAH，部分将苯丙氨酸转化为酪氨酸，因此苯丙氨酸在血、脑脊液、各种组织和尿液中的浓度极度增高，同时经旁路代谢产生大量的苯丙酮酸、苯乙酸、苯乳酸和对羟基苯乙酸，并从尿中排出。由于酪氨酸生成减少，致使甲状腺素、肾上腺素和黑色素等合成不足，而蓄积的高浓度的苯丙氨酸及其旁路代谢产物导致细胞受损。

非经典型 PKU（约占 1%）由于 GTP－CH、PTPS 或 DHPR 等任何一种酶缺乏所导致，BH_4 是苯丙氨酸、酪氨酸和色氨酸等芳香氨基酸在羟化过程中所必须的共同的辅酶，BH_4 的缺乏不仅苯丙氨酸不能转变成酪氨酸，而且造成酪氨酸不能转变成多巴胺，色氨酸不能转变成 5－羟色胺，5－羟色胺为重要的神经递质，其缺乏可加重神经系统的损害，故 BH_4 缺乏型 PKU 的临床症状更重，治疗亦不易。

二、临床表现

PKU 是一种遗传性疾病，故新生儿即有高苯丙氨酸血症，因未开奶血苯丙氨酸及其有害的代谢产物浓度不高故出生时无临床表现。如果对新生儿未作苯丙酮尿症筛选，随着喂食的时间延长血中苯丙氨酸及其代谢产物逐渐升高，临床症状才渐渐表现出来。

1. 生长发育迟缓

除躯体生长发育迟缓外，主要表现在智力发育迟缓。智商低于同龄正常婴儿，生后 4～9 个月即可出现。重型者智商低于 50，约 14% 以上儿童达白痴水平，语言发育障碍尤为明显，这些表现提示大脑发育障碍，限制新生儿摄入苯丙氨酸可防止智力发育障碍。重型 PKU 患儿智力发育障碍比轻型者血中苯丙氨酸浓度高，据此可以认为智力发育障碍与苯丙氨酸毒性有关，但更为详细的病理生理机制仍不清楚。

2. 神经精神表现

由于脑萎缩而有小脑畸形，反复发作的抽搐，但随年龄增大而减轻。肌张力增高，反射亢进。常有兴奋不安、多动和异常行为。

3. 皮肤毛发表现

皮肤常干燥，易有湿疹和皮肤划痕症。由于酪氨酸酶受抑制，使黑色素合成减少，故患儿毛发色淡而呈棕色。

4. 其他

由于苯丙氨酸羟化酶缺乏，苯丙氨酸从另一通路产生苯乳酸和苯乙酸增多，从汗液和尿中排出而有霉臭味（或鼠尿味）。一般而言，临床表现与 PAH 基因突变的类型与临床表型的严重性相关，辅因子缺乏比 PAH 蛋白异常的临床表型较轻。

三、相关检查

1. 尿苯丙酮酸试验

由于患儿尿中排出苯丙酮酸增多，可作定性试验。方法有：①三氯化铁试验　将 5% 三氯化铁滴入 5ml 尿中立即出现绿色反应则为阳性，新生儿尚未喂食，此试验呈阴性，糖尿病者尿也可呈阳性，故此试验特异性较差；②2，4－硝基苯肼试验　如果产生黄色混浊沉淀则为阳性。

2. 血苯丙氨酸测定

正常人血中苯丙氨酸为 60～180μmol/L，PKU 患者可高达 600～3 600μmol/L。如果以 258μmol/L 为正常人与 PKU 患者的分界点，则有高达 4% 的假阳性。用色层析法则在生后几天的新生儿中可出现假阴性。MS/MS 法可减少假阳性率，此方法可同时测定血苯丙氨酸和酪氨酸，并可计算苯丙氨酸/酪氨酸比值。如果以比值 2.5 为正常儿童与 PKU 患者的分界点，则可将假阳性减少到 1%。故目前多用此方法来筛选新生儿苯丙酮尿症。此方法还可用来筛选半乳糖血症、糖尿病、同型胱氨酸尿症和先天性甲状腺功能减低症，一次检查可以筛选多种先天性疾病。

3. 脑电图（EEG）

主要是棘慢波，偶见高波幅节律紊乱。EEG 随访研究显示，随年龄增长，EEG 异常表现逐渐增多，至 12 岁后 EEG 异常才逐渐减少。

4. 产前检查

由于绒毛及羊水细胞测不出苯丙氨酸羟化酶活性，所以，产前诊断问题长期不能解决。目前我国已鉴定出 25 种中国人 PKU 致病基因突变型，约占我国苯丙氨酸羟化酶突变的基因的 80%，已成功用于 PKU 患者家系突变的检测和产前诊断。

5. X 线检查

可见小头畸形，CT 和 MRI 可发现弥漫性脑皮质萎缩等非特异性改变。

四、诊断

1. 诊断要点

（1）血苯丙氨酸浓度 >1.22mmol/L，血酪氨酸正常或稍低，即可确诊为经典型。

（2）尿三氯亚铁试验用于较大婴儿和儿童的筛查。将三氯化铁滴入尿液，如立即出现绿色反应，则为阳性，表明尿中苯丙氨酸浓度增高。此外，二硝基苯肼试验也可以测尿中苯丙氨酸，黄色沉淀为阳性。

（3）苯丙氨酸负荷试验，口服苯丙氨酸 0.1g/kg，血苯丙氨酸浓度 >1.22mmol/L，血酪氨酸不升高。

（4）尿液中新蝶呤及生物蝶呤的测定，在 PHA 缺乏时新蝶呤与生物蝶呤均增加；在 GTP－CH 缺乏时新蝶呤与生物蝶呤均减少；在 6－PTS 缺乏时新蝶呤增加；在 DHPR 缺乏时生物蝶呤增加。

（5）四氢生物蝶呤（BH_4）负荷试验，餐前半小时口服

BH_4 20mg/kg，4h 后原升高的血苯氨酸浓度明显下降，可确诊为 BH_4 缺乏型。

（6）外周血中的红、白细胞内或皮肤成纤维细胞内 GYP－CH、6－PTS 或 DHPR 活性低下。

（7）分子生物方法进行基因诊断，确定 PAH 或 DHPR 的基因缺陷。

具有上述中的 1 项，同时具有临床表现之一者，排除一过性高苯丙氨酸血症与苯丙氨酸转氨酶缺乏症，可确诊为本病。

2. 鉴别诊断

（1）*一过性高苯丙氨酸血症*　由于 PAH 成熟迟缓所致，见于正常新生儿或早产儿，无症状。在生后数日内血苯丙氨酸升高 >1.22mmol/L，酪氨酸水平升高更显著，生后数月均恢复正常水平。

（2）*苯丙氨酸转氨酶缺乏症*　无症状，血苯丙氨酸、酪氨酸、尿新蝶呤及生物蝶呤正常。高蛋白饮食时血苯丙氨酸升高。苯丙氨酸负荷试验中血苯丙氨酸升高，尿中苯丙酮酸仅轻度升高。

五、治疗

一经诊断，及早治疗，主要为给予低苯丙氨酸食物的饮食疗法，辅以药物治疗。

1. 一般治疗

主要是饮食治疗。食用低苯丙氨酸食物，如对小婴儿应喂养低苯丙氨酸的奶粉，需加辅食时也应食用蔬菜、水果和淀粉类等含蛋白质较少的食物。饮食疗法开始越早，治疗效果越好。

（1）*治疗时间*　低苯丙氨酸饮食至少应坚持至 10 岁以上，有条件者可延长至青春期。若女性患儿今后有生育打算，饮食疗法应坚持至生育年龄后。

（2）*苯丙氨酸的需要量*　因苯丙氨酸有促进神经系统发

育的作用，故在日常的饮食中还应适当的补充。

苯丙氨酸具体需要量为 2 个月内每天 50～70mg/kg，3～6 个月每天 40～60mg/kg，6 个月至 1 岁每天 30～50mg/kg，1～2 岁每天 20～40mg/kg，2～3 岁每天 20～30mg/kg，4 岁以上每天 10～30mg/kg，以维持血苯丙氨酸浓度在 0.24～0.61mmol/L 为宜。

每 100ml 人乳中含苯丙氨酸 40mg，每 100ml 牛奶中含苯丙氨酸 50mg，每 100g 鸡蛋中含苯丙氨酸 715mg，每 100g 麦面粉中含苯丙氨酸 487mg。

2. 药物治疗

主要适用于 BH_4 缺乏症的患儿，如对 DHPR 或 CD 缺陷的患儿，可口服左旋多巴，剂量为每天 30～50mg/kg，以及 5－羟色氨酸，每天 3～8mg/kg，均分 3～4 次口服。对 6－PTS 或 GTP－CH 缺陷的患儿，除口服左旋多巴和 5－羟色氨酸外，同时需口服四氢生物蝶呤 2～5mg/kg。

六、注意事项

1. 病情观察

观察血苯丙氨酸血浓度、惊厥、皮肤与毛发颜色、汗液与尿液特殊气味、脑电图的改变等。

2. 医患沟通

新生儿期无症状，即使筛查出本病也不一定得到家长的重视。应向家长交代本病的治疗早晚与预后的关系。

3. 经验指导

（1）本病为可治性遗传代谢病，应力求早期诊断与治疗，以避免神经系统的不可逆损伤。

（2）因苯丙氨酸不能在体内合成，若对生长迅速的婴儿限制过严，可导致苯丙氨酸不足，影响智力发育。

（3）饮食疗法推荐至少要维持到 8 岁以后，有条件者可延长到 10 岁以后。

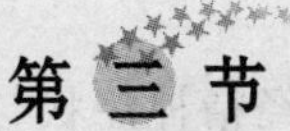

第三节

肝豆状核变性

肝豆状核变性又称威尔逊病（Wilson's disease），是由P型铜转运ATP酶缺陷引起铜蓝蛋白形成障碍的常染色体隐性遗传性疾病。儿科学教材长期以来曾误认为本病是铜蓝蛋白缺陷所致，现已明确铜蓝蛋白基因无异常。本病在近亲结婚子女的发病率高，发病年龄3～60岁，以7～12岁为多见。根据临床表现，本病可分为肝病型、神经型和混合型。

一、病因与发病机制

铜（Cu）是人体所必需的微量元素之一，是体内氧化还原酶的辅助因子。肝脏是进行铜代谢的主要器官，铜蓝蛋白由肝细胞合成。铜的摄入主要来源于食物中，以Cu^{2+}的形式参与代谢。细胞膜内外Cu^{2+}的转运体是P型ATP酶，即ATP7A和ATP7B两种酶。ATP7A酶将主动吸收的铜与血中的蛋白结合，运至肝脏进一步代谢，缺乏ATP7A酶将导致铜缺乏，即Menkes病。ATP7B酶主要将Cu^{2+}递交给铜蓝蛋白并使多余的铜经胆汁排泄。肝豆状核变性主要因*ATP7B*基因突变，铜蓝蛋白和铜氧化酶活性降低，铜自胆汁中排出锐减，但由于患者肠道吸收铜功能正常，因此，大量铜蓄积在体内重要脏器组织，影响细胞的正常功能。

*ATP7B*基因定位于染色体12q14.3－21.1区域，含21个外显子，cDNA全长约7.5kb，编码1 411个氨基酸。目前已经发现各种类型的*ATP7B*基因突变达150种以上。*ATP7B*基因突变类型在不同种族地区存在明显差异，中国人的突变以外显子8较高，其中R778L突变最常见。

二、临床表现

临床主要表现为神经精神症状与肝脏症状两大方面。欧美约 70% 的 HLD 患者以神经症状为首发症状，肝脏症状次之。但统计近 7 年 1011 例患者以神经症状起病者 480 例（47.48%），肝脏症状起病者 404 例（39.96%），其次为骨关节及肾脏损害症状。

1. 神经精神症状

（1）*震颤* 早期常限于上肢，渐延及全身。多表现为快速、节律性，粗大似扑翼样的姿位性震颤，并有运动时加重的意向性震颤。

（2）*发音障碍与吞咽困难* 多见于儿童期发病的 HLD 说话缓慢似吟诗，或音调平坦似念经，或言语断辍似呐吃；也可含糊不清，暴发性或震颤性语言吞咽困难多发生于晚期患者。

（3）*肌张力改变* 大多数患者肌张力呈齿轮样、铅管样增高，往往引致动作迟缓、面部表情减少、写字困难、步行障碍等。少数舞蹈型患者伴肌张力减退。

（4）*癫痫发作* 较少见。总结 418 例 HLD，11 例（2.6%）于病程中出现不同类型癫痫发作，其中 10 例为全身强直 - 阵挛发作或部分性运动发作，仅 1 例为失神发作。

（5）*精神症状* 早期患者智能多无明显变化，但急性起病的儿童较早发生智力减退；大多数 HLD 具有性格改变，如自制力减退、情绪不稳、易激动等；重症可出现抑郁、狂躁、幻觉、妄想、冲动等，可引起伤人自伤行为。少数患者以精神症状为首发症状，易被误诊为精神分裂症。

2. 肝脏症状

以肝脏症状为首发症状。

（1）通常 5 ~ 10 岁发病。由于肝脏内铜离子沉积超饱和，引起急性肝衰竭，即腹型肝豆状核变性。临床表现为倦怠、嗜睡、食欲不振、恶心呕吐、腹部膨胀及高度黄疸，病情迅速恶化，多于1周至1月死亡，多数患儿只在其同胞被确诊为HLD后，回顾病史时方考虑本病可能。

(2) 半数患者在5~10岁出现一过性黄疸、短期谷丙转氨酶增高或（及）轻度腹腔积液，不久迅速恢复。数年后当神经症状出现时，肝脏可轻度肿大或不能扪及，肝功能轻度损害或正常范围，但B超检查已有不同程度损害。

(3) 少儿期缓慢进行食欲不振、轻度黄疸、肝大和腹腔积液，酷似肝硬化的表现，经数月至数年，消化道症状迁延不愈或日益加重，而渐渐出现震颤、肌僵直等神经症状。神经症状一旦出现，肝症状迅速恶化，多于几周至2~3个月进展至肝昏迷。

(4) 部分青少年患者可表现缓慢进行脾大，并引致贫血、白细胞或（及）血小板减少等脾功能亢进征象，一般在脾切除或（及）门脉分流术后不久，出现神经症状并迅速恶化，常于短期内死亡；少数患者因食管静脉破裂致上消化道出血而迅速促发神经症状。

(5) 肝症状发生于其他症状后，先出现神经症状，长期误诊或不规则驱铜治疗，神经症状迁延达晚期，逐渐发生黄疸、腹腔积液乃至肝昏迷；以神经症状获得正确诊断，体检时才发现轻度肝、脾大或（及）肝功能异常。

3. 角膜色素环（Kayser－Fleisher环，K－F环）

肉眼或裂隙灯在角膜后弹力层周边部可见棕色、灰色环。

三、诊断

1. 诊断要点

(1) 早期表现　常有：①急性肝炎、肝硬化的表现；②神经系统表现，主要是锥体外系功能障碍表现，如震颤、构语障碍、不自主运动、精细动作困难、精神障碍、肌张力改变、痉挛等；③溶血性贫血；④骨关节症状，如骨骼畸形、关节疼痛，X线检查有骨质稀疏、佝偻病、退行性骨关节病；⑤血尿、蛋白尿，或有肾小管性酸中毒表现。

(2) 特有体征　角膜K－F环阳性。

(3) 铜代谢检测　可见：①血清铜蓝蛋白＜200mg/L；②血清铜氧化酶活性＜0.15光密度；③血铜总量与游离铜降低，血中非铜蓝蛋白结合铜增加；④尿铜排泄量＞100μg/24h；⑤肝铜＞100μg/g干重；⑥培养的皮肤成纤维细胞内铜含量高于正常人；⑦放射性铜测定，静脉注射同位素^{64}Cu后，本病患儿血^{64}Cu下降缓慢，且无第二次上升。

(4) CT和MRI检查　头颅CT初期无异常，以后可见豆状核及尾状核的部位有低密度区，病情严重者可见脑室扩大、弥漫性脑萎缩。MRI检查较CT敏感，大脑灰质和白质都可见多数限局性病灶，尤以灰质明显，在豆核、尾状核、中脑、小脑均有两侧对称性病灶。

(5) 基因诊断　应用PCR等方法检测P型铜转运ATP酶基因突变，应用与该基因紧密连锁的多态性DNA探针进行限制性片段长度多态（RFLP）分析，可进行产前诊断与症状前诊断。

具有第（1）、（2）项，同时具有第（3）项中任何一项，伴或不伴第（4）、（5）项，可诊断本病。

2. 鉴别诊断

(1) 范可尼综合征　本病为多发性远曲小管功能障碍性疾病，因远曲小管对多种物质吸收的障碍，导致生长发育迟缓、佝偻病、肌无力等症状出现，并可出现氨基酸尿、糖尿、磷酸尿等。胱氨酸增多型可在裂隙灯下见到角膜、结合膜上有六角形结晶体，但K－F环阴性，血铜蓝蛋白正常。

(2) 肝炎后肝硬化　部分乙型肝炎可发展为肝硬化，其特点为有乙型肝炎病史、肝脾大、肝功能受损，乙型肝炎病毒的免疫学指标可呈“大三阳”或“小三阳”，HBV－

DNA、DNA多聚酶阳性。本病无锥体外系神经系统症状出现，无K-F环，血铜蓝蛋白正常。

(3) 慢性肾脏疾病　肝豆状核变性因水肿、蛋白尿、血尿、肾功能障碍易被误诊为慢性肾炎、肾病综合征、肝肾综合征、肾功能不全，尤其是肾病综合征，因蛋白尿使血铜蓝蛋白降低，但这些肾脏病无K-F环，有慢性肾脏疾病的其他辅助检查特点，如高脂血症、低补体血症等。肾活检可确诊。

四、治疗

减少铜的摄入和增加铜的排出，避免铜在体内组织的沉积，恢复和改善机体正常的生理功能。

1. 一般治疗

避免食用含铜过高的食物，如动物肝脏、贝壳类海鲜、坚果、蘑菇、巧克力等。如当地饮用水含铜量高，可饮用去除矿物质的净化水。

2. 药物治疗

(1) 促进铜排泄　常用以下几种药物。

D-青霉胺是目前最常用的药物，可络合铜离子使其转化为可溶性物质经尿液排出。剂量为20mg/（kg·d），分2~3次口服。一般10岁以下儿童全日量为0.5~0.75g，年长儿0.8~1.0g。因青霉胺可能拮抗维生素B_6，故应用同时需口服维生素B_6，每天20~30mg。该药的不良反应有皮疹、血小板减少、肾病、关节炎、血尿等，服用时应定期复查血象、尿常规，并监测尿铜，在第1年内每天尿铜排出量应<2mg。通常在治疗数周后神经系统症状即可改善，但肝功能好转常需坚持治疗3~4个月。

三乙烯四胺的作用与D-青霉胺相似，其不良反应较轻，但效果不如青霉胺，适用于D-青霉胺不耐受者，剂量为每天0.5~2g。

二乙基二硫代氨基甲酸钠可增加粪便铜的排泄，一般用量为每天0.5g，分3~4次口服。重症可采用肌内注射，首次剂量为25mg/kg，24h内总量不应超过100mg/kg。因该药呈弱酸性，故须与碳酸氢钠同时应用，以减少胃肠刺激反应。

另外，连四硫代钼酸铵为高效铜络合剂，可短期内改善症状。

（2）减少铜吸收　常应用锌制剂，可促使肝和肠黏膜细胞合成分泌金属硫酸锌，硫酸锌与铜离子结合后减少肠道铜的吸收。

补充锌的剂量常以元素锌来计算。体重<45kg，每次服用元素锌25mg，每天3~4次；体重>45kg，每次服用元素锌50mg，每天3~4次。

常用药物为硫酸锌（每100mg含元素锌20mg），儿童用量一般为每次0.1~0.2g，年长儿为每次0.3g，每天口服3次。少数患儿用药后可出现恶心、呕吐、腹泻或肢体发麻等不适反应，但不影响用药。其他药物还有醋酸锌、葡萄糖酸锌等，消化道反应都较小。

应用锌剂治疗期间，应避免食用面包及含植酸、粗纤维较多的食物，以促进锌的吸收。

3. 其他治疗

有锥体外系症状时，可应用左旋多巴、苯海索（安坦）、氟哌啶醇、东莨菪碱等药物治疗。对肝、肾、造血、骨关节等病症可按具体病情适当处理。当患儿出现急性肝衰竭或失代偿性肝硬化，经上述治疗无效时，可考虑进行肝移植。

五、注意事项

1. 病情观察

治疗后观察神经症状和锥体外系症状、肝脏大小与肝功能情况、角膜K-F环、血与尿铜墙铁壁代谢检测、头颅CT

检查等。

2. 医患沟通

（1）应事先交代D－青霉胺治疗的毒副反应，以取得家长对治疗的配合。对治疗后病情稳定或好转出院的患儿家长，应嘱其每月门诊随访1次，做相关的体检与化验检查。

（2）家庭中如有未发病的同胞兄妹，应嘱其来医院检查，以免误诊误治。如家长打算再次怀孕，可进行DNA分析的产前诊断。

3. 经验指导

D－青霉胺属青霉素的衍生物，用前需做青霉素皮试。该药不良反应较大，应用时要从小剂量用起。遇不良反应明显时，可短期应用糖皮质激素和抗组胺药治疗。

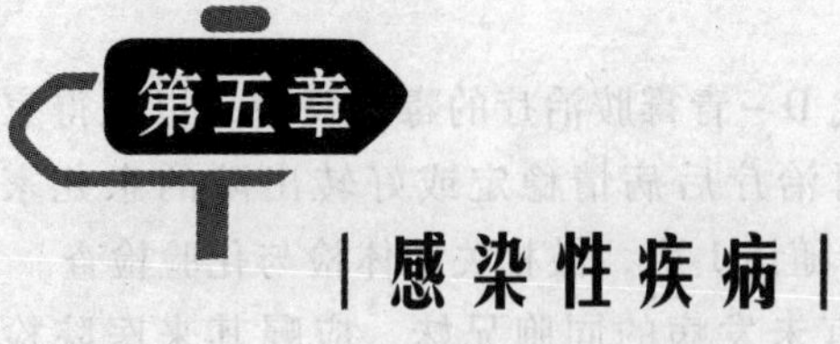

感染性疾病

第一节

麻疹

麻疹是由麻疹病毒引起的急性出疹性呼吸系统传染病。本病具有高度的传染性，以6个月以上5岁以下儿童发病率最高，临床以发热、上呼吸道感染、麻疹黏膜斑及全身皮疹为其特征，冬春季多见，其传播途径为呼吸道分泌物飞沫传染。

一、病因与发病机制

致病微生物麻疹病毒属副黏液病毒，仅一个血清型，其外层为脂蛋白包膜，中心为RNA。麻疹病毒可在体外培养，使受感染的细胞融合成多核巨细胞，并形成含病毒的嗜酸性包涵体。感染麻疹病毒后可产生三种抗体：①补体结合抗体为IgM，提示早期感染；②血凝抑制抗体和中和抗体为IgG，提示人体对病毒存在免疫力。该病毒在外界活力不强，55℃经30min可灭活，对阳光及一般消毒剂敏感。在日光下或流通空气中20min失去活力，含病毒的飞沫在不流通空气中保持传染性一般不超过2h，但耐寒耐干燥，0℃下可存活数月。

二、临床表现

分典型、轻型、重型、无皮疹型四种。

1. 典型麻疹

潜伏期9～14d，接受被动免疫者可延至21～28d。临床经过为以下三期。

(1) 前驱期　指从发热开始至出疹，一般为3～4d，这一期主要表现类似上呼吸道感染症状：①发热，见于所有病例，多为中度以上发热；②咳嗽、流涕、流泪、咽部充血等卡他症状，以眼症状突出，结膜发炎、眼睑水肿、泪液增多、畏光，下眼睑边缘明显充血横线（Stimson 线）对诊断麻疹极有帮助；③Koplik 斑，在发疹前24～48h 出现，为直径约1.0mm 的灰白色小点，外有红色晕圈，开始仅见于正对下臼齿的颊黏膜上，但在1d 内很快增多，可累及整个颊黏膜并蔓延至唇部黏膜，类似鹅口疮，于皮疹出现后即逐渐消失，可留有暗红色小点；④偶见皮肤荨麻疹，隐约斑疹或猩红热样皮疹，在出现典型皮疹时消失；⑤部分病例可有一些非特异症状，如全身不适、食欲减退、精神不振等，婴儿可有消化系统症状。

(2) 出疹期　2～5d。发热3～4d 后，皮疹自耳后发际及颈部开始，渐及额面部，再自上而下，波及全身，最后达手掌及足底。开始为玫瑰色斑丘疹，大小不等，稀疏分明；其后皮疹增多，可有融合，颜色暗红，疹间可见正常皮肤。同时全身症状加重，咳嗽加剧，咽红肿痛，高热不退。

(3) 恢复期　出疹3～5d 后，皮疹依出疹顺序逐渐消退，疹退处皮肤有糠麸样脱屑，留存棕色色素沉着，2周左右消退。如无并发症发生情况下，体温下降，全身症状减轻、消失。

2. 轻型麻疹

多见于潜伏期内接受过丙种球蛋白或成人血输注者，也可见小于8个月的婴儿因其体内尚有母亲抗体所致。潜伏期长达3～4周，前驱期短且症状轻微，体温多在39℃以下，麻疹黏膜斑不明显，皮疹稀疏色淡，很快消失，可无脱屑及色素斑，病程1周左右，无并发症。

3. 重型麻疹

高热持续在40℃～41℃，中毒症状重，皮疹密集融合成片，遍布全身，疹色暗红，或疹出不透，或出而骤退。常并发肺炎、喉炎、中耳炎等，预后不良，病死率高。

4. 无皮疹型

注射过麻疹减毒活疫苗者，整个病程不见皮疹，仅有麻疹黏膜斑。诊断主要根据鼻咽分泌物中找到多核巨细胞及血清学检查。

肺炎为最常见的并发症，分为原发性间质性肺炎或继发性细菌性肺炎；其他如喉炎、脑炎、心肌炎等也可发生，根据其并发症的出现而表现相应的临床症状及体征。

三、诊断

1. 诊断依据

(1) 早期有发热、喷嚏、流涕、流泪、畏光等卡他症状，口腔黏膜见到麻疹黏膜斑。患儿在发病前2～3周有麻疹接触史。

(2) 持续发热3～4d开始出现淡红色斑丘疹，发生顺序为耳后、发际、头面部、颈部、躯干、四肢、手足心。皮疹间皮肤正常。

(3) 恢复期皮疹消退后，有棕褐色色素沉淀和糠麸样脱屑。

(4) 鼻咽分泌物涂片见到多核巨细胞，或尿沉渣中见到包涵体细胞，或直接荧光法检出鼻黏膜、痰及尿沉渣细胞中麻疹病毒抗原，或血清麻疹病毒IgM阳性（近1个月未接种麻疹疫苗），或在病后1个月血凝抑制抗体（IgG）效价较初期增加4倍以上。

具有上述第（1）～（3）项即可临床诊断为典型麻疹，同时具有第（4）项可做病原学确诊。

2. 不典型麻疹诊断

(1) 轻型麻疹　见于接种过麻疹疫苗或注射过免疫球蛋白获得部分免疫的小儿，全身中毒症状轻，病程短，麻疹黏膜斑不典型或缺如，出疹期短，出疹顺序不规则，皮疹色淡稀少，无并发症。

(2) 重型麻疹　高热40℃以上，中毒症状重，昏迷、惊厥，皮疹融合呈紫蓝色，常有鼻出血、呕血、咳血、血尿、血小板减少。如皮疹少而色淡，则有循环不良。

(3) 异型麻疹（非典型麻疹综合征）　多见于接种保存不当而灭活的疫苗数年后再感染患儿。皮疹为反向出疹顺序，先见手心及脚底，后扩展到肢体和躯干，波及面部。皮疹多样化，斑丘疹、红斑、荨麻疹，亦可出现发绀或水泡。常并发肺炎。血中麻疹抗体滴度很高。可见麻疹黏膜斑。

(4) 接种后麻疹　接种麻疹减毒活疫苗后7～14d出现麻疹，有或无麻疹黏膜斑，出疹顺序不典型，皮疹较少，全身症状轻，可无卡他症状。

(5) 先天性麻疹　孕妇产前2周内感染麻疹，小儿出生后患先天性麻疹。多不发热，无卡他症状，皮疹可轻微，或为密集的红色斑丘疹。麻疹黏膜斑不典型。血中麻疹病毒IgM抗体升高。

3. 鉴别诊断

(1) 风疹　全身症状轻，皮肤斑丘疹及枕后、耳后、颈后淋巴结肿大伴触痛，疹退后不留痕迹，发热1～2d后出疹。无麻疹黏膜斑。

(2) 幼儿急疹　常发高热，持续3～4d，热退疹出。无麻疹黏膜斑。

(3) 猩红热　高热，中毒症状重，有咽峡炎、杨梅舌、环口苍白圈及扁桃体炎，皮肤弥漫性充血，有密集针尖大小的丘疹，发热1～2d后出疹，出疹期高热。

(4) 肠道病毒感染　有发热、咽痛、流涕、结膜炎及腹泻，全身或颈、枕后淋巴结大，散在斑丘疹，发热时或热退后出疹。无麻疹黏膜斑。

(5) 药物疹　皮疹瘙痒，出疹与用药有关。无发热与呼吸道卡他症状。

四、治疗

加强护理，隔离防止传染，对症治疗，防治并发症。

1. 一般治疗

患儿应自呼吸道出现症状开始隔离至出疹后5d止，若有并发症则隔离应延长至出疹后10d。保持空气新鲜，供给足够的水分，给予富有营养、易消化的食物，补充多种维生素，尤其是维生素A，世界卫生组织推荐，在维生素A缺乏区的麻疹患儿应补充维生素A，<1岁者每天给100kU，年长者200kU，共2d，有维生素缺乏眼症状者1~4周后应重复应用。避免强光线刺激，眼分泌物多时可用生理盐水清洗。

2. 药物治疗

(1) 对症治疗　高热患儿可给予物理降温，或小剂量对乙酰氨基酚（扑热息痛），或布洛芬退热，药量不宜过大，以免热度骤降而出现虚脱。有高热惊厥、烦躁不安者，可适当应用镇静剂。咳嗽加剧时可给予镇咳祛痰药，或给予雾化吸入药物。并发中耳炎或肺炎者，应使用适当的抗生素治疗。并发脑炎者，应密切监测，积极防治高颅压。体弱者，可适当少量输注全血或血浆。

(2) 抗病毒治疗　常用利巴韦林（病毒唑）每天10~15mg/kg，静脉滴注、肌内注射或口服。婴幼儿麻疹易并发肺炎，原有佝偻病或营养不良的婴儿发生麻疹时病情较危重，应加强治疗，可静脉滴注免疫球蛋白，每天400mg/kg，连用3~5d。

3. 其他治疗

(1) *麻疹并发肺炎* 可应用利巴韦林，若继发细菌感染者，应及早选用1~2种有效抗生素，如青霉素类、头孢菌素类等控制感染。

(2) *麻疹并发喉炎* 一般为轻度喉炎，预后良好，若继发金黄色葡萄球菌时，病情较重，可出现喉梗阻。对Ⅰ~Ⅱ度喉梗阻者，可应用抗生素、地塞米松或琥珀酸氢化可的松等糖皮质激素静脉用药。病情较重者，应吸氧，给予地西泮或异丙嗪等镇静剂。若持续烦躁不安，喉梗阻在Ⅲ度以上，有明显吸气性呼吸困难、严重发绀者，应立即气管插管，呼吸机辅助呼吸。

(3) *麻疹并发心力衰竭* 应吸氧、镇静，并给予洋地黄制剂，常用毛花苷丙，剂量为2岁以下0.03~0.04mg/kg，2岁以上0.02~0.03mg/kg。首次用量为负荷量的1/2，余半量分2次，相隔6~12h，加入10%葡萄糖溶液10~20ml中静脉注射。一般不需应用维持量，但伴有先天性心脏病的患儿，常需口服地高辛，以负荷量的1/5长期维持治疗。

(4) *麻疹并发脑炎* 应用干扰素，每天100kU/kg，肌内静脉注射，每天1次，连用10~14d。同时注意退热、止痉、降颅压，预防脑疝的发生。

五、注意事项

1. 病情观察

(1) 病程中注意观察体温、食欲、皮疹变化、胃肠道症状，注意观察角膜，进行心脏、肺部听诊与神经系统检查。及时复查血白细胞、中性粒细胞、C反应蛋白，如升高应考虑继发细菌感染。

(2) 病程中注意观察有无并发症，如麻疹肺炎、喉炎、支气管炎、心力衰竭、心肌炎、脑炎、原有结核病恶化、营养不良、维生素A缺乏症等。

2. 医患沟通

农村地区小儿患麻疹时，家长在处理中有“忌口”习俗，往往导致小儿营养不良与维生素A缺乏症，严重时小儿可角膜穿孔、失明。因此，应嘱家长，患儿不能忌口，相反应加强营养。

3. 经验指导

(1) 年长儿的麻疹常易误诊，要养成“见皮疹看口腔”的习惯，及时发现麻疹黏膜斑，才不至于误诊。

(2) 本病在无并发症时，抗病毒治疗（如应用利巴韦林、干扰素）的疗效尚不确定，有学者认为应缩短病程，但在有并发症时应该考虑应用。

第二节 风疹

风疹是由风疹病毒引起的呼吸道传染病，多见于2～5岁小儿，临床特征为发热、皮疹，及耳后、枕后、颈部淋巴结大。妊娠3个月内，孕妇感染风疹，可使胎儿宫内感染，有造成先天性白内障和先天性心脏病的可能。

一、病因与发病机制

风疹病毒经呼吸道侵入鼻咽部，先在局部黏膜和淋巴结内繁殖，然后侵入血液形成病毒血症，并引起皮疹和全身浅表淋巴结大。皮疹是病毒直接损害真皮毛细血管后血管充血和轻微渗出的结果。

二、诊断

1. 获得性风疹的诊断

(1) 在21d内有与风疹患者接触史。

（2）早期轻度发热，伴上呼吸道感染症状，发热1～2d出现皮疹，初见于面颈部，于1d内可迅速布满躯干和四肢，初为稀疏粉红色斑丘疹，随后可部分融合，也可呈猩红热样，手掌、足底常无皮疹，常于3d内迅速消退，无色素沉着与脱屑。

（3）出疹期常有耳后、枕后淋巴结大伴压痛，亦可出现肝脾大、关节痛。

（4）鼻咽分泌物、尿或血清中分离出风疹病毒，或其抗原、病毒DNA、IgM抗体阳性，或恢复期病毒IgG抗体滴度较急性期有4倍以上增高者可确诊。

（5）排除其他可引起皮疹的疾病，如幼儿急疹、猩红热、麻疹、肠道病毒感染性皮疹等。

2. 风疹脑炎的诊断

（1）症状多发生在风疹出疹后1～7d，起病急者，有发热、头痛、嗜睡及颈项强直，继而出现惊厥、昏迷等。伴有脑干、脊髓损害时，可出现昏迷、眼球震颤、瞳孔改变、脑神经麻痹、神经根痛、括约肌障碍、感觉异常、截瘫等。

（2）脑脊液中白细胞、淋巴细胞增多，蛋白质轻度增高，糖、氯化物正常，脑电图可有异常。

（3）血清或脑脊液标本中存在风疹病毒抗原或风疹病毒IgM抗体。

3. 先天性风疹的诊断

（1）孕妇于妊娠期有风疹接触史或发病史。并有检查证实母体已受风疹病毒感染。

（2）出生后新生儿有一种或几种先天缺陷的表现，如心血管畸形（动脉导管未闭、室间隔缺损、房间隔缺损、肺动脉狭窄）、眼部病变（白内障、角膜混浊等）、耳聋、小头畸形、腭裂、智力发育迟缓、肝脾大、间质性肺炎等。

（3）实验室检查：①咽分泌物、尿、脑脊液或其他组织分离出风疹病毒；②血清、脐血或脑脊液测得风疹病毒IgM抗体；③用免疫学方法可检出羊水、胎盘绒毛、胎儿组织中风疹病毒抗原；④应用 RT－PCR 方法检出风疹病毒 RNA；⑤生后 5～6 个月婴儿血液中风疹病毒 IgG 抗体持续阳性，同时有上述先天性风疹的临床表现。

4. 鉴别诊断

(1) 幼儿急疹　常发高热、热退疹出，可与风疹区别。

(2) 药物疹　有用药史，皮疹分布范围广泛，无发热与淋巴结大，停药后皮疹消退。

(3) 猩红热　有草莓舌、咽炎、帕氏线，血液中性粒细胞升高，抗链球菌溶血素 O 抗体升高。

(4) 麻疹　可见麻疹黏膜斑，发热 3～4d 后才出疹，疹退后有色素沉着与脱屑。

(5) 肠道病毒感染伴皮疹　皮疹多样化，可反复出现，常有呼吸道和消化道症状。

三、治疗

无特效治疗，注意隔离，加强护理，以对症治疗为主。

1. 一般治疗

患儿应隔离到出疹后 5d。先天性风疹患儿应隔离 6 个月以上，直至咽部、大小便、血清病毒分离均为阴性。精心护理，注意休息和给予高热量及富含维生素的饮食。

2. 药物治疗

(1) 抗病毒治疗　常用利巴韦林（病毒唑），每天 10～15mg/kg，分 2～3 次口服，连用 6～7d。有并发症者，可静脉滴注利巴韦林，或应用干扰素肌内注射，每天 100kU/kg，连用 5～7d。

(2) 对症治疗　如发热时温度较高，可应用对乙酰氨基酚或布洛芬。有呕吐、食欲差者，可补充液体与电解质。有咳嗽者，可用止咳化痰药。有咽痛者，可用四季润喉片或银黄含化片含服。

(3) 并发症治疗　风疹感染的主要并发症为脑炎及出血

倾向。前者可按高热、昏迷、惊厥等症状给予对症处理。有明显出血倾向者可试用肾上腺皮质激素治疗，或必要时输新鲜血或血小板控制出血。先天性风疹引起的缺陷及畸形，应给予必要的关怀和护理，尽可能采取手术及矫治畸形的方法处理。

四、注意事项

1. 病情观察

观察体温、食欲，皮疹分布、出现与消失，注意枕后、耳后、颈部淋巴结肿痛的变化。复查血常规，警惕血小板减少性发绀的发生。

2. 医患沟通

患者在门诊就诊，应向家长交代可能会出现的并发症及其表现，以使家长有心理准备，及时复诊。

3. 经验指导

对无并发症的风疹口服抗病毒中药或利巴韦林即可，静脉或肌肉用药多用于有并发症的风疹。

第三节 水痘

水痘是由水痘－带状疱疹病毒所致的急性出疹性传染病。全年皆可发病，冬春尤多。儿童时期任何年龄皆可发病，以学龄前多见。临床特征为发热、皮肤分批出现丘疹、疱疹、结痂，且各期皮疹同时存在。

一、病因与发病机制

水痘－带状疱疹病毒属疱疹病毒亚科，该病毒只有一个血清型，对外界抵抗力弱，不耐热、不耐酸，对去垢剂、空气干燥剂和乙醚敏感，在痂皮中不能存活。水痘病毒经上呼吸道侵入机体，在呼吸道黏膜细胞中复制，而后进入血流，到达单核-巨噬细胞系统内再次增殖后释放入血流，引起病毒血症而发病。水痘的皮疹分批出现与病毒间歇性播散有关。水痘的皮损为表皮棘细胞气球样变性、肿胀，细胞核内嗜酸性包涵体形成，临近细胞相互融合形成多核巨细胞，继而有组织液渗出形成单房性水泡。泡液内含大量病毒。由于病变浅表，愈后不留瘢痕。

水痘患者是惟一的传染源。病毒存在于患儿上呼吸道鼻咽分泌物及疱疹液中，经飞沫和直接接触传播。出疹前1d至疱疹全部结痂时均有传染性，且传染性很强。易感儿（一般为1～6岁）接触后90%发病。感染水痘后多可获得持久免疫，但可以发生带状疱疹。本病一年四季均可发生，以冬春季为多发。

二、临床表现

1. 前驱症状

可有发热，大多在39℃以下。

2. 皮疹特征

皮疹可在发热同时或1～2d后出现。初起为成批的细小红色斑疹、斑丘疹，数小时或1d后变为椭圆形大小不等的疱疹，周围红晕。数日后，疱疹逐渐变干、结痂、再经数日脱落，不遗留瘢痕。皮疹呈向心性分布，以躯干及头皮多见，伴痒感。丘疹、疱疹、结痂三种不同形态皮疹同时存在，是最典型的水痘疹。在口腔、咽部和结膜也可见细小红色丘疹，继而形成疱疹，破裂后成溃疡。

3. 并发症

少见，偶可有下列并发症。

(1) 继发性皮肤细菌感染。

(2) 水痘脑炎，发生率在0.1%以下，多发生于出疹后

3~8d，症状和脑脊液所见与一般病毒性脑炎相仿，病死率为5%~25%。其他少见的神经系统并发症有横断性脊髓炎、周围神经炎、视神经炎等。

(3) 水痘肺炎，多见于免疫缺陷和新生儿患者，正常小儿罕见。

三、诊断

1. 诊断依据

(1) 有水痘流行病史和接触史。

(2) 皮疹相继分批出现，呈向心性分布，开始为粉红色小斑疹，很快变为丘疹、水疱，水疱疹无脐眼，周围有红晕，水疱易破溃，奇痒，数日后结痂。可见丘疹、新旧水疱、结痂同时存在。口腔、咽部或外阴等处黏膜也可有皮疹，易破裂形成小溃疡。全身症状轻，一般不发热或有低热。

(3) 重症水痘可发热，皮疹离心性分布，可有出血性疱疹、皮肤发绀。

(4) 血常规检查白细胞计数正常或降低，淋巴细胞相对增高。

(5) 水泡液涂片检查有多核巨细胞和核内包涵体，或分离出水痘-带状疱疹病毒，或其抗原阳性，或血清水痘-带状效益病毒抗体滴度在2~3周后比急性期升高4倍以上。

具有上述第(1)、(2)、(4)或(1)、(3)、(4)项可临床诊断为水痘，同时具有第(5)项可做病原学确诊。

2. 分型诊断

(1) *典型水痘* 具有诊断依据中第(1)、(2)、(4)项，可伴第(5)项。

(2) *重症水痘* 也称为进展型水痘，多见于免疫功能受损，伴恶性疾病的儿童，有高热，皮疹离心性密布全身，水疱疹有脐眼，泡液可为血性，可有皮肤发绀。

(3) 先天性水痘综合征　孕母在妊娠期第8～20周患水痘，新生儿有肢体短而发育不良、低体重、皮肤瘢痕、小头、视神经萎缩、白内障、小眼球、视网膜脉络膜炎、肠梗阻、Horner综合征、脑发育不全等，多在1岁内死亡。

(4) 新生儿水痘　孕母在分娩前或分娩后1周患水痘，新生儿可出现水痘皮疹，病情严重。也有的患儿出生时无症状，在婴儿期发生带状疱疹。

3. 鉴别诊断

(1) 丘疹性荨麻疹　皮疹为红色丘疹，壁硬、质较坚、甚痒，周围无红晕，不结痂，分布于四肢或躯干，不累及头部或口腔。

(2) 脓疱病　皮损为化脓性疱疹，无分批出现的特点，不见于黏膜处，无全身症状，泡液可培养出细菌。

(3) 带状疱疹　皮疹沿神经干径路分布，局限一侧，有剧烈刺痛和灼热痛，可与水痘区别。

四、治疗

加强护理，隔离防止传染，对症治疗为主，预防和治疗并发症。

1. 一般治疗

患儿应隔离至全部疱疹变干、结痂为止。卧床休息，给予易消化的食物，保证液体及电解质平衡。加强护理，勤换衣服，保持皮肤清洁，剪短指甲，防止抓破水泡引起继发感染。

2. 药物治疗

(1) 对症治疗　高热者可给予退热药物，如对乙酰氨基酚、布洛芬等，但应避免应用阿司匹林，以免造成Reye综合征。奇痒、哭闹者，可用镇静剂、抗组胺类药物，如异丙嗪；局部涂擦1%炉甘石洗剂或甲紫（龙胆紫），也可外用阿昔洛韦软膏。

(2) 抗病毒治疗　常用药物有阿昔洛韦、更昔洛韦、伐昔洛韦、利巴韦林等。

阿昔洛韦，普通患儿每天20mg/kg，分4次口服，连用5～7d。重症或有并发症或免疫受损的患儿，应静脉给药，剂量为每天20～30mg/kg，每8h给药1次，于1h内静脉滴注，连用5～7d。

伐昔洛韦，普通患儿每天10mg/kg，分2次口服，连用5～7d。

利巴韦林，剂量每天20mg/kg，分3次口服，连用5～7d，适用于普通患儿。

更昔洛韦适用于免疫功能低下者的水痘、重症水痘、有并发症者如水痘肺炎或水痘脑炎等，每天10mg/kg，每12h静脉滴注1次，连用5～7d。

α－干扰素，每次100kU/kg，每天1次肌内注射，连用5～7d，可用于重症或有并发症、或免疫力低下的水痘患儿。

3. 其他治疗

(1) *并发水痘肺炎* 静脉滴注抗病毒药物，若继发细菌感染，选用有效抗生素并给予止咳化痰药等。

(2) *皮肤疱疹继发感染* 可局部应用抗生素软膏，如莫匹罗星软膏（百多邦）等涂擦。并应给予口服抗生素。若体温高，中毒症状重，有败血症的可能，还须静脉应用抗生素。

(3) *并发水痘脑炎* 静脉滴注抗病毒药物，对症治疗如退热、止痉，甘露醇脱水、降低颅内压。

(4) *并发心肌炎* 可静脉滴注维生素C及1，6－二磷酸果糖等营养心肌，控制心力衰竭，必要时应用洋地黄制剂，积极纠正心律失常。

五、注意事项

1. 病情观察

观察体温变化、水疱内容物颜色与混浊情况，注意是否有脓疱疹、皮肤出血点、发绀。

2. 医患沟通

应嘱家长给患儿剪短指甲，对婴幼儿应戴连指手套，以防抓伤皮肤。勤换内衣，以消毒水洗浴，减少继发感染。部分患儿在痂盖脱落后皮肤可局部色素减低或增强，持续数日或数周后消失，这并非是外用甲紫的缘故，应向家长交代。

3. 经验指导

隔离患者至全部皮疹结痂。接触水痘的易感者应留检3周，早期应用丙种球蛋白0.4～0.6ml/kg或带状疱疹免疫球蛋白5ml，可降低水痘的发病率，减轻症状。水痘减毒活疫苗对于正常易感儿童预防有效。

第四节
流行性腮腺炎

流行性腮腺炎是由腮腺炎病毒所致的急性呼吸道传染病。最常累及腮腺，舌下腺和颌下腺发病较少。全年皆可发病，冬春尤多，多发于学龄前及学龄期儿童。临床特征为发热、腮腺非化脓性肿胀疼痛。患处疼痛、肿胀，咀嚼时症状加重。

一、病因与发病机制

腮腺炎病毒属副黏液病毒科，仅有一个血清型，人是腮腺炎病毒唯一的宿主。病毒侵入呼吸道，在局部黏膜上皮细胞和面部淋巴结中繁殖后入血播散至腮腺和中枢神经系统，引起非化脓性腮腺炎和脑膜炎。病毒继续复制入血后侵犯首次病毒血症未受累器官而出现不同器官相继病变。腮腺导管阻塞、扩张和淀粉酶滞留，受阻的淀粉酶经淋巴管进入血流使血浆淀粉酶升高。

二、临床表现

潜伏期2~3周（平均18d）。

1. 多数患儿无前驱症状，以腮腺大、疼痛为首发症状。腮腺肿胀常为双侧性，以耳垂为中心向周边蔓延，表面不红，局部微热，触之坚韧有弹性，明显疼痛及触痛，张口及咀嚼加重。发病早期颊黏膜腮腺管口红肿。伴发热、头痛、乏力、食欲减退等。经过8~10d，肿胀消退，一般体温下降先于腺肿消退。

2. 少数患儿可有下列任何一种并发症。

（1）无菌性脑膜炎综合征　多为学龄儿童，常发生在腮腺肿胀后3~10d。主要表现为发热、头痛、呕吐、嗜睡或谵妄，颈有抵抗感，甚少惊厥。预后良好，绝大多数于起病后10d左右痊愈。

（2）睾丸炎、附睾炎　多见于青春期，常在腮腺炎起病1~2周后发生。多为单侧受累，睾丸肿胀、变硬、疼痛和触痛，伴发热、头痛。1~2周痊愈。很少引起不育。

（3）胰腺炎　多在腮腺肿后3~7d发生。体温骤升，寒颤，反复呕吐，左上腹压痛及局部肌紧张，1周后多能恢复。

三、诊断

1. 诊断依据

（1）发病前30d内有与腮腺炎患者的接触史。

（2）临床表现为腮腺单侧或双侧以耳垂为中心非化脓性肿大并疼痛，边缘不清，触之有弹性，表面皮肤不红，颊内腮腺管口红肿。可伴颌下腺肿大。可有低或中度发热。

（3）外周血白细胞计数正常或稍增高，淋巴细胞相对升高。

（4）血清抗腮腺炎病毒S抗体阳性，或抗腮腺炎病毒IgM阳性，或血、尿、唾液、腮腺管开口处拭子标本中病毒分离阳性可确诊。

（5）本病需与化脓性腮腺炎、颈或耳前淋巴结炎、其他病毒性腮腺炎等原因引起的腮腺肿大性疾病相鉴别。

2. 并发胰腺炎的诊断要点

（1）在流行性腮腺炎患者，腮腺肿大3～7d，发热、上腹疼痛、压痛，呕吐，可有腹胀。

（2）血淀粉酶>500苏氏单位/dl，血脂肪酶>1.5U/dl。

3. 并发脑膜脑炎的诊断要点

（1）在流行性腮腺炎患者，腮腺肿大前后2周内，有发热、神志淡漠、头痛、呕吐、嗜睡、颈抵抗、脑膜刺激征阳性等表现。

（2）脑脊液检查细胞计数明显升高，大多$<500\times10^6$/L，以淋巴细胞为主，蛋白正常或稍高，糖与氯化物正常。在早期脑脊液中可分离出流行性腮腺炎病毒。可有脑电图异常。

4. 并发睾丸炎的诊断要点

（1）在流行性腮腺炎患者，腮腺肿大后2周内，有发热、头痛、呕吐、睾丸肿痛与触痛、阴囊皮肤发红水肿、下腹疼痛等表现。

（2）睾丸炎多为单侧。

5. 鉴别诊断

（1）化脓性腮腺炎　多数仅局限于一侧，挤压腮腺时腮腺管口有脓液流出，外周血白细胞计数及中性粒细胞升高。

（2）颈、耳前淋巴结炎　颌肿胀不以耳垂为中心，腮腺管口不红，口腔与咽部常有明显炎症病灶。颌下淋巴结炎应与颌下腺肿大（可先于腮腺肿大出现）区别，前者多为圆球形，边缘清，可活动，血白细胞及中性粒细胞计数增加；后者为深部半球形，鸡蛋大，边缘不清，不可活动，血白细胞及中性粒细胞计数正常。

（3）复发性腮腺炎　多见于3～6岁儿童，由于先天性腮腺管扩张导致分泌物淤积，在流行性腮腺炎或上呼吸道感染后由于机体抵抗力下降而经口腔逆行感染腮腺所致，表现为咀嚼或吞咽时腮腺疼痛，发热、血白细胞与中性粒细胞升高，单侧或双侧腮腺突然肿大，消退较快，有反复发作的病史，多为3～4个月发作1次。多位于同一侧腮腺是其特点，青春期后不再发作。腮腺造影或B超检查可见腮腺管扩张或囊肿。抗生素治疗有效。咀嚼酸性食物可促进腮腺分泌而有助于痊愈，而流行性腮腺炎患者咀嚼酸性食物时疼痛加剧。

(4) 其他病毒性腮腺炎 流感病毒、副流感病毒、巨细胞病毒、腺病毒、肠道病毒、乙型脑炎病毒、单纯疱疹病毒等均可造成腮腺大，鉴别依靠病毒分离或血清病毒IgM检查。

(5) 其他原因引起的腮腺大 白血病、镰状细胞贫血、营养不良、糖尿病、慢性肝病、干燥综合征、淋巴瘤、唾液管结石、服用碘化物或羟保泰松等可引起腮腺大，但均有相应的病史或临床表现。

四、治疗

本病属自限性疾病，以对症处理为主，注意防治并发症。

1. 一般治疗

患儿卧床休息，应隔离至腮腺肿胀完全消退后3d，适当补充水分和营养，给予半流质或软食，具体应根据患儿的咀嚼能力而定，保证充足的液体摄入，避免或尽量减少进食酸性或辛辣食物，严重呕吐不能进食者可给予静脉营养。保持口腔清洁，可用复方硼酸溶液漱口。

2. 药物治疗

(1) 对症治疗 局部肿痛较重者，可用金黄散、青黛散、紫金锭、季德胜蛇药片研粉调醋外敷；或用红外线、透热理疗或氦氖激光照射。发热、头痛者，给予解热镇痛药如对乙酰氨基酚治疗。

（2）抗病毒治疗　可口服复方板蓝根冲剂，连用5～7d。口服利巴韦林，每天20mg/kg，分3次服，连用5～7d。重症患者可用干扰素肌内注射，每天100kU/kg，连用5～7d，也可静脉滴注利巴韦林。

3. 其他治疗

有并发症者，可用干扰素肌内注射，每天100kU/kg，连用5～7d，或静脉滴注利巴韦林。并发睾丸炎者，可局部冰敷睾丸并使用丁字带睾丸托支持；重症者，还可短期内试用糖皮质激素，如氢化可的松每天5mg/kg静脉滴注。并发胰腺炎时，应禁食，使用生长抑素、抑肽酶、山莨菪碱等，并加用抗生素静脉滴注。并发脑膜炎者，可用甘露醇脱水治疗，短期内也可应用糖皮质激素，以减轻症状。

五、注意事项

1. 病情观察

观察体温变化、局部肿痛情况。注意观察有无并发症表现，如头痛、呕吐、嗜睡、颈抵抗、脑膜刺激征、腹痛、腹部压痛，以及腹胀、睾丸肿痛与触痛、阴囊皮肤发红水肿等。

2. 医患沟通

应告知家长，在患儿腮腺消肿后3d方可上学。

3. 经验指导

（1）本病患者无脑膜脑炎临床表现时，也可有脑脊液细胞计数轻度升高，有脑膜脑炎临床表现才诊断为并发脑膜脑炎。

（2）患儿隔离至腮腺肿胀完全消退，有接触史的易感儿应检疫3周。主动免疫可给予流行性腮腺炎减毒活疫苗，被动免疫给予腮腺炎免疫γ球蛋白效果较好。而一般免疫球蛋白、成人血液或胎盘球蛋白对本病均无预防作用。

第五节

百日咳

百日咳是由百日咳杆菌所致的急性呼吸道传染病。婴幼儿多见。临床上以阵发性痉挛性咳嗽、鸡鸣样吸气吼声为特征。病程可长达2~3个月，故名百日咳。

一、病因与发病机制

百日咳杆菌侵入呼吸道后，局部繁殖并产生多种毒素，引起广泛炎症，黏液分泌增多，不易排除，以致黏液刺激呼吸道神经末梢，反射性引起剧烈、连续的痉挛性咳嗽；痉咳时患儿处于呼气状态，同时声门痉挛，痉咳停止时吸入大量气体快速通过痉挛的声门发出高调鸡鸣样吼声。

二、临床表现

潜伏期2~21d，一般为7~14d。典型经过分为三期。

1. 卡他期（前驱期）

自起病至痉咳出现，7~10d。初起类似一般上呼吸道感染症状，包括低热、咳嗽、流涕，喷嚏等。3~4d后其他症状好转而咳嗽加重。此期传染性最强，治疗效果也最好。

2. 痉咳期

咳嗽由单声咳变为阵咳，连续十余声至数十声短促的咳嗽，继而出现一次深长的吸气，因声门仍处于收缩状态，故发出鸡鸣样吼声，以后又是一连串阵咳，如此反复，直至咳出黏稠痰液或吐出胃内容物为止。每次阵咳发作可持续数分钟，每天可达数次至数十次，日轻夜重。阵咳时患儿往往面红唇绀，涕泪交流，大小便失禁。少数患者痉咳频繁可出现眼睑水肿、眼结膜及鼻黏膜出血，舌外伸时下门齿损伤舌系带常形成舌系带溃疡。成人及年长儿童可无典型痉咳。婴儿由于声门狭小，痉咳时可发生呼吸暂停，并可因脑缺氧而抽搐，甚至死亡。此期短者2～6周，长者可达2月以上。

3. 恢复期

阵发性痉咳逐渐减少至停止，鸡鸣样吼声消失。此期一般为2～3周。若有并发症可长达数月。

三、诊断

1. 诊断要点

(1) 阵发性痉挛性咳嗽，伴有吸气性鸡鸣样吼声，反复发作2周或以上。肺部无阳性体征。一般不发热。可见舌系带溃疡。

(2) 新生儿和2～3个月婴儿无典型痉挛性咳嗽，而表现为咳嗽数声后出现屏气、面色发绀、窒息或惊厥。

(3) 外周血白细胞计数明显增多，分类以淋巴细胞为主。

(4) 排除其他可引起百日咳样痉挛性咳嗽的呼吸道疾病。

(5) 病原学检查发现：①咳碟法或鼻咽拭子培养出百日咳杆菌；②鼻咽拭子涂片用荧光抗体检查有百日咳杆菌抗原；③应用PCR方法在鼻咽分泌物中可检测出百日咳杆菌DNA；④血清百日咳特异性IgM升高；⑤双份血清做凝集试验或补体结合试验，效价呈4倍升高。

具备上述第(1)～(4)项可临床诊断本病，如同时具有第(5)项中之一可确诊本病。

2. 鉴别诊断

(1) 气管、支气管异物　有异物吸入史，起病急，以呛咳为主，无鸡鸣样吸气声。

(2) 支气管炎、肺炎　可发生类似痉挛性咳嗽，无鸡鸣样吸气声。常伴有发热，肺部听诊有干性或湿性啰音，胸片有炎症改变。

(3) 肺门淋巴结核　肺门处肿大的淋巴结压迫气管、支气管可引起痉挛性咳嗽，但无鸡鸣样吸气声，可根据结核接触史、血沉、结核菌素试验、胸片进行鉴别。

(4) 百日咳综合征　由腺病毒、呼吸道合胞病毒、副流感病毒、肺炎支原体、肺炎衣原体、副百日咳杆菌引起，临床表现与百日咳相似，但较轻，血常规检查白细胞与淋巴细胞增高不如百日咳显著。主要依据细菌培养、病毒分离鉴别。

四、治疗

注意隔离，加强护理，抗菌治疗，预防和治疗并发症。

1. 一般治疗

按呼吸道传染病对患儿进行隔离，进食营养丰富的食物，注意补充各种维生素和钙剂。少食多餐，呕吐严重者应注意补充营养。体弱小婴儿痉咳严重时，常伴发惊厥和窒息，应加强夜间护理。

2. 药物治疗

(1) 抗菌治疗　首选红霉素，剂量为每天30~50mg/kg，分次口服或静脉滴注，7~14d为1个疗程。或罗红霉素每天5~10mg/kg口服，7~10d为1个疗程。还可选用阿奇霉素每天10mg/kg，一次顿服或静脉滴注，3~5d为1个疗程。后两者具有抗菌作用强、胃肠道反应少等优点。亦可选用一、二代头孢菌素或利福平、氨苄西林等，但氨苄西林临床疗效较差，现较少应用。氯霉素虽然有较好疗效，但偶可引起粒细胞减少，应用不多。

(2) 对症治疗　雾化吸入α-糜蛋白酶可分解黏稠痰液。维生素K_1肌内注射可减轻痉咳，剂量为1岁以内20mg，1~2岁30mg，2~5岁40mg，5岁以上50mg，肌内注射，每天1次，5~7d为1个疗程。β受体激动剂沙丁胺醇（舒喘灵），每天0.3～0.5mg/kg，分3次口服；博利康尼每天0.15mg/kg，分3次口服，可减轻痉咳。痉咳影响睡眠时可选择镇静药，如10%水合氯醛灌肠，或异丙嗪每次0.5～1mg/kg，或苯巴比妥2～3mg/kg使患儿安静。发生脑水肿者，及时进行脱水治疗，防止脑疝出现。病情严重的小婴儿可使用糖皮质激素。对于新生儿、小婴儿及重症百日咳患儿，可静脉给予免疫球蛋白，用于脑病患儿，亦可减轻痉挛，每天200～400mg/kg，连用3～5d为1个疗程。也可应用普鲁卡因静脉封闭疗法，普鲁卡因每次5mg/kg静脉滴注，持续8～12h，每天2次，连用5～7d。

五、注意事项

1. 病情观察

治疗后注意痉挛性咳嗽有无减轻，在吸入烟尘、哭闹、奔跑、受冷空气、强迫进食后仍诱发咳嗽。注意新生儿与小婴儿的夜间发作有无减少，睡眠是否好转。

2. 医患沟通

大部分患儿就诊时已进入痉挛期，此时应用抗生素疗效差，不能缩短病程，应向家长交代清楚，以免引起纠纷。

3. 经验指导

百日咳免疫球蛋白静脉滴注或肌内注射疗效好，有条件时可应用。

第六节

中毒型细菌性痢疾

中毒型细菌性痢疾是由志贺菌属引起的危重型急性细菌性痢疾。细菌性痢疾的病原体为志贺菌属，简称痢疾杆菌。本病传播途径为粪便感染，多发于夏秋季节，任何年龄段均可发病。

一、病因与发病机制

细菌经口入胃，大部分被胃酸杀灭，小部分进入肠道，入肠后部分细菌因正常肠道菌群的拮抗作用和肠道分泌型IgA阻止其吸附而被排出。致病力强的细菌可侵入肠黏膜，导致肠黏膜炎症、溃疡和坏死，引起腹痛、腹泻和脓血便。

细菌可侵入血流引起菌血症和败血症，多见于免疫和营养状态差的老年人和儿童。细菌产生的内毒素可致内毒素血症，部分患者还可出现内毒素性过敏反应，使儿茶酚胺释放，全身小血管痉挛致急性微循环障碍。内毒素损伤血管壁引起DIC和血栓形成而加重微循环障碍，致使感染性休克和重要器官衰竭，此为中毒型菌痢。

菌痢的肠道病变主要在结肠，以乙状结肠和直肠病变为主。重者可累及整个结肠和回肠下段，早期为弥漫性纤维蛋白渗出性炎症，可形成灰白色假膜，病变仅限于固有层，少有肠穿孔和大量肠出血；慢性期有肠黏膜水肿，肠壁增厚，息肉样增生和瘢痕形成可致肠腔狭窄。中毒型菌痢肠道局部病变轻，而全身症状重，有多脏器微循环障碍、脑水肿神经细胞变性和点状出血等。

二、临床表现

潜伏期多数为1～2d，短者数小时。起病急骤，高热可>40℃，少数患儿体温不升，反复惊厥，病情迅速进展而发生呼吸衰竭、休克或昏迷，肠道症状多不明显甚至无腹痛与腹泻；也有在发热、脓血便2～3d后发展为中毒型。临床上按主要表现分为三型。

1. 休克型

早期可见精神委靡，面色苍白，四肢厥冷，脉搏细数，呼吸加快，血压正常或偏低，脉压差小，可伴心、肺、血液、肾脏等多器官障碍。

2. 脑型

因脑缺氧、水肿而发生反复惊厥、昏迷和呼吸衰竭。早期表现为嗜睡、呕吐、头痛、血压偏高，心率相对缓慢。随病情进展可呈现呼吸节律不整，暂停、叹息样呼吸，下颌呼吸等。瞳孔忽大忽小，或两侧不等大，对光反应迟钝或消失。意识由烦躁、谵妄而进入昏迷。

3. 混合型

同时具有以上两型表现，病情最为严重。

三、诊断

1. 诊断要点

(1) 多为 2～7 岁小儿，夏秋季节突起高热，有休克、反复惊厥、昏迷和（或）呼吸衰竭表现。

(2) 有或无脓血便。无脓血便的可用冷盐水灌肠或肛门指检，取粪便镜检有大量脓细胞、红细胞和吞噬细胞。

(3) 血白细胞及中性粒细胞计数升高。

(4) 排除流行性乙型脑炎、高热惊厥和其他可引起感染性休克的疾病。

(5) 粪便细菌培养或肛拭子培养见痢疾杆菌。

具备上述第（1）～（4）项可临床诊断本病，如同时具有第（5）项可做病原学确诊。

2. 鉴别诊断

(1) 高热惊厥　多见于6个月至3岁小儿，常在感冒等病的体温突然升高时出现惊厥，抽搐时间短，止惊后一般情况良好，无感染中毒的其他症状，一次病程中仅发生 1～2 次惊厥，既往多有高热惊厥史，粪便检查正常。

(2) 流行性乙型脑炎　本病发病季节也在 7～9 月份，其高热、惊厥、意识障碍与中毒型痢疾相似，但脑膜刺激征可阳性，呼吸衰竭表现显著，粪便检查正常，脑脊液检查多有改变。

(3) 其他细菌性肠炎或结肠炎　由其他细菌如致病性大肠杆菌、鼠伤寒沙门菌、葡萄球菌等感染所致，多见于婴幼儿阶段，夏秋季发病率高，以发热、呕吐、腹泻等症状为主，大便亦可为脓血便，中毒症状严重时亦会发生休克，但常不如中毒性细菌型痢疾来势凶险。除依据其临床特征鉴别外，主要依据致病菌培养结果确诊。

(4) 急性出血性坏死性肠炎　由产气荚膜杆菌引起，起病急，儿童患者多有不洁饮食史，发热、腹痛、腹泻、腹胀，严重时可休克。大便为血水便，有恶臭、坏死组织，镜检以红细胞为主。腹部X线检查可见小肠积气与气液平。

(5) 败血症引起的感染性休克　有原发感染病灶，已有一段时间的发热与中毒症状，血培养可呈阳性，常无脓血便。

四、治疗

确诊后应争分夺秒尽快救治，采取综合措施，监护和维持重要脏器功能，维持水、电解质和酸碱平衡，控制感染，加强对症治疗。

1. 一般治疗

应卧床休息，注意床旁隔离，密切观察病情变化，监测意识状态、瞳孔变化、呼吸、血压、脉搏等重要生命指标。加强护理，防治并发症。

2. 药物治疗

(1) 病原菌治疗　可选用喹诺酮类抗生素，如诺氟沙星(氟哌酸)、环丙沙星（环丙氟哌酸），每天10～15mg/kg，分3次口服；或磺胺类，如复方新诺明，每天50mg/kg，分2次口服，7d为1个疗程；或头孢菌素类，如头孢曲松钠、头孢噻肟钠等，每天100～150mg/kg，分2次口服或静脉滴注。

（2）退热治疗　中毒型菌痢多为高热，易导致高热惊厥的发生，应积极在温敷等物理降温的基础上应用退热药，如对乙酰氨基酚或布洛芬，若体温始终不降并伴有躁动不安及反复惊厥时，可用冬眠合剂氯丙嗪、异丙嗪每次各0.5～1mg/kg，静脉注射或入壶静脉滴注，尽快使体温保持在37℃左右。

3. 休克型治疗

应注意扩充血容量及纠正酸中毒等。

（1）扩充血容量及纠正酸中毒　轻度休克时，可按10～20ml/kg静脉快速滴注2/3张（4∶3∶2液）或等张液（2∶1液），持续用至休克纠正为止；重度休克时，需快速静脉滴注右旋糖酐10～15ml/kg，30min内滴完，若无右旋糖酐可用2∶1等张含钠液，继以5%碳酸氢钠5ml/kg代替。

快速补液后改用1/2～2/3张液继续滴注，直至休克纠正为止。此阶段补液量为30～60ml/kg。如酸中毒较重，还可根据血气结果输入1.4%碳酸氢钠纠酸，首次先给计算碱性液体量的1/2，因循环明显改善后，淤滞于毛细血管床内的酸性产物被大量析出，给予过多碱性液会造成碱中毒。患儿有尿后注意补钾及补钙。

休克基本纠正后，继用含钾维持液（4份10%葡萄糖；1份0.9%氯化钠，内含0.15%～0.3%氯化钾）静脉滴注，第一个24h的输液量为50～80ml/kg。休克纠正后，过多的细胞间液回到血管内，故维持液的输液量应注意控制。

治疗中应密切观察尿量、尿比重、尿pH（6.7～7.0）、血二氧化碳结合力、中心静脉压或血液气体分析等反映外周循环及酸中毒情况的指标，判定所输液体的质与量是否合适，及时进行调整。

（2）血管活性药的应用　在扩容纠酸的基础上给予血管活性药用以改善微循环，常用的药物有以下几种。

山莨菪碱（654－2）剂量为轻度每次0.5～1mg/kg，重度每次1～2mg/kg，静脉注射，每间隔10～15min可重复用药1次，直至面色变红润、四肢转暖、血压回升，尿量增多后给药间隔时间可延长为0.5～1h用药1次，然后为1～2h 1次，待休克症状消失后停药。若在用药8～10次后病情始终无缓解，应换用或增加其他措施。极重度休克需要大剂量莨菪碱药时，可应用阿托品，每次0.03～0.05mg/kg。反复惊厥的患儿，可应用东莨菪碱，每次0.03～0.05mg/kg，用法同上。

多巴胺能增加心肌收缩力，先从中小剂量用起1～4μg/（kg·min）或5～10μg/（kg·min）。如无效可逐渐增加剂量至10～20μg/（kg·min），可使血管收缩，有升压作用。血压回升后逐渐稀释浓度，调整滴速减量。对重度休克患儿，在应用扩容及多巴胺的基础上可加用间羟胺（阿拉明）5～10mg，加入100ml溶液中与多巴胺同时静脉滴注，待血压回升稳定后停用，多巴胺可继续应用一段时间后逐渐减量停用。

经一般治疗后休克症状仍不见好转者可应用酚妥拉明。常与间羟胺合用，酚妥拉明每次0.25～0.50mg/kg（年长儿一次量不超过10mg），间羟胺为每次0.1～0.2mg/kg，两药同时加入10%葡萄糖液20ml内缓慢静脉注射，随后可用上述剂量加入10%葡萄糖液50ml内静脉滴注，每间隔1～2h给药1次，至病情好转后减量停药。为防止用药后血管快速扩张、血压下降，用药前须先补足血容量。用药同时还应监测血糖变化，预防出现低血糖，适当补充葡萄糖液。

异丙基肾上腺素可加强心肌收缩力及扩张血管，降低外周阻力，心功能不好时可用本药治疗。将0.4～0.8mg异丙基肾上腺素加入生理盐水或5%葡萄糖液100～200ml内，以2～3g/min的速度滴注，对经解痉、扩容、纠酸及强心等综合治疗后病情仍不见好转的休克患儿有较好效果。输入速度根据病情随时调整，并注意有无心率加快或心律紊乱等副作用。

去甲基肾上腺素目前在国内外已较少首选或单独应用，对经常规综合治疗病情无好转者，可小剂量试用，用以增强心肌收缩力，提高血压，改善休克。每100～200ml葡萄糖液中加入去甲基肾上腺素1mg静脉滴注，待血压上升，病情好转，巩固数小时后，减慢滴速，逐渐稀释至停药。

(3) 强心药的应用　休克患儿心脏功能多受损害，重度休克者更为明显，应注意预防心力衰竭的发生。一般在控制输液速度及输液量的基础上，在快速输液扩容后需常规应用一次强心药物（已有心功能不全者则应提前用），常用毒毛花苷K，每次0.007～0.01mg/kg，每天量不超过0.25mg，加入10～20ml液体中缓慢静脉注射，必要时可间隔4～8h后重复用半量至全量；或用毛花苷丙（西地兰），饱和量2岁以下0.03～0.04mg/kg，2岁以上0.02～0.03mg/kg，首次用饱和量的1/3～1/2，注射方法同毒毛花苷K，余量分2次间隔4～6h静脉注入。

(4) 抗感染和抗凝血　具体治疗同脑型的治疗。

(5) 氧疗　休克患儿常伴不同程度缺氧，应给予氧气吸入。保持呼吸道通畅，采用鼻导管供氧（氧流量1L/min）或面罩供氧（氧流量2～4L/min）。

4. 脑型的治疗

(1) 改善微循环　是抢救患儿的主要措施，首选山莨菪碱，其他莨菪类药还有东莨菪碱、阿托品，用法见休克型的治疗。

(2) 控制惊厥　可采用地西泮，每次0.3～0.5mg/kg缓慢静脉注射，密切观察呼吸改变，地西泮每次最大量不超过10mg；也可用复方冬眠灵；或副醛，每次0.1～0.2ml/kg，肌内注射。

(3) 降颅压　在改善循环的同时可给予20%甘露醇减轻脑水肿，每次1mg/kg缓慢静脉注射，每间隔3～6h可重复用药 1 次。心、肺功能不好者，可应用呋塞米，每次 1g/kg静脉注射。严重时出现脑疝者，还可加用 30% 尿素，每次 1g/kg 静脉注射。

（4）呼吸兴奋剂　出现中枢性呼吸衰竭时，加大山莨菪碱用量，并给予洛贝林，开始每次 0.5ml 静脉注射，若无反应，可加大至每次 1～2ml，每间隔 5min 用药 1 次，直至呼吸好转。

（5）强心　治疗同休克型的治疗。

（6）抗凝血及 DIC 的防治　注意观察患儿有无凝血异常 DIC 的出现。如确诊有 DIC 时，山莨菪碱、低分子右旋糖酐和肝素等药物应联合应用。

高凝阶段常无出血现象，试管法凝血时间 <3min（正常 5～10min），肝素每次 1mg/kg（1mg = 130U）加入 50～100ml 液体中于 1h 内静脉滴注，必要时也可溶于 20ml 液体中缓慢静脉注射，每间隔 4～6h 给药 1 次。应用肝素后监测凝血时间保持在 17～25min，达不到 17min，加大肝素剂量；超过 30min，则要减量。如果出血现象加重，凝血时间 >2h，则为肝素过量，应立即停用肝素，并用鱼精蛋白中和肝素，lmg 鱼精蛋白可中和 1mg 肝素，用量与最后一次肝素用量相等，一般先用 1/2 量，必要时 15min 后再给半量。

低凝阶段试管法凝血时间 >12min，表现有少量出血现象（鼻出血、牙龈出血等），继续应用肝素，并输入 1 次新鲜全血，输血量为 10ml/kg，用以补充凝血因子。

纤溶亢进阶段多有明显出血现象，检查纤溶指标阳性，此时应以止血为主。常用药物有 6－氨基己酸，每次 0.1g/kg；或对羧基苄氨，每次 8～12mg/kg；或止血芳酸，每次 20mg/kg；或止血环酸，每次 10mg/kg。任选其中一种加入小壶静脉滴入，每间隔 4～6h 给药 1 次。

（7）抗感染　如能口服，可采用诺氟沙星或环丙沙星；重症不能口服者，可采用三代头孢霉素如头孢氨噻肟，每天

100～150mg/kg，静脉滴注。

（8）对症处理　定期吸痰，保持呼吸道通畅，监测血钾、血钠浓度和酸碱度，若有异常及时调整，维持水和电解质平衡，保证每天供给足够的生理需要量。

5. 肺型的治疗

（1）改善微循环　山莨菪碱加大用量至每次2～3mg/kg，每间隔10～15min静脉注射1次，直至症状改善，然后延长给药时间，待病情稳定后逐渐减量至停用。并联合应用酚妥拉明，每次0.2～0.5mg/kg，缓慢静脉注射，直至症状改善。

（2）治疗肺水肿　控制输液量，必要时应用呋塞米，每次1mg/kg静脉注射，必要时每间隔3～4h重复应用1次。

（3）糖皮质激素　及早应用地塞米松，每次0.3～0.5mg，每间隔8h给药1次，入壶静脉滴注。

（4）改善肺换气　经过积极给氧（3～5L/min）后，若动脉血氧分压仍低于50mmHg，应持续呼吸道正压呼吸（CPAP）。如患儿同时有通气功能障碍，动脉血二氧化碳分压明显升高时，可用呼气终末正压呼吸（PEEP）。

（5）抗凝治疗　肺型患儿都伴有DIC，抗DIC治疗同脑型。

6. 混合型的治疗

此型常伴有多脏器衰竭，病情更为复杂，治疗应综合分析，随时调整治疗方案。

五、注意事项

1. 病情观察

注意有无脑水肿、DIC、呼吸衰竭、肾衰竭的表现。

2. 医患沟通

对于中毒型细菌性痢疾与流行性乙型脑炎区分不清的患儿，需进行脑脊液检查时，应向家长交代其必要性，取得家长配合。对病情危重的患儿应及时向家长交代病情、治疗方案、预后，取得家长理解与配合。对治愈出院的患儿应嘱家长注意患儿的饮食卫生。

3. 经验指导

经快速扩容后患儿多可出现血压回升、面色转红、神志好转，如血压仍不稳定应加用多巴胺。治疗过程中心率显著增快时应注意心力衰竭的可能，可由于中毒性心肌炎及输液过快过多引起。如呼吸节律不齐、深浅不匀等早期呼吸衰竭表现应及早使用呼吸机。

第七节

幼儿急疹

幼儿急疹又称婴儿玫瑰疹，是由感染人类疱疹病毒 6 型或 7 型而导致的婴儿发疹性热病。主要特征是患儿持续高热 3～5d，热退疹出。本病男女均可发病，以 6～18 个月的婴幼儿多见，3 岁后较少发病。

一、诊断要点

1. 临床表现为突然高热，体温可达 39℃～40℃，期间精神、食欲等一般情况可，上呼吸道症状轻，可出现高热惊厥。高热持续 3～5d 后，体温骤降，热退疹出，皮疹呈红色斑疹或斑丘疹，主要分布在躯干、颈部及上肢，疹间有 3～5mm 正常皮肤间隙。皮疹多在 2～3d 消失，无色素沉着及脱屑等改变。

2. 起病第 1 天外周血中白细胞计数多有增加，以中性粒细胞为主，2～3d 后白细胞开始下降，淋巴细胞相对增多。

3. 外周血中或脑脊液中分离出 HHV－6 或 HHV－7，或血清或脑脊液中 HHV－6 或 HHV－7 的 IgM 抗体阳性，或恢复期血清或脑脊液中 HHV－6 或 HHV－7 的 DNA 或 IgG 抗体较急性期有 4 倍以上增高者可确诊。

4. 本病需与麻疹、风疹、肠道病毒感染及药物疹等疾病相鉴别。

二、治疗

以对症治疗为主，可结合应用抗病毒药物。

1. 一般治疗

注意休息，多饮水，食用清淡的饮食，必要时可应用清热解毒的中成药。

2. 对症治疗

（1）退热　因多为高热，需药物治疗。可口服对乙酰氨基酚或布洛芬，也可给予退热栓肛门塞入，根据病情 4～6h 可重复用药，但应避免用药量过大，引起体温骤降、多汗甚至虚脱。

（2）止痉　发生高热惊厥者，可予以安定 0.3～0.5mg/kg 缓慢静脉推注，或苯巴比妥 10mg/kg，静脉注射用于镇静、止痉。

3. 抗病毒治疗

（1）更昔洛韦　剂量为每次 5mg/kg，静脉滴注，每 12h 用药 1 次，连用 2～4 周。

（2）膦甲酸钠　剂量为每天 20mg/kg，静脉滴注，连用 2～4 周。

（3）干扰素　α－干扰素，每次 100kU/kg，肌内注射，隔日 1 次，连用 2～4 周。

三、预后

幼儿急疹虽症状轻，预后良好，急疹治愈后 HHV－6 或 HHV－7 可在幼儿的大脑中潜伏下来，出现发热性疾病时易引起高热惊厥，部分患儿甚至可出现癫痫，且病毒可在宿主免疫力低下时引起年长儿，甚至是成年人出现传染性单核细胞增多症、坏死性淋巴结炎、多发性硬化、慢性疲劳综合征等，故应积极治疗，注意观察。

四、注意事项

1. 病情观察

观察体温变化、皮疹与发热的关系，皮疹出现与消退情况等，有无高热惊厥。

2. 医患沟通

对诊断为幼儿急疹的患儿家长，可告知将来有高热惊厥的可能，在患儿将来发热时应注意降温。

3. 经验指导

幼儿急诊的诊断主要依靠"热退疹出"这一临床特征。少数患儿发热仅 1～2d 即有热退疹出，也多是本病。

第八节
手足口病

手足口病（HFMD）是由肠道病毒引起的传染病，多发生于5岁以下的婴幼儿，可引起发热和手、足、口腔等部位的皮疹、溃疡，个别患者可引起心肌炎、肺水肿、无菌性脑膜脑炎等并发症。引发手足口病的肠道病毒有20多种，其中柯萨奇病毒（Cox sackievirus）A16型（Cox A16）和肠道病毒71型（EV71）最常见。

一、流行病学

1. 传染源

手足口病的传染源是患者和隐性感染者。流行期间，患者是主要传染源。患者在发病 1～2 周自咽部排出病毒，3～

5周从粪便中排出病毒，疱疹液中含大量病毒，破溃时病毒即溢出。带毒者和轻型散发病例是流行间歇和流行期的主要传染源。

2. 传播途径

主要是通过人群间的密切接触进行传播。患者咽喉分泌物及唾液中的病毒可通过空气飞沫传播。唾液、疱疹液、粪便污染的手、毛巾、手绢、牙杯、玩具、食具、奶具以及床上用品、内衣等通过日常接触传播，亦可经口传播。接触被病毒污染的水源，也可经口感染，并常造成流行。门诊交叉感染和口腔器械消毒不严也可造成传播。

3. 易感人群

人群对引起手足口病的肠道病毒普遍易感，受感染后可获得免疫力，各年龄组均可感染发病，但病毒隐性感染与显性感染之比为100:1，成人大多已通过隐性感染获得相应的抗体。因此，手足口病的患者主要为学龄前儿童，尤以≤3岁年龄组发病率最高，4岁以内占发病数的85%～95%。据国外观察报道，在人群中，每隔2～3年流行一次，主要是非流行期间新生儿出世，易感者逐渐积累，达到一定数量时，便为新的流行提供先决条件。我国天津市1983年流行后，散发病例不断，1986年再次发生流行，而且两次均为Cox A16引起。

4. 流行方式

手足口病分布极广泛，无严格地区性分布。四季均可发病，以夏秋季多见，冬季的发病较为少见。本病常呈暴发流行后散在发生，该病流行期间，幼儿园和托儿所易发生集体感染。家庭也有此类发病集聚现象。医院门诊的交叉感染和口腔器械消毒不严格，也可造成传播。托幼单位儿童发病率明显高于散居儿童。家庭散发，常一家一例；家庭暴发，一家多人或小孩子与成人全部感染发病。此病传染性强，传播途径复杂，流行强度大，传播快，在短时间内即可造成大流行。

二、临床表现

1. 临床症状

手足口病由肠道病毒感染引起，具有肠道病毒感染的共同特征。从最常见的无症状或仅有轻度不适，至严重的并发症甚至死亡均可发生。潜伏期一般3～7d，没有明显的前驱症状，多数患者突然起病。约半数患者于发病前1～2d或发病的同时有发热，多在38℃左右。病损主要侵犯手、足、口、臀四个部位（四部曲）；因为疹子不像蚊虫叮咬、不像药物疹、不像口唇牙龈疱疹、不像水痘所以又称四不像；而且临床上更有不痛、不痒、不结痂、不结疤的四不特征。部分患者初期有轻度上感症状，如咳嗽、流涕、恶心、呕吐等。由于口腔溃疡引起的疼痛，患儿流涎拒食。口腔黏膜疹出现比较早，起初为粟米样斑丘疹或水疱，周围有红晕，主要位于舌及两颊部，唇齿侧也常发生。手、足等肢体远端部位出现或平或凸的斑丘疹或疱疹，皮疹不痒，斑丘疹在5d左右由红变暗，然后消退；疱疹呈圆形或椭圆形扁平凸起，内有混浊液体，长径与皮纹走向一致，如黄豆大小不等，一般无疼痛及痒感，愈合后不留痕迹。手、足、口病损在同一患者不一定全部出现。水疱和皮疹通常在1周内消退。

2. 并发症

手足口病病损表现在皮肤和黏膜上，但病毒会侵犯心、脑、肾等重要器官。本病流行时要加强对患者的临床监测，如出现高热、白细胞不明原因增高而查不出其他感染灶时，就要警惕暴发性心肌炎的发生。近年发现EV71较Cox A16所致手足口病有更多机会发生无菌性脑膜炎，其症状表现为发热、头痛、颈部僵硬、呕吐、易烦躁、睡眠不安稳等；身体偶尔可发现非特异性红丘疹，甚至点状出血点。中枢神经系统症状多见于2岁以内患儿。

三、诊断

1. 主要诊断依据

流行病学资料、临床表现、实验室检查、确诊时须有病原学的检查依据。本病好发于夏秋季节；以儿童为主要发病对象，常在婴幼儿集聚的场所发生，呈流行趋势。临床主要表现为初起发热，白细胞总数轻度升高，继而口腔、手、足等部位黏膜、皮肤出现斑丘疹及疱疹样损害。病程较短，多在1周内痊愈。

2. 实验室诊断

肠道病毒型特异性鉴定主要靠血清中和试验，LMB组合血清可大大简化鉴定过程，但是有些毒株的中和作用不稳定，仍需由单价血清来鉴定，另外要注意的是病毒颗粒的集聚会影响中和效果，如EV71的中和试验就需要使用单个分散的病毒。近年来，PCR技术已成为诊断肠道病毒感染最常用的一种方法。PCR测序技术则可用于肠道病毒分型。手足口病抗体检测的最常用方法目前仍是中和试验，该方法精确且具有型特异性。

四、治疗

目前此病没有较有效的治疗方法，但可以采取以下措施缓解。

1. 服用抗病毒药物，如病毒唑、病毒灵等。
2. 保持局部清洁，避免继发细菌感染。
3. 口腔因有糜烂，小儿吃东西困难时，可以给予易消化的流食，饭后漱口。
4. 局部可以涂金霉素鱼肝油，以缓减疼痛和促使糜烂面早日愈合。
5. 可以口服B族维生素，如维生素 B_2 等。
6. 若伴有发热时，可以用一些清热解毒的中药。

7. 如并发神经系统症状，可给予降颅压等对症处理。

五、预防原则

1. 加强监测，提高监测敏感性是控制本病流行的关键。及时采集合格标本，明确病原学诊断。

2. 做好疫情报告，及时发现患者，积极采取预防措施，防止疾病蔓延扩散。

3. 托幼机构做好晨间体检，发现疑似患者，及时隔离治疗。

4. 被污染的日用品及食具等应消毒，患儿粪便及排泄物用3%漂白粉澄清液浸泡，衣物置阳光下暴晒，室内保持通风换气。

5. 流行时，做好环境、食品卫生和个人卫生。

6. 饭前便后要洗手，预防病从口入。

7. 家长尽量少让孩子到拥挤的公共场所，减少被感染机会。

8. 注意婴幼儿的营养、休息，避免日光暴晒，防止过度疲劳而降低机体抵抗力。

9. 医院加强预诊，设立专门诊室，严防交叉感染。

六、注意事项

1. 病情观察

密切观察患儿的全身症状，定时测量体温、呼吸和心率。

2. 医患沟通

应嘱家长给患儿剪短指甲，勤换内衣，以消毒水洗浴，减少继发感染。

3. 经验指导

手足口病一般预后良好，很少合并其他脏器及神经系统的损害。

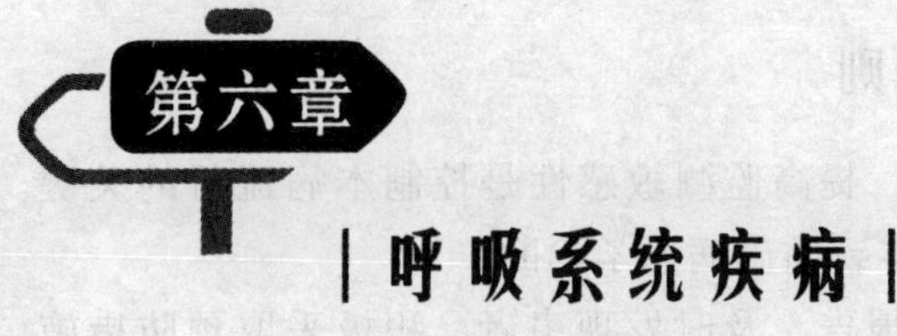

第六章 呼吸系统疾病

第一节

急性上呼吸道感染

急性上呼吸道感染（AURI）简称上感，俗称“感冒”，发病率占儿科疾病的首位。病原体主要侵犯鼻、咽、扁桃体及喉部而引起炎症。其炎症局限于某一组织则按该部炎症命名，如急性鼻炎、急性咽炎、急性扁桃体炎、急性喉炎等。多由病毒引起，少数由细菌所致，传染性强。病原入侵上呼吸道后，引起局部黏膜充血、水肿等卡他症状。因病毒种类多，感染后免疫力降低，且无交叉免疫，故可多次发病。幼儿每人每年可发病 3～5 次。本病全年皆可发病，冬春季节多发，主要通过飞沫传播，一般为散发，但常在气候突变时流行。

一、病因与发病机制

急性上呼吸道感染有 70%～80% 由病毒引起。当有受凉、淋雨、过度疲劳等诱发因素使全身或呼吸道局部防御功能降低时，原已存在于上呼吸道或从外界侵入的病毒或细菌可迅速繁殖，引起发病，尤其是老幼体弱或有慢性呼吸道疾病如鼻旁窦炎、扁桃体炎者，更易罹病。病原微生物侵犯鼻腔及咽黏膜致其充血、水肿，上皮细胞破坏，少量单核细胞浸润，有浆液性及黏液性炎性渗出。继发细菌感染后，有中性粒细胞浸润，产生大量脓性分泌物。

二、临床表现

1. 一般起病急，出现发热、鼻塞、流涕、喷嚏、咽部不适、咳嗽。小婴儿起病时可有高热惊厥，或呕吐、腹泻。年长儿诉头痛、咽痛、腹痛。体检可见鼻咽部或扁桃体充血，甚至扁桃体上有脓性渗出物。

2. 疱疹性咽炎由柯萨奇病毒 A 组引起，夏秋季在局部地区流行。突出表现为咽峡及附近有小疱疹，破溃后形成溃疡。病程 1 周左右。

3. 咽－结膜热由腺病毒引起，流行于夏季局部地区。除咽炎外，以眼滤泡性结膜炎明显。病程 1～2 周。

三、辅助检查

1. 血常规

病毒感染者白细胞计数多正常或稍低，分类计数淋巴细胞相对增高。细菌感染者白细胞计数与中性粒细胞可升高，并出现核左移。

2. 血清学检查

取急性期与恢复期血清做补体结合试验、中和试验和血凝抑制试验，如双份血清抗体效价升高4 倍或以上者有助于诊断。

3. 病原学检查

以咽漱液、鼻洗液等标本接种于鸡胚羊膜腔，分离病毒，可获阳性。细菌感染者应做咽拭子细菌培养和药物敏感试验。

四、诊断

1. 诊断要点

(1) 轻症上感　有鼻塞、流涕、喷嚏、干咳，可有发热，年长儿可有咽部不适或咽痛，咽充血，扁桃体大。

（2）重症上感　多见于婴幼儿。突然高热、寒颤、全身乏力、精神委靡、食欲不振、睡眠不安、咳嗽频繁、啼哭（多由腹痛、头痛引起）等。婴幼儿常伴呕吐、腹泻。热重时部分患儿可出现惊厥、腹痛等。体检可见咽部充血，扁桃体大，颌下淋巴结大及触痛，肺部呼吸音正常。系肠道病毒所致者常伴皮疹。

2. 鉴别诊断

（1）流行性感冒　系流感病毒、副流感病毒所致，有明显流行病史，全身症状重，如高热、头痛、全身肌肉酸痛等。上呼吸道卡他症状较轻。

（2）急性传染病早期　上感常为各种传染病的前驱症状，如麻疹、流行性脑脊髓膜炎、百日咳、猩红热、脊髓灰质炎等，应结合流行病史、临床表现及实验室资料等综合分析，并观察病情演变加以鉴别。

（3）上感并发肠系膜淋巴结炎　有脐周阵发性腹痛，也可右下腹痛，有时甚至当作阑尾炎进行手术，但无固定压痛点及肌紧张，发热常先于腹痛。

（4）急性阑尾炎　腹痛常先于发热，腹痛部位以右下腹为主，呈持续性，有腹肌紧张和麦氏固定压痛点，血白细胞及中性粒细胞计数增高。

五、治疗

注意呼吸道隔离，加强护理，对症治疗，防治并发症。

1. 一般治疗

注意环境的温度和湿度，保持室内空气的新鲜，充分休息、加强营养，多食清淡、易消化的食物，婴儿少量多次喂奶，加强护理，防止并发症的出现。

2. 药物治疗

（1）抗病毒治疗　可给予：①利巴韦林（病毒唑）　具

有广谱抗病毒作用，剂量 10～15mg/（kg·d），分 2～3 次口服、滴鼻或经雾化吸入，也可静脉滴注，5～7d 为 1 个疗程；②双嘧达莫（潘生丁）　通过抑制 RNA 病毒及部分 DNA 病毒达到抗病毒作用，剂量 3～5mg/（kg·d），分 2～3 次口服，3d 为 1 个疗程；③其他　也可应用干扰素滴鼻或雾化吸入，腺病毒感染时如咽结合膜热，还可应用阿昔洛韦。

（2）抗生素治疗　当病毒感染的后期继发细菌感染时应选用抗生素，常用青霉素类、复方新诺明等，治疗 2～3d 后若效果不佳，可更换抗生素种类或考虑为其他病原体感染。若证实为链球菌感染，或既往有风湿热、肾炎病史者，青霉素疗程应达 10～14d。

大环内酯类抗生素对肺炎支原体和衣原体感染有特效，代表药红霉素因胃肠反应大，现已少用，常用药物为阿奇霉素，剂量为 10mg/（kg·d），每天 1 次口服或静脉滴注，3～5d 为 1 个疗程。

（3）对症治疗　措施包括：①高热或有高热惊厥史者可口服对乙酰氨基酚或布洛芬，也可给予退热栓肛门塞入，根据病情 4～6h 可重复用药，但应避免用药量过大，引起体温骤降、多汗甚至虚脱；②发生高热惊厥者，可予以地西泮 0.3～0.5mg/kg 缓慢静脉注射，或苯巴比妥钠 10mg/kg，静脉或肌内注射；③部分患儿可有鼻塞症状，轻者可不处理，严重时尤其是婴儿呼吸困难加重时，可在喂奶前应用 0.5% 麻黄碱液或 1% 利巴韦林液滴鼻；④咽痛者可含服咽喉片，病毒性结膜炎者可用 0.1% 无环鸟苷液滴眼，每 1～2h 给药 1 次，中耳炎者可局部用药。

（4）中药治疗　亦有较好的效果。常用的有板蓝根冲剂、藿香正气水、感冒冲剂、小柴胡冲剂、银翘散、双黄连口服液等。

3. 其他治疗

低热且一般状况尚可时，可采用物理降温，用冷敷、温湿敷或酒精浴降温退热。

六、注意事项

1. 病情观察

密切观察体温，警惕高热惊厥的发生。小婴儿要观察精神状况、反应、哺乳情况等。

2. 医患沟通

对诊断为上呼吸道感染的婴幼儿，应告知家长虽目前考虑为上呼吸道感染，但婴幼儿病情变化快，有向周围组织或向下呼吸道发展的可能性，也可发展成肺炎。

3. 经验指导

病毒感染时，不应滥用抗生素，以免导致菌群失调及诱导细菌耐药性。不宜使用糖皮质激素作为退热药治疗，糖皮质激素应用后当时虽然可退热，但使机体免疫力降低，中性粒细胞功能下降，干扰素合成减少，病程延长，并可促发继发性细菌感染。

第二节

急性感染性喉炎

急性感染性喉炎是病毒、细菌等侵犯喉部黏膜而产生的急性弥漫性喉部炎症性疾病。可发生于任何季节，以冬春季节为多。常见于6个月至4岁小儿，多为急性上呼吸道病毒或细菌感染的一部分，或为麻疹、猩红热及肺炎等的前驱症状或并发症，由于小儿喉腔的生理解剖特点，易引起不同程度的喉梗阻，不及时治疗可造成小儿窒息死亡。

一、病因与发病机制

小儿急性喉炎以副流感病毒Ⅰ型及Ⅲ型为主要病原，副流感病毒Ⅱ型、呼吸道合胞病毒、腺病毒也是常见致病原。有时在麻疹、流行性感冒等传染病流行时亦可并发喉炎。细菌感染较少见，在有细菌继发感染时则以金黄色葡萄球菌、链球菌、肺炎球菌为主。

二、临床表现

典型喉炎在发病初有轻度呼吸道感染症状，如轻咳、声音粗、发热，高热及中毒症状不常见。当炎症侵犯喉部以下气管时，主要症状为犬吠样咳嗽、声音嘶哑。常在夜间突然起病，骤然声嘶、频咳，咳声如吼叫，吸气时有喘鸣，呈吸气性呼吸困难，呼吸增快、三凹征及呼吸音减弱都表明严重气管狭窄，不安、出汗、心动过速、意识状态改变、苍白或发绀提示有明显缺氧。依病情轻重分为四度：①Ⅰ度　发热、声嘶、哮吼样咳嗽、间歇吸气性喉鸣，活动后出现吸气性困难；②Ⅱ度　持续吸气性喉鸣，安静时有吸气性困难，颈部、肋间、肋下呼吸辅助肌收缩；③Ⅲ度　有缺氧及CO_2潴留现象，呈不安、焦虑、苍白、出汗、呼吸增快，唇、指（趾）发绀；④Ⅳ度　间歇性发绀至持续性发绀，半昏迷或昏迷状态，心音微弱至极钝，呼吸音几乎完全消失甚至窒息。

三、诊断

1. 诊断要点

(1) 发热、声嘶、犬吠样咳嗽，重者可致失音和吸气时喉鸣，体检可见咽喉部充血，严重者有面色苍白、发绀、烦躁不安或嗜睡、鼻翼扇动、心率加快、三凹征，呈吸气性呼吸困难，咳出喉部分泌物后可稍见缓解。

(2) 排除白喉、喉痉挛、急性喉气管支气管炎、支气管异物等所致的喉梗阻。

(3) 间接喉镜下可见声带肿胀，声门下黏膜呈梭形肿胀。

(4) 细菌感染者咽拭子或喉气管吸出物做细菌培养可阳性。

具有上述第(1)、(2)项可临床诊断为急性感染性喉炎，同时具有第(3)项可确诊，同时具有第(4)项可做病原学诊断。

2. 鉴别诊断

(1) 痉挛性喉炎　1~3岁幼儿夜间突然发作哮吼样咳嗽，声音嘶哑伴吸气性呼吸困难，次晨自行缓解，入夜又发，病因不明，可能与病毒、过敏、心理因素有关。

(2) 白喉　发病较缓慢，有全身中毒症状，声嘶与喉梗阻呈进行性加剧。直接喉镜检查喉部有灰白色假膜，做涂片可找到白喉杆菌。

四、治疗

尽早缓解喉梗阻症状，保持呼吸道通畅，必要时可气管切开，保证重要脏器氧供应，预防并发症。

1. 一般治疗

保持呼吸道通畅，缺氧者给予氧疗，保证足量液体和热量，轻者可进流食或半流食，重者可暂停饮食改为静脉营养，注意酸碱度和电解质的平衡，避免并发症的出现。

2. 药物治疗

(1) 抗生素疗法　及早针对病原体选用有效的抗生素可明显控制病情、缓解症状，一般应用1种抗生素，病情严重时可取咽拭子作细菌培养，联合用药。

(2) 对症治疗　急性喉炎患儿呼吸困难严重时，因缺氧严重多恐惧、烦躁不安，使机体的耗氧量增加，此时应及时应用镇静剂，常用药物有苯巴比妥、地西泮、水合氯醛、异丙嗪等。其中异丙嗪除有镇静作用外，尚有减轻喉头水肿和痉挛的作用，剂量为1mg/kg，多数患儿用后效果良好；而冬眠灵与吗啡则有抑制呼吸的作用，临床较少应用。

雾化吸入药物，作用部位明确，发挥局部去炎消肿的作用，还可有效缓解支气管的痉挛并可稀释分泌物，效果明显，临床常将1%麻黄碱10ml、地塞米松2～5mg加入雾化器中吸入。喉部分泌物较多的患儿也可直接喉镜吸痰，同时喷入1%麻黄碱。

在应用抗生素的同时，为缓解喉部的梗阻症状，可大剂量应用糖皮质激素。凡Ⅱ度以上呼吸困难的患儿可考虑应用糖皮质激素，并根据梗阻程度选用不同方法，Ⅱ度梗阻者，可口服泼尼松每次1mg/kg，每4～6h给药1次，一般用药4～6h后呼吸困难症状缓解后即可停药；对Ⅱ度梗阻较重者，可先肌内注射地塞米松2～5mg，后再口服泼尼松；Ⅲ度梗阻者，可静脉滴注地塞米松每次2～5mg，或氢化可的松5～10mg/kg，药物在4～6h滴完。

3. 其他治疗

Ⅲ度梗阻经药物治疗无效者，或Ⅳ度梗阻呼吸困难严重者，应立即施行气管切开术抢救。

五、注意事项

1. 病情观察

治疗中观察喉梗阻、缺氧表现，注意声音嘶哑的情况，咳嗽时的特殊声音。观察吸气三凹征、喉鸣有无改善，有无发绀和烦躁不安。密切观察体温变化。

2. 医患沟通

对于轻症、不住院的患儿，向家长交代急性感染性喉炎可能发生喉头水肿、梗阻、窒息等危险情况，若出现呼吸困难应及时就诊。对于须气管切开的患儿，向家长解释气管切开的必要性，必要时家长应在手术同意书上签名。

3. 经验指导

（1）当患儿咳嗽有特征性的犬吠样咳嗽或“空空”声，

伴声音嘶哑，应疑为本病，结合相应的检查作出判断。急性喉炎如治疗不及时可进一步发展为喉支气管炎，因此须尽早治疗。

（2）肾上腺皮质激素具有抗炎和控制变态反应的作用，治疗急性喉炎具有良好的效果，用药要早、量要足。

第三节
急性支气管炎

急性支气管炎是一种由病毒、细菌或支原体引起的急性气管、支气管的感染性疾病。支气管黏膜的炎症，大多继发于上呼吸道感染，或为某些传染病的早期表现之一。病原多为病毒，亦可为细菌。多继发于上呼吸道感染，亦可为急性呼吸道传染病临床症状的一部分。

一、病因与发病机制

病原体为病毒或细菌，或为混合感染。凡有引起上呼吸道感染的病原体都可引起支气管炎。在病毒感染的基础上，致病性细菌可引起继发细菌感染。营养不良、维生素 D 缺乏、变态反应、鼻炎、鼻窦炎等都是本病的诱发因素。

二、临床表现

咳嗽为主要表现，初为干咳，逐渐有痰，一般无发热。婴幼儿全身症状较重，多有发热，也可有呕吐、腹泻等。肺部可闻及干啰音或不固定的粗、中湿啰音，无明显呼吸困难。

三、诊断

1. 诊断要点

（1）诊断依据：①以咳嗽为主要症状，干咳，2～3d 后加重转为湿性咳嗽，从单声咳至阵咳，有痰声，可咳出白色黏痰或黄色脓痰，可有或无发热，年长儿可诉头痛、胸痛，婴幼儿可有呕吐、腹泻等消化道症状；②体检两肺呼吸音粗糙，有时可闻及干啰音或粗湿啰音，啰音不固定，随体位变动及咳嗽而改变；③胸部X线检查有肺纹理增粗，或肺门阴影增深，亦可正常；④血常规检查如白细胞、中性粒细胞计数增高，提示有细菌感染，病毒感染时血白细胞计数正常或降低，淋巴细胞正常或相对增加；⑤咽拭子或喉气管吸出物做细菌培养可阳性，鼻咽脱落细胞涂片做免疫荧光检查，可确定病毒感染。

具有上述第①、②项或①~③项可临床诊断为急性支气管炎，第④、⑤项可作为病原学诊断的参考条件。

(2) 哮喘性支气管炎的诊断标准：①多见于3岁以下小儿，常有湿疹或其他过敏史者；②咳嗽、气喘，呼气性呼吸困难，肺部叩诊呈鼓音，两肺满布哮鸣音及少量粗湿啰音，可有三凹征及鼻翼扇动；③有反复发作倾向；④肺部X线检查有肺纹理增多、增粗或模糊及肺气肿改变。

2. 鉴别诊断

(1) 流行性感冒　起病急骤，发热较高，有全身酸痛、头痛、乏力的全身中毒症状，有流行病史。

(2) 急性上呼吸道感染　一般鼻部症状明显，无咳嗽、咳痰，肺部无异常体征，胸部无异常体征。

(3) 肺炎　应与肺炎早期相鉴别，肺炎听诊肺部有固定的湿啰音，X线检查有肺实质病变。

(4) 气管异物　根据异物吸入史，突然发作的呛咳及胸部X线改变可鉴别，纤维支气管镜有助于诊断。

(5) 肺结核　可根据结核病接触史、结核菌素试验、检测血清结核抗体等进行鉴别。

四、治疗

加强护理，控制感染，对症治疗，保持呼吸道的通畅，防治并发症。

1. 一般治疗

多饮水，经常变换体位、拍背，促进排痰。注意环境的温度和湿度，保持室内空气的新鲜，充分休息、加强营养，多食清淡、易消化的食物，婴儿少量多次喂奶，加强护理，防止并发症的出现。

2. 药物治疗

(1) 控制感染　由于病原体多为病毒，一般不用抗生素。怀疑有细菌感染者，可考虑应用抗生素，如青霉素每次25～50kU/kg肌内注射，2/d；严重时可静脉滴注，每次50～100kU/kg，2～3/d。也可口服或静脉滴注头孢菌素类抗生素，其抗菌谱较广。考虑为肺炎支原体感染时，应予以大环内酯类抗生素，常用的有阿奇霉素。

(2) 对症治疗　化痰、止咳是支气管炎治疗中的重要手段，有利于痰液咳出，加快炎症的恢复。常用药物有复方甘草合剂、沐舒坦、溴己新、小儿消积止咳糖浆等。溴己新有稀释痰液、加强气管纤毛运动的作用，可口服应用，1岁以下每次2～4mg，1～4岁每次8mg，年长儿每次12mg，3/d。痰液黏稠者，还可使用超声雾化吸入，如10%氯化铵加高渗盐水，或庆大霉素、糜蛋白酶、地塞米松、病毒唑、干扰素等加生理盐水雾化吸入。

喘息性支气管炎患者有喘憋时，可雾化吸入喘乐宁等β_2受体激动剂平喘，也可同时雾化吸入普米克令舒0.5～1mg/(kg·d)，分2次使用。喘息严重时可口服或静脉滴入氨茶碱每次1～2mg/kg，每6～8h用药1次，有条件时应进行血药监测。还可使用糖皮质激素，如甲基强的松龙每次1～2mg/kg或氢化可的松每次5～8mg/kg，必要时可重复给药。

为缓解支气管炎症性分泌和支气管痉挛，可使用富马酸酮替芬、马来酸氯苯那敏（扑尔敏）和盐酸异丙嗪（非那根）等抗过敏药物。

根据不同病因，针对风寒咳嗽、风热咳嗽或实热喘等不同表现，可服用杏苏散、桑菊饮、麻杏石甘汤等中药方剂治疗。

3. 其他治疗

对迁延性支气管炎患者，加用超短波或紫外线等理化治疗，可有效缓解症状。

四、注意事项

1. 病情观察

观察咳嗽表现，对于痉挛性咳嗽要排除百日咳可能。观察咳嗽是否有痰，痰的颜色，是否痰液黏稠不易咳出。注意肺部有无细湿啰音，如有则发展成肺炎。

2. 医患沟通

交代家长给患儿多饮水，经常拍背；若发生咳嗽加重、出现呼吸困难应及时到医院就诊。家长应避免在家吸烟，保持室内空气清新，患儿须避免接触室内装修形成的有害气体。

3. 经验指导

（1）重症支气管炎与支气管肺炎早期有时难以鉴别，但支气管肺炎有气促，2 个月以下小儿呼吸 >60/min，2～12 个月小儿呼吸 >50/min，1～5 岁以下呼吸 >40/min，呼吸困难，肺部听诊可闻及固定的细湿啰音，尤以肺底、脊柱旁明显，可行 X 线检查以确诊。

（2）婴儿须经常调换体位，使呼吸道分泌物易于排出。

第四节
肺　炎

肺炎主要是指婴幼儿支气管肺炎。引起小儿肺炎的致病原1/3为病毒，1/3为细菌，另1/3为细菌与病毒以外的病原微生物引起。小儿肺炎常常发生在上呼吸道感染如伤风感冒或者咽炎后，也可能在患麻疹、百日咳等病之后并发肺炎。

一、病因与发病机制

当病原体入侵支气管、细支气管和肺泡引起炎症时，支气管黏膜水肿，管腔狭窄甚至阻塞，肺泡壁充血水肿而增厚，肺泡内充满炎性渗出物，造成换气和通气功能障碍。通气不足引起低氧血症（PaO_2 降低）和高碳酸血症（$PaCO_2$ 增高）；换气障碍则主要引起低氧血症，PaO_2 和 SaO_2 均降低。为增加通气和呼吸深度，出现代偿性的呼吸和心跳增快、鼻翼扇动和三凹征。重症可导致循环系统、消化系统、神经系统的一系列并发症及水、电解质和酸碱平衡紊乱。

二、临床表现

1. 轻症肺炎

（1）发热　热型不定，新生儿、重度营养不良儿可不发热或体温不升。

（2）咳嗽　早期多为刺激性干咳，以后咳嗽有痰，新生儿多表现为口吐白沫。

（3）气促　呼吸加快，鼻翼扇动，重者呈点头呼吸，吸气“三凹征”，唇周发绀。

（4）肺部固定湿啰音　早期啰音不明显，以后肺部尤其脊柱旁和肺底可闻及固定中、细湿啰音。

(5) 血常规　细菌性肺炎的白细胞计数和中性粒细胞比例多增高，甚至可见核左移，细胞质中可见中毒颗粒。病毒性肺炎白细胞计数正常或降低。

(6) X 线胸片　早期见肺纹理增粗，以后出现小点、斑片状阴影，亦可融合成大片，以双肺下野、中内带及心隔区居多，可伴肺不张或肺气肿。

2. 重症肺炎

(1) 循环系统　常表现为心肌炎和心力衰竭。心肌炎表现为面色苍白、心动过速、心音低钝、心律不齐、心电图 ST 段下移和 T 波低平、倒置。心力衰竭表现为：①呼吸突然加快，>60/min；②心率突然增高，>160/min；③突发烦躁不安，面色发灰，明显发绀，微血管充盈时间延长；④心音低钝，奔马律，颈静脉怒张；⑤肝脏迅速增大；⑥尿少或无尿，颜面、眼睑或双下肢水肿。具备前 5 项者，即可诊断为心力衰竭。

(2) 神经系统　多见烦躁不安或嗜睡；重症者意识障碍，惊厥，呼吸不规则，脑膜刺激征。

(3) 消化系统　轻症者食欲降低、恶心、呕吐、腹泻、腹胀；重症者中毒性肠麻痹，呕吐咖啡样物，大便隐血试验阳性或排柏油样便。

三、诊断

1. 诊断要点

(1) 急性发病，发热，热型不规则；咳嗽较频，由刺激性干咳到多痰咳嗽；小婴儿可口吐泡沫。

(2) 呼吸急促，呼吸困难，可见鼻翼扇动、三凹征、点头呼吸，重者口鼻周围发绀。

(3) 肺部听诊早期仅为呼吸音粗糙，以后为固定的中、细湿啰音。

(4) 胸部 X 线表现早期为纹理增粗，以后为两下肺或单侧斑片状阴影。

(5) 重症者可并发心力衰竭、中毒性肠麻痹、中毒性脑病、呼吸衰竭、酸中毒等。

具有上述第 (1) ~ (3) 项或 (1) ~ (4) 项或 (1) ~ (5) 项可诊断为肺炎。

2. 鉴别诊断

(1) 急性支气管炎　患儿症状较轻，一般无发热或仅有低热，以咳嗽为主要症状，肺部呼吸音粗糙或有不固定的干、湿性啰音。如症状较重不易与肺炎区别，则按肺炎处理。

(2) 肺结核　患儿有结核接触史，肺部啰音不明显，结核菌素试验及 X 线胸片检查可供鉴别。

(3) 支气管异物　多有异物吸入史，发病突然，呛咳剧烈，常有吸气性喉鸣或呼吸性喘鸣，必要时可行支气管纤维镜检查。

四、治疗

采取综合措施，积极控制炎症，改善通气功能，对症治疗，防治并发症。

1. 一般治疗

保持室内空气流通。保持呼吸道通畅，清除呼吸道分泌物。加强营养，保证每天蛋白质、维生素及水分的摄入。避免交叉感染。

2. 抗生素治疗

(1) 抗生素使用原则　包括：①选用敏感抗生素；②早期用药；③重者联用 2 种抗生素；④足量、足疗程、静脉用药；⑤选用下呼吸道浓度高的药物。

(2) 药物选择原则　在病原菌不明时，可根据社区获得性肺炎（CAP）与院内获得性肺炎（HAP）病原学、病情严重程度、年龄、X线胸片、当地细菌流行病学资料来经验性选用抗生素；CAP经验性治疗至少应覆盖肺炎链球菌、流感嗜血杆菌和葡萄球菌。在病原学明确时，按不同病原体药敏试验选用抗生素。

(3) 常用抗生素的种类和用法　如表6-1。

表6-1　急性呼吸道感染时常用抗生素的种类和方法

抗生素	每次剂量(mg/kg)	最大剂量(g)	给药途径和间隔时间
青霉素类			
青霉素	20~50kU/kg		q6h肌内注射或静脉滴注
青霉素V	8~12		q6~8h口服
氨苄西林	25~50	2	q6~8h口服或肌内注射或静脉滴注
阿莫西林	15~25	1	q6~8h口服
羧苄西林	25~50	2	q6h肌内注射或静脉滴注
美洛西林	75	3	q6~8h肌内注射或静脉滴注
哌拉西林	25~50	2	q6~8h肌内注射或静脉滴注
苯唑西林	12.5~50	2	q6~8h静脉滴注
氯唑西林	12.5~50	2	q6~8h静脉滴注
氨苄西林+舒巴坦	25/12.5	1/0.5	q6~8h静脉滴注
阿莫西林+克拉维酸	25/5 25~50/6.25~12.5mg/(kg·d)	1/0.2 0.5/0.125	q6~8h静脉滴注 q6~8h口服
替卡西林+克拉维酸	75/5	3/0.2	q6~8h静脉滴注

续表

抗生素	每次剂量(mg/kg)	最大剂量（g）	给药途径和间隔时间
哌拉西林+唑巴坦	50/6.25	2/0.25	q6～8h 肌内注射或静脉滴注
头孢菌素类			
头孢氨苄	15～25	1	q6～8h 口服
头孢拉定	15～25	1	q6～8h 口服或肌内注射或静脉滴注
头孢唑林	15～25	1	q6～8h 肌内注射或静脉滴注
头孢羟氨苄	15～25	1	q12h 口服
头孢克洛	10	0.5	q8h 口服
头孢丙烯	15	0.5	q12h 口服
头孢呋辛	15～25	1	q8h 肌内注射或静脉滴注
头孢噻肟	50	2	q8h 静脉滴注
头孢曲松	50	2	qd 肌内注射或静脉滴注
头孢哌酮	15～25	1	q8h 静脉滴注
头孢他啶	15～25	1	q8h 静脉滴注
头孢哌酮+舒巴坦	10/10	1/1	q8h 静脉滴注
头孢吡肟	30～50	1.5	q8～12h 肌内注射或静脉滴注
氨基糖苷类			
阿米卡星	6～8	0.5	qd 肌内注射或静脉滴注

续表

抗生素	每次剂量(mg/kg)	最大剂量（g）	给药途径和间隔时间
奈替米星	6~7.5	0.4	qd 肌内注射或静脉滴注
庆大霉素	5~7	0.2	qd 肌内注射或静脉滴注
大环内酯类			
红霉素	15	0.5	q8h 口服，q12h 静脉滴注
罗红霉素	4	0.15	q12h 口服
阿奇霉素	10	0.5	qd 口服 3d，停药 4d 为 1 个疗程，qd 静脉滴注
克拉霉素	10	0.5	q12h 口服
其他			
万古霉素	10~15	0.5	q6~8h 静脉滴注
利福平	6	0.3	bid 口服
氨曲南	15~25	0.5	q6~8h 肌内注射或静脉滴注
亚胺培南	15	0.5	q6h 静脉滴注
美洛培南	10~20	0.5	q8h 静脉滴注
克林霉素	10	0.45	q6~8h 静脉滴注
甲硝唑	12.5	0.5	q12h 静脉滴注
抗真菌类			
氟康唑	6	0.2	qd 静脉滴注
两性霉素 B	初始 0.1~0.2，渐增至 1	0.05	qod~qd 静脉滴注
5-氟胞嘧啶	15~25	1	q6~8h 静脉滴注
酮康唑	4~8	0.4	qd 一次顿服
咪康唑	10~15	0.6	q8h 静脉滴注
伊曲康唑	2~4	0.2	qd 一次顿服

(4) CAP经验性治疗　至少应覆盖肺炎链球菌和流感嗜血杆菌，严重者应覆盖葡萄球菌，一般是甲氧西林敏感金黄色葡萄球菌（MSSA），甲氧西林敏感表皮葡萄球菌（MSSE）。

轻至中度CAP首选青霉素、氨苄西林、阿莫西林或第一代头孢菌素如头孢氨苄、头孢唑林、头孢拉定、头孢羟氨苄。备选第二代口服头孢菌素，如头孢克洛、头孢丙烯等。

重度CAP可选阿莫西林+克拉维酸（或氨苄西林+舒巴坦）方案（1）或头孢呋辛或头孢曲松或头孢噻肟方案（2），也可选苯唑西林或氯唑西林（疑为MSSA或MSSE感染）方案（3）及大环内酯类+头孢曲松或头孢噻肟（疑合并有支原体或衣原体感染）方案（4）。

(5) HAP经验性治疗　轻至中度HAP选用重度CAP方案之一。轻至中度HAP伴原有心肺基础疾病、恶性肿瘤、机械通气、长期ICU、长期使用抗生素、长期使用糖皮质激素或其他免疫抑制剂、胸腹部手术后、昏迷并吸痰者、糖尿病、肾功能不全之一者，可选重度CAP方案之一+克林霉素或甲硝唑（疑有厌氧菌感染）方案（5）或替卡西林+克拉维酸（或哌拉西林+他唑巴坦）（疑有铜绿假单孢菌感染）方案（6）。轻至中度HAP伴上述多种危险因素者，选用头孢他啶或头孢哌酮或头孢哌酮+舒巴坦或头孢吡肟（疑有铜绿假单孢菌等革兰阴性菌感染）方案（7），方案（8）为方案（6）或方案（7）+氨基糖苷类（>6岁或病情严重者），亚胺培南或美洛培南［疑有广谱β内酰胺酶（ESBLS）细菌感染者］方案（9），方案（6）~（9）之一+万古霉素或去甲万古霉素或替考拉林（疑有MRSA或MRSE感染者）方案（10）。

(6) 明确病原菌后治疗　肺炎链球菌青霉素敏感者，首选青霉素或氨苄西林。青霉素低度耐药者可用大剂量青霉素，也可用第一代或第二代头孢菌素，备选头孢曲松或头孢噻肟。青霉素高度耐药者（耐青霉素肺炎链球菌 PRSP 感染）首选万古霉素或头孢曲松或头孢噻肟。

流感嗜血杆菌感染首选阿莫西林+克拉维酸或氨苄西林+舒巴坦，备选第二代或第三代头孢菌素或新大环内酯类(罗红霉素、克拉霉素、阿奇霉素)。

葡萄球菌 MSSA、MSSE 感染首选苯唑西林或氯唑西林，备选第一代或第二代头孢菌素。MRSA、MRSE 首选万古霉素或去甲万古霉素或替考拉林，可联用利福平。

卡他莫拉菌感染首选（阿莫西林十克拉维酸），备选第二代或第三代头孢菌素或新大环内酯类。

肠杆菌科（大肠杆菌、克雷白杆菌、变形杆菌等）感染首选头孢曲松或头孢噻肟，可联用阿米卡星或奈替米星，备选替卡西林+克拉维酸、氨曲南、亚胺培南或第四代头孢菌素如头孢吡肟等。

铜绿假单孢菌（绿脓杆菌）感染首选替卡西林+克拉维酸、哌拉西林+他唑巴坦、美洛西林、头孢他啶、头孢哌酮+舒巴坦或头孢吡肟，可联用阿米卡星或奈替米星，备选阿米卡星或奈替米星联用氨曲南或亚胺培南。

B 族链球菌感染首选青霉素（大剂量)、阿莫西林或氨苄西林。

厌氧菌感染首选青霉素联用克林霉素、甲硝唑、阿莫西林+克拉维酸或氨苄西林+舒巴坦。

单核细胞增多性李司忒菌感染首选阿莫西林或氨苄西林。

嗜肺军团菌感染首选红霉素、新大环内酯类，重症者可联用利福平。

百日咳杆菌、支原体、衣原体感染首选红霉素、新大环内酯类。

真菌感染首选氟康唑（一般针对隐球菌、念珠菌、组织胞浆菌)，备选两性霉素 B、5-氟胞嘧啶（一般针对念珠菌、隐球菌)、咪康唑(一般针对芽生菌属、念珠菌、隐球菌、组织胞浆菌)、伊曲康唑(一般针对曲菌、念珠菌、隐球菌)。

(7) 用药疗程　抗生素有效者，一般用至热退及呼吸道症状明显改善后3~7d。抗生素疗程在肺炎链球菌肺炎为7~10d，流感嗜血杆菌肺炎14d，葡萄球菌，尤其是MRSA、MRSE肺炎28d，肠杆菌肺炎14~21d，铜绿假单抱菌肺炎21~28d，嗜肺军团菌、支原体或衣原体肺炎21d或更长，真菌性肺炎1~2个月。

3. 抗病毒治疗

(1) 利巴韦林(病毒唑)　每天10mg/kg，肌内注射或静脉滴注，也可超声雾化吸入。

(2) 干扰素　雾化吸入比肌内注射疗效好，疗程3~5d。

(3) 聚肌胞　该药为干扰素的诱生剂，可增强机体的抗病毒能力。<2岁者隔日肌内注射1mg，>2岁者隔日肌内注射2mg，连用3~6次。

4. 对症治疗

(1) 氧疗　有喘憋、呼吸困难、发绀者，应立即吸氧。鼻前庭给氧，氧流量0.5~1L/min；面罩给氧，氧流量2~4L/min。有呼吸衰竭者必要时应用呼吸机辅助呼吸。

(2) 祛痰剂　可选溴已新(必嗽平)、沐舒坦、复方甘草合剂、小儿消积止咳糖浆、羚贝止咳糖浆等。

(3) 雾化吸入　雾化液中加入糜蛋白酶、沐舒坦、庆大霉素、病毒唑或干扰素等。

(4) 支气管解痉剂　喘憋严重者可选用氨茶碱、β_2受体激动剂或糖皮质激素。

(5) 补液　保证每天液体摄入量，重症患儿每天液量不超过60~80ml/kg，液体张力1/5~1/3，输液速度每小时<5ml/kg。注意维持酸碱平衡和电解质平衡。

(6) 糖皮质激素　重症肺炎伴喘憋及有中毒性脑病患

儿，可用糖皮质激素3~5d，常用地塞米松。

5. 其他治疗

在恢复期肺部湿啰音仍不消失者，可进行超短波理疗，促进肺部炎症消散、吸收。

五、注意事项

1. 病情观察

注意观察精神状况，有无烦躁不安、精神委靡，观察咳嗽的特点，注意有无面色苍白或发绀，有无气喘、呼吸急促，有无尿量减少。对于肺炎合并心力衰竭的患儿要观察治疗后是否有改善的表现，如能安静入睡、心率减慢、肝脏缩小、尿量增加等。

2. 医患沟通

(1) 对轻症不住院的患儿，应嘱家长出现病情变化时，如咳嗽加剧、烦躁不安、呼吸急促等应及时到医院就诊。对于疗程较长的药物，如阿奇霉素，要向家长交代服用的方法。

(2) 对应用氨基糖苷类药物治疗的患儿，应向家长交代药物的不良反应，必要时家长在病历上签名同意使用。

3. 经验指导

(1) 以严重喘憋而就诊的婴儿，如为6个月以下，不发热或低热，精神反应尚好，两肺哮鸣音，应考虑为呼吸道合胞病毒引起的毛细支气管炎；如为6个月以上，高热，精神反应极差，多考虑腺病毒肺炎。

(2) 如患儿病情突然加重，出现剧烈咳嗽、烦躁不安、呼吸困难、胸痛、面色发绀、患侧呼吸运动受限等，提示并发了脓胸或脓气胸，应及时予以胸穿或胸腔闭式引流。

第五节
支气管哮喘

支气管哮喘是一种以嗜酸性粒细胞和肥大细胞反应为主的气管慢性炎症引起的不同程度的可逆性的气管阻塞症状。临床表现为反复发作性喘息、咳嗽、胸闷和呼吸困难。

一、病因与发病机制

1. 病因

(1) 特应性体质、遗传因素、环境和免疫诸因素　国外报道其发病机制可以发生在胎儿出生前，研究小儿最早的致敏时间对于预防其发展成过敏疾病至关重要，婴儿出生后即可有过敏反应，说明致敏过程在胎儿期即开始。

(2) 吸入性的变应原　花粉类、虫螨、室内尘土、霉菌、蟑螂、动物皮毛，其他如羽毛、棉花、纤维等。

(3) 呼吸道感染　病毒感染、肺炎支原体感染、肺炎衣原体感染及细菌感染。

(4) 其他　日常生活中刺激性或有害气体、空气污染、运动情绪及鼻炎、鼻窦炎、鼻息肉、胃食管反流等因素与哮喘有关。

2. 发病机制

哮喘发病机制复杂，不同类型的哮喘发病机制不同，由多种机制引起的一种共同反应，也可交互重叠。气管慢性炎症学说被广泛接受，是哮喘存在的基础，而气管高反应性是哮喘的特征，气管炎症的产生有两大途径。

(1) IgE 介导的 T 淋巴细胞依赖途径　过敏原进入机体，由 B 细胞介导分泌 IgE，使肥大细胞和嗜碱粒细胞致敏；当机体再次接触同种过敏原时，肥大细胞脱颗粒，多种过敏介质和细胞因子释放，引起气管平滑肌痉挛和气管炎症，表现为黏膜微血管通透性增加、黏膜肿胀及充血、黏液分泌亢进并诱发气管高反应性。

（2）非 IgE 介导的 T 淋巴细胞依赖途径　为特异因素如病毒感染所致。该途径以嗜酸性粒细胞和 T 淋巴细胞为主体细胞，嗜酸性粒细胞还可释放碱性蛋白损伤气管上皮细胞和纤毛细胞引起气管高反应性。同时，除免疫机制外，呼吸道神经调控机制失调而致哮喘发作，呼吸道受胆碱能和非胆碱能神经、肾上腺素能和非肾上腺素能神经调控，气管上皮损伤引起神经末梢暴露，受物理化学刺激或炎症刺激通过轴索反射引起神经肽类释放，导致气管平滑肌收缩，并加强黏膜肿胀和黏液分泌。

二、临床表现

1. 反复发作性喘息、咳嗽、胸闷和呼吸困难，多与接触变应原、病毒感染、运动或进食某些特异食物有关。

2. 发作时呼吸频率增快、呼气期延长，双肺可闻及弥漫性哮鸣音。

患儿哮喘发作易发生于夜间。哮喘的症状及体征包括咳嗽（早期干咳），喘鸣，呼吸急促，具有呼气延长的呼吸困难，三凹征，发绀，肺部过度膨胀，心动过速及奇脉。有的患儿只有咳嗽而无喘鸣，或只有喘鸣而无咳嗽，呼吸急促亦可能不伴喘鸣。

在患儿极度呼吸困难时，一般常见的哮喘症状，如喘息、喘鸣可能全然不出现，用支气管扩张剂气管梗阻缓解之后才出现喘鸣。呼吸困难可使患儿活动困难，甚至说话困难。严重梗阻时患儿表现为抬肩、端坐，以使呼吸容易些。一般患儿呼气较吸气更为困难。在婴幼儿，呼气延长不明显，因呼吸快，胸腔适应性强，此时区别吸气性及呼气性呼吸困难不容易。一些小儿有腹痛，特别是幼小者可能由于腹肌及膈肌过度用力之故。肺过度膨胀，可能触及肝、脾。可有呕吐，有时呕吐后可暂时缓解哮喘症状。

三、诊断

1. 哮喘的诊断标准

(1) 婴幼儿哮喘的诊断标准：①年龄 <3 岁，喘息发作≥3 次；②发作时双肺闻及呼气相哮鸣音，呼气相延长；③具有特应性体质，如过敏性湿疹、过敏性鼻炎等；④父母有哮喘病等过敏史；⑤排除其他引起喘息的疾病。

凡具有以上第①、②、⑤条即可诊断婴幼儿哮喘；喘息发作 2 次，并具有第②、⑤条，诊断为可疑哮喘或喘息性支气管炎（<3 岁）；同时具有第③和（或）第④条时，可给予哮喘治疗性诊断。

(2) >3 岁儿童哮喘的诊断标准：①年龄≥3 岁，喘息呈反复发作；②发作时双肺闻及以呼气相为主的哮鸣音，呼气相延长；③支气管扩张剂有明显疗效；④排除其他引起喘息、胸闷和咳嗽的疾病。

对各年龄组疑似哮喘同时肺部有哮鸣音者，可做以下任何一项支气管扩张试验：①用 β_2 受体激动剂或溶液雾化吸入；②0.1% 肾上腺素 0.01ml/kg 皮下注射，每次最大量 <0.3ml。在做任何一项试验后 15～30min，如果喘息明显缓解及肺部哮鸣音明显减少，或 1s 用力呼气容积（FEV1）上升≥15% 为支气管扩张试验阳性，可作哮喘诊断。

(3) 咳嗽变异性哮喘的诊断标准（儿童年龄不分大小）：①咳嗽持续或反复发作 >1 个月，常在夜间和（或）清晨发作，运动或遇冷空气或嗅到特殊气味后加重，痰少，临床无感染征象，或经较长期抗生素治疗无效；②支气管扩张剂治疗可使咳嗽发作缓解（基本诊断条件）；③有个人过敏史或家族过敏史，变应原皮试阳性可作辅助诊断；④排除其他原因引起的慢性咳嗽。

2. 哮喘的分期诊断

(1) 发作期　又分为急性发作期和非急性发作期（慢性持续期)。急性发作期是指患儿突然发生气促、咳嗽、胸闷，常有呼吸困难，以呼气流量降低为其特征，常因接触变应原或刺激物所致。非急性发作期是指患儿虽然没有急性发作，但在相当长的时间内有不同频度和（或）不同程度的症状，如喘息、胸闷和咳嗽。

(2) 缓解期　是指经过治疗或未经治疗者，症状、体征消失，肺功能恢复到 FEV_1 或呼气峰流速（PEF）≥80% 预计值，并维持4周以上。

3. 鉴别诊断

(1) 毛细支气管炎　也有呼吸困难和喘息，但多见于2~6个月小婴儿，冬春季发病较多，病原为呼吸道合胞病毒。若反复发作喘息，则应怀疑为哮喘病的开始并作变应原的检查。

(2) 哮喘性支气管炎　发生在3岁以内，有发热、喘息，一般无呼吸困难。大部分患儿到4~5岁时发作停止。但如果达到婴儿哮喘的诊断标准，发作>3次，具有特应性体质，可诊断为婴幼儿哮喘。

(3) 支气管淋巴结核　可引起哮喘样呼吸困难，但结核菌素试验阳性，有结核接触史，X线胸片显示肺门有结节性致密影，周围可见浸润。

(4) 气管异物　有吸入异物史，可出现持久的哮喘样呼吸困难，但以吸气性呼吸困难为主，而哮喘是以呼气性呼吸困难为主，且呼吸道异物者既往无反复气喘发作病史，X线检查及支气管镜可协助诊断。

(5) 支原体肺炎　部分本病患儿表现为喘息、肺部出现哮鸣音。可行支原体抗体检测、X线检查协助诊断。

(6) 先天性喉喘鸣　生后数天即有持续性吸气性喘鸣，喉部有声，可见胸骨上窝凹陷，在俯卧位有时喉喘鸣声消失，应用钙剂、维生素 D 治疗后好转。多在 6 个月至 2 岁消失。

(7) 胃食管反流 进食后因胃食管反流引起反射性气管痉挛而咳嗽喘息，可进行食管钡餐 X 线检查、食管 24h pH 值测定以协助诊断。

四、治疗

抗变态反应性炎症治疗应越早越好，要坚持长期、持续、规范、个体化治疗原则。发作期快速缓解症状，给予抗炎、平喘治疗；缓解期防止症状加重或反复，给予抗炎、降低气管高反应性、防止气管重塑、避免触发因素、做好自我管理。

1. 一般治疗

保持室内空气的新鲜和整洁，经常清扫，减少室内烟雾、油漆等污染，地面不铺地毯，不接触带有毛绒的玩具。避免接触花粉、霉菌等变应原。防治呼吸道感染，清除病灶。加强自我管理教育。

2. 药物治疗

(1) 糖皮质激素 可分为吸入、口服和静脉三种方式给药。

哮喘一经确诊即应开始应用糖皮质激素吸入给药。吸入药物可作为长期预防发作的首选用药，常用药物有二丙酸倍氯米松（必可酮）、布地奈德和氟替卡松等。

压力定量吸入气雾剂（pMDI）类糖皮质激素的具体应用剂量如表 6 - 2。间歇发作期，维持用量每天为 200 ~ 400μg，分 2 ~ 4 次吸入，疗程一般 1 ~ 3 年。因糖皮质激素有口部念珠菌感染、声音嘶哑、上呼吸道不适等不良反应，故常采用储雾罐或干粉剂用药，吸入后用清水漱口以减少不良反应和药物口腔吸收。

表6-2 常用吸入型糖皮质激素的每天用量与互换关系

药物种类	剂量（μg）		
	低	中	高
丙酸倍氯米松	100~400	~800	>800
布地奈德	100~400	~800	>800
氟替卡松	100~250	~500	>500
布地奈德悬液	100~500	~1 000	~2 000

干粉吸入剂常用的有布地奈德都保、丙酸氟替卡松碟剂和丙酸倍氯米松胶囊。干粉吸入剂比压力定量吸入气雾剂（pMDI）方便，吸入下呼吸道药物量较多。

雾化溶液有布地奈德悬液，经以压缩空气或高流量氧气为动力的射流装置雾化吸入，对患儿吸气配合的要求不高，起效较快，各年龄均可应用，适用于急性发作期治疗，亦可长期吸入用于预防性治疗每次0.5~1mg，每天1~2次。

急性发作时病情较重，或吸入高剂量激素疗效不佳的患儿，早期可加用口服糖皮质激素以防病情恶化。常用泼尼松短程治疗，用药时间1~7d，剂量每天1~2mg/kg（总量不超过40mg），分2~3次。对糖皮质激素依赖型哮喘可采用隔日清晨顿服，但应尽量避免长期使用。

哮喘严重发作时，可静脉滴入激素，如甲基泼尼松龙，每次1~2mg/kg，每4~6h给药1次；或琥珀酸氢化可的松，每次5~10mg/kg，每天2~3次，一般短期应用，待症状缓解2~5d停药。若需全身长期应用糖皮质激素（>10d）者，不宜骤然停药，静脉用药停后需口服减量维持，以免复发。

（2）β_2 受体激动剂 糖皮质激素控制哮喘发挥作用常在用药的2~4d后，而 β_2 受体激动剂等支气管扩张剂的起效时间却很短，如短效制剂作用时间4~6h，长效制剂作用时间8~12h，因此，控制症状发作时两者常同时应用。

目前推荐联合吸入糖皮质激素和长效 β_2 受体激动剂治

疗哮喘，联合应用具有协同抗炎和平喘作用，可获得相当于（或优于）吸入加倍剂量的糖皮质激素时的疗效，并可以增加患儿的依从性，减少较大剂量糖皮质激素的不良反应，尤其适用于中重度哮喘患儿的长期治疗。

部分患儿使用 β_2 受体激动剂后无效，可能为气管被痰栓阻塞、严重缺氧、酸中毒引起支气管平滑肌 β_2 受体缺乏所致，此时药物应避免大量重复应用，以免发生意外死亡。

吸入药物常用制剂包括气雾剂、干粉剂和雾化溶液，药物吸入后直接作用于支气管平滑肌，平喘作用快，通常数分钟内起效，是缓解哮喘急性症状的首选药物，也可作为运动性哮喘的预防药物。全身不良反应有心悸、骨骼肌震颤、心律紊乱、低血钾，但多数较轻，应按需使用。不宜长期单一使用，若 1d 用量超过 4 次，或每月气雾剂用量≥2 罐时，应在医师指导下使用或调整用药。严重哮喘发作时，可以在第 1 小时内每 20min 吸入短效 β_2 受体激动剂溶液 1 次，然后根据病情每 2～4h 吸入 1 次。

常用的有：①沙丁胺醇（舒喘灵，喘乐宁） 0.5% 沙丁胺醇溶液每次 0.01～0.03ml/kg，最大量 1ml，用2～3ml 生理盐水稀释，每 4～6h 雾化吸入 1 次，其气雾剂每揿 100μg，每次 1～2 揿，每天 3～4 次；②喘宁碟干粉 每囊泡 200μg，每次 1 囊泡，每天 3～4 次；③特布他林 气雾剂每揿 250μg，每次 1～2 揿，每天 3～4 次；④非诺特罗氢溴化物 0.5% 备劳特 0.05mg/kg，加入 2～3ml 生理盐水稀释，每 4～6h 雾化吸入 1 次；⑤沙美特罗 经气雾剂或碟剂装置给药，吸入 30min 后起效，维持 12h 以上；⑥福莫特罗 经气雾剂或都保装置给药，吸入3～5min 起效，维持 8～12h，平喘作用具有剂量依赖性，多用于预防夜间哮喘发作，此外该药起效迅速，可以按需用于急性哮喘发作的治疗。发作时可选其中任何一种药物，其中①～④为短效 β_2 受体激动剂，⑤～⑥为长效 β_2 受体激动剂。

口服长效 β_2 受体激动剂类药物的分子结构中有较长侧链，具有较强的脂溶性及对 β_2 受体较高的选择性，作用强而持久（10～12h），可降低气管高反应性；与糖皮质激素联用可减少后者用量，具有协同作用；不易产生耐药性，对心血管作用极少。常在睡前应用，可防治夜间和清晨发作。口服15～30min后起效，一般用于轻、中度持续发作的患儿。

常用的有：①沙丁胺醇（舒喘灵，喘乐宁） 沙丁胺醇片，剂量每次0.1～0.15mg/kg，每天2～3次；②特布他林 每片2.5mg，1～2岁每次1/4～1/3片，3～5岁每次1/3～2/3片，6～14岁每次2/3～1片，每天3次；③普鲁特罗 每片25μg，6岁以上每次1片，6岁以下每次1.25μg/kg，每晚睡前服或每12h口服1次；④富马酸福莫特罗干糖浆 每日0.1g/kg，每天2～3次；⑤盐酸丙卡特罗 口服15～30min起效，维持8～10h，还具有抗过敏作用，<6岁者1.25μg/kg或0.25ml/kg，每天1～2次，>6岁者25μg或5ml，每天1～2次；⑥班布特罗 口服作用持久，半衰期约13h，有片剂及糖浆，2～5岁者5mg或5ml，5～12岁者10mg或10ml，每天1次，睡前服用。发作时可选其中任1种药物，其中①～④为短效 β_2 受体激动剂，⑤～⑥长效 β_2 受体激动剂。静脉用药，如沙胺丁醇，每次2.5μg/kg静脉滴注，每分钟1ml，持续应用4～6h。若仍有发作8h后可重复用药1次。

（3）茶碱类 既可用于哮喘急性发作，也可用于慢性哮喘。氨茶碱静脉滴注，首次给负荷量4～5mg/kg，然后以0.75～1mg/（kg·h）维持静脉滴注。氨茶碱的有效浓度与中毒浓度很接近，治疗中应进行血药浓度监测，使其维持在10～15mg/L。<2岁，或6h内用过茶碱制剂者不用负荷量。药物每片100mg，每次4～5mg/kg，每6～8h给药1次。缓释茶碱（茶喘平），作用时间较长，每次6～8mg/kg，每12h给药1次，多用于慢性和夜间发作者。

常见不良反应有胃肠道（恶心、呕吐）及心血管（心律失常、血压下降）。过量时可引起抽搐、昏迷甚至死亡。发热、肝病、心力衰竭，以及合并用大环内酯类抗生素、甲氰咪胍与喹诺酮药时，会增加其不良反应，与酮替芬合用时可以增加清除率，缩短其半衰期，应尽量避免同时使用或调整用量。

（4）抗胆碱药　可抑制气管平滑肌上的 M_3 受体，松弛平滑肌，降低细胞内 cAMP/cGMP 比值，抑制肥大细胞的介质释放，有一定支气管舒张作用，常与 β_2 受体激动剂合用。常用 0.025% 溴化异丙托品（爱喘乐），每次 0.06ml/kg，用 2～3ml 生理盐水稀释，每天 3～4 次雾化吸入。或爱喘乐气雾剂，每揿 20μg，每次 1～2 揿，每天 3～4 次。

（5）白三烯调节剂　是一类新的非糖皮质激素抗炎药，能抑制气管平滑肌中的白三烯活性，并预防和抑制白三烯导致的血管通透性增加、气管嗜酸性粒细胞浸润和支气管痉挛，能减轻变应原、运动等诱发的支气管痉挛。白三烯调节剂可分为白三烯受体拮抗剂（孟鲁司特、扎鲁司特）和白三烯合成酶抑制剂。主要用于过敏原诱发的哮喘、运动诱发的哮喘以及阿司匹林诱发的哮喘。与吸入型糖皮质激素联合应用治疗中、重度持续哮喘患儿，可以减少糖皮质激素的剂量，并提高吸入型糖皮质激素的疗效。该药耐受性好，不良反应少，服用方便。

孟鲁司特用于 2 岁以上小儿哮喘预防及长期治疗，每天 1 次口服，2～5 岁每天 4mg，6～14 岁每天 5mg，15 岁以上每天 10mg。

扎鲁司特适用于 7 岁以上儿童哮喘的长期预防治疗，但不适用于哮喘发作期的解痉治疗。剂量为每次 10mg，每天 2 次。

（6）其他药物　萘多罗米气雾剂，每揿含药 2mg，12 岁以上每次 2 揿，每天 4 次，症状控制后每天 2 次。

色甘酸钠属肥大细胞膜稳定剂，虽无直接平喘作用，但适用于轻度哮喘的长期治疗，也可作用于预防运动性哮喘，防止干冷空气等诱发的喘息发作。不良反应极少，可长期安全使用。该药口服吸收差，只能用做雾化吸入。色甘酸钠气雾剂，每揿2～5mg，每次2揿，每天3～4次。

抗组胺药物如西替利嗪、氯雷他定、酮替芬等可配合应用，特别对具有明显特应性体质者，如伴变应性鼻炎和湿疹等患儿有效。酮替芬的主要不良反应是嗜睡，在儿童中的应用不作推荐。

(7) *哮喘持续状态的治疗* 哮喘持续状态患儿常有明显的低氧血症。应给予充分饱和湿化的氧疗，吸氧浓度（FiO_2）以30%～50%为宜。用面罩雾化吸入氧气较鼻塞法效果更佳，使 PaO_2 保持在9.3～12.0kPa（70～90mmHg）为宜，若无效应立即寻找其他原因，如肺炎或肺不张或大量分泌物存积等。低氧血症的改善有利于周围组织特别是呼吸肌的供氧。改善缺氧性肺血管收缩及降低肺动脉高压防止支气管收缩作用引起的低氧血症。

β_2 受体激动剂是哮喘紧急治疗的首选用药，虽然有患儿平时已用了很多 β_2 受体激动剂，还应继续给予 β_2 受体激动剂，与哮喘持续状态引起的危险相比，β_2 受体激动剂的毒副作用可以忽略。常用短效 β_2 受体激动剂雾化吸入。哮喘持续状态时，可用较大剂量吸入，如用5mg的舒喘灵，相当于用定量吸入气雾剂的5倍，吸入时呼吸和吸入动作无需协调，可缓解患者用药的紧张。第1小时可每隔20min吸入1次，并监测心率及呼吸情况，待病情好转可每4～6h吸入1次。在没有雾化吸入水溶液的情况下，亦可用气雾剂，但需借助吸舒或塑搁杯（底部打洞将塑料杯扣患儿口、鼻上面），将定量气雾吸入器连续按2～4下。

糖皮质激素与 β_2 受体激动剂联合应用是治疗哮喘持续状态的基础。皮质激素的作用主要有：①抗炎症；②抗过敏，减少血管通透性；③提高 $β_2$ 受体兴奋性；④抑制腺体分泌，改善通气；⑤促使淋巴细胞解体，干扰体液免疫；⑥抑制组胺释放；⑦增加白细胞溶酶体膜的稳定性。严重哮喘者对皮质激素的反应迟钝，通常在 4～6h 后才发挥作用，而一般在不太重的患者约 1h 即可起效，所以对严重哮喘发作患者应尽早使用皮质激素。常用的药物有氢化可的松 5～10mg/kg，每 6h 静脉滴注 1 次，连用 3～5d；也可选用琥珀酸氢化可的松 4～8mg/kg，或甲基强的松龙每次 0.5～2mg/kg，每 6h 静脉滴入 1 次。好转后改口服泼尼松，每天 1～2mg/kg（最大量每天 40mg），分 2～3 次服，连用 3～7d 后停药，如连续用药超过 7d，应逐渐减量。儿童危重哮喘时，大剂量吸入糖皮质激素可能有一定帮助，但病情严重时不能以吸入治疗替代全身糖皮质激素治疗以免延误病情。

氨茶碱应用负荷量 4～5mg/kg，要求在 20～30min 内静脉滴注，之后 30～60min，若条件允许应监测氨茶碱血药浓度，如 >20μg/ml，则停止继续给维持量，如 <10μg/ml 可适当增加药量，维持量为 0.8～1mg/（kg·h）。如不用维持静脉给药，亦可用氨茶碱 5mg/kg，每 6h 重复静脉滴注 1 次。在开始给该药前，若 6h 内已用过氨茶碱，则不应给负荷量，在患者无氨茶碱中毒症状情况下，可按 3mg/kg 给药 1 次，以后测氨茶碱血药浓度，再计算用量。

经吸入 $β_2$ 受体激动剂和静脉滴注氨茶碱不能缓解时，或对极度烦躁、无法吸入 $β_2$ 受体激动剂，或气管存在广泛黏液栓塞，以及严重支气管痉挛以致吸入药物无法起到作用时，可皮下注射 1:1 000 β 肾上腺素能激动剂肾上腺素，每次 0.01ml/kg，儿童每次最大不超过 0.3ml。在以上治疗措施均无效且无支气管插管条件时，可试用异丙肾上腺素静脉滴注。开始以每分钟0.1μg/kg缓慢滴注（0.5mg 异丙肾上腺素加入 10% 葡萄糖 100ml 中，每毫升液体含药 5μg），在心电及血气监护下，每隔 10～15min 按每分钟 0.1μg/kg 增加剂量，最大量不超过每分钟4～6μg/kg。当PaO_2及通气功能改善或心率达180～200/min时停用。症状好转可维持用药24h。近年来由于推广采用以吸入治疗为主的综合治疗后，目前已很少静脉应用异丙肾上腺素，因此药物有心律紊乱等不良反应，用药时应慎重，严格掌握用药适应证。

镁离子舒张支气管的机制尚不完全清楚，考虑其可能通过激活腺苷酸环化酶，促进环磷酸腺苷的生成，抑制肥大细胞释放介质，提高肾上腺素能受体的活性，降低支气管平滑肌的紧张度，必要时可以给予硫酸镁。一般在静脉注射用药后20min即有明显扩张支气管作用，对极度烦躁的患儿，镁离子还有镇静作用。硫酸镁是一种安全的危重哮喘治疗药物，有助于危重哮喘症状的缓解。药物剂量为25～40mg/(kg·d)（最大剂量≤2g/d），分1～2次，加入10%葡萄糖溶液20ml缓慢静脉滴注（20min以上），酌情使用1～3d。不良反应包括一过性面色潮红、恶心等，通常在药物输注时发生，用药时需观察呼吸、血压变化。如过量可静脉滴注10%葡萄糖酸钙拮抗。也可将硫酸镁，按每次25mg/kg加入生理盐水中，每天3～4次雾化吸入。

维持体液及酸碱平衡措施：①补液　本症常伴有轻或中度脱水，开始可给予1/3张含钠液，最初2h内每小时补液5～10ml/kg，以后用1/5～1/4张含钠液维持补液，见尿后补钾，根据年龄及脱水程度，一般输液总量为每天50～100ml/kg；②纠酸　可改善β_2受体对儿茶酚胺的反应性，哮喘持续状态常有呼吸性酸中毒，应以改善通气来纠正，若存在代谢性酸中毒可采用吸氧、补液纠正，有明显代谢性酸中毒时可应用5%碳酸氢钠，按碱性溶液（mmol）＝0.5×体重（kg）×|－BE|计算给药量。

其他对症治疗措施：①镇静剂　一般情况不用，若需要可选用10%水合氯醛，其他镇静剂应慎用或禁用，在气管插管条件下，可用地西泮；②祛痰剂　给予沐舒坦15～30mg

静脉滴注，或糜蛋白酶5mg雾化吸入；③强心剂　如确有心力衰竭，可用洋地黄制剂，否则不用或用α受体阻滞剂；④抗生素　在合并细菌感染时可用，但对哮喘持续状态的缓解过程及其并发症无明显改善作用。

在哮喘持续状态，应用药物治疗12h后无反应的呼吸衰竭患儿须进行气管插管、呼吸机械辅助通气治疗。机械呼吸的指征：①持续严重的呼吸困难；②呼吸音减低到几乎听不到哮鸣音及呼吸音；③因过度通气和呼吸肌疲劳而使胸廓运动受限；④意识障碍、烦躁或抑制，甚至昏迷；⑤吸入40%氧气而发绀毫无改善；⑥ $PaCO_2$ ≥ 8.6kPa（65mmHg），Woods计分≥7分。

(8) 长期防治哮喘的阶梯方案(GINA方案)　如表6-3,4。

表6-3　<5岁小儿哮喘长期阶梯式防治方案

分级	长期预防药物	快速缓解药物
Ⅳ级（重度）	糖皮质激素，带有储雾器和面罩的定量吸入器每天600～800μg，或雾化吸入色甘酸钠20mg，每天4次，或雾化吸入丁地去炎松>1mg，每天2次。如果需要，在隔日早晨加用最低口服剂量的糖皮质激素	根据症状按需吸入短效支气扩张剂，如 β_2 激动剂或溴化异丙托品或口服 β_2 激动剂片剂或糖浆每天不超过3～4次
Ⅲ级（中度）	糖皮质激素，带有储雾器和面罩的定量吸入器每天400～600μg，或雾化吸入色甘酸钠20mg，每天4次，或雾化吸入丁地去炎松≤1mg，每天2次	根据症状按需吸入短效支气管扩张剂，如 β_2 激动剂或溴化异丙托品或口服 β_2 激动剂片剂或糖浆每天不超过3～4次
Ⅱ级（轻度）	糖皮质激素，带有储雾器和面罩的定量吸入器每天200～400μg，或雾化吸入色甘酸钠20mg，每天3次	根据症状按需吸入短效支气管扩张剂，如 β_2 激动剂或溴化异丙托品或口服 β_2 激动剂片剂或糖浆每天不超过3～4次

续表

分级	长期预防药物	快速缓解药物
Ⅰ级（间歇发作）	部分患儿可吸入糖皮质激素，每天100～200μg	根据症状按需吸入短效支气管扩张剂，如 β_2 激动剂或溴化异丙托品，但不多于每周3次，或口服 β_2 激动剂片剂或糖浆每天不超过2～3次。治疗强度根据发作的严重程度而定

表6－4　≥5岁儿童哮喘长期阶梯式防治方案

分级	长期预防药物	快速缓解药物
Ⅳ级（重度）	吸入型糖皮质激素每天400～800μg，长效吸入型 β_2 激动剂和（或）缓释茶碱和（或）长效 β_2 激动剂片剂或糖浆以及抗白三烯药物，长期服用糖皮质激素片剂或糖浆。每天用药	根据症状按需吸入短效支气管扩张剂
Ⅲ级（中度）	吸入型糖皮质激素每天200～400μg，长效吸入型 β_2 激动剂和（或）缓释茶碱或长效 β_2 激动剂片剂或糖浆（在低至中剂量的糖皮质激素治疗以及加用长效吸入型 β_2 激动剂比单纯增加糖皮质激素剂量时效果更好），考虑加用抗白三烯药物，尤其对阿司匹林敏感的患者以及对运动诱发支气管痉挛的预防。每天用药	根据症状按需吸入短效支气管扩张剂 β_2 激动剂每天不超过3～4次
Ⅱ级（轻度）	吸入型糖皮质激素每天100～400μg，或色甘酸钠，或尼多酸钠，或缓释茶碱，可以考虑用抗白三烯药物。每天用药	根据症状按需吸入短效支气管扩张剂 β_2 激动剂每天不超过3～4次

续表

分级	长期预防药物	快速缓解药物
Ⅰ级（间歇发作）	部分患儿可吸入糖皮质激素，每天 100～200μg	根据症状按需吸入短效支气管扩张剂 β_2 激动剂，但不多于每周 1 次。治疗强度随发作的严重度而定，在运动或暴露于变应原之前吸入 β_2 激动剂或色甘酸钠

(9) *免疫疗法*　有特异性免疫疗法（如脱敏治疗）和非特异性免疫疗法，制剂有胸腺肽、卡介苗、卡介苗多糖核酸、必思添、乌体林斯、哮喘菌苗、核酪、转移因子等。

(10) *教育和管理*　哮喘是一种慢性疾病，通过对患儿及家长进行哮喘基本防治知识的教育，调动其对哮喘防治的主观能动性，提高依从性，避免各种触发因素，巩固治疗效果，提高生活质量。同时，加强对医护人员的教育并更新其哮喘防治知识，也是哮喘防治中不可缺少的环节之一。

教育内容：①哮喘的本质；②诱发哮喘发作的各种因素，如何寻找及避免；③哮喘发作的先兆、症状规律及相应处理；④做好日常自我监测，掌握呼气峰速仪的测定方法、记录及判断，学会记录哮喘日记；⑤了解各种长期控制及快速缓解药物的作用特点、使用方法（特别是吸入技术）及不良反应的预防；⑥哮喘加重的征象、应急措施和急诊指征。

教育方式：①医患（亲属）双方共同制订治疗方案，并可以进行个别咨询指导；②通过座谈、交流会、讲座、夏（冬）令营和联谊会等进行集中系统的哮喘教育；③通过广播、电视、报刊、科普杂志、书籍等推广哮喘知识；④应用电子网络或多媒体技术传播哮喘防治知识。

哮喘的教育必须注意个体化，遵照循序渐进原则，多次强化，逐步深入。形式必须多样，尤其是对儿童患者，必须丰富多彩，结合娱乐、竞赛、郊游等，讲究实效。对医师、护士的哮喘教育也不可忽视，特别是基层医务人员，通过各种途径提高他们对哮喘的认识水平，来配合对哮喘患儿的日常教育和管理。

管理目标：①让哮喘患儿及其亲属对哮喘防治有一个正确、全面的认识和良好的依从性，坚持治疗，不轻信虚假广告，不中断治疗，严防乱投医；②使哮喘患儿及其亲属具有自我控制疾病的能力，预防各种触发因素，及早控制哮喘发作，减少发作次数，减轻发作程度，将哮喘急诊降低至最少或没有；③使患儿肺功能维持或接近正常水平，提高患儿的生活质量，让其参加正常的活动、学习、游戏及体育活动，享受健康生活；④使药物不良反应发生率降至最低，甚至没有。

长期管理的内容：①以医院专科为基础，建立哮喘之家、哮喘俱乐部、哮喘联谊会等组织；②通过社区，纳入社区医疗慢性病管理范畴，定期监护；③建立哮喘患者档案及长期防治计划；④通过各种形式进行长期、定期随访。哮喘的长期管理必须在加强哮喘教育的基础上，让患儿及其亲属能主动与专科医师、护士合作，建立伙伴关系，定期接受指导和随访，树立专科医师、护士的信誉至关重要。

五、注意事项

1. 病情观察

观察活动是否受限，观察说话方式，有无气短、呼吸困难、端坐呼吸、发绀、大汗淋漓的表现。观察咳嗽、气喘症状是否有清晨和（或）夜间发作的规律。

2. 医患沟通

指导患儿及家长确认哮喘发作的诱因，避免接触可能的过敏原；教会患儿及家长正确使用吸入雾化剂等药物。

3. 经验指导

（1）当患儿使用拟肾上腺素类药物无效时，可能因气管被痰栓阻塞，或严重缺氧、酸中毒引起支气管平滑肌 β_2 受体缺乏反应所致，此时应停止重复大量应用，以免发生意外致死。

（2）糖皮质激素是目前治疗哮喘最有效的药物，但长期使用可能产生众多不良反应，应严格掌握口服和静脉用药的适应证，一般只用于重症发作患者。尽可能采用吸入疗法，吸入激素疗程偏长，至少 6 个月至 2 年或更长时间。

第六节

急性呼吸衰竭

急性呼吸衰竭是各种疾病累及呼吸中枢或呼吸器官，引起通气和换气功能障碍，出现低氧血症或伴高碳酸血症，并由此引起的一系列生理功能和代谢紊乱的临床综合征。

一、病因与发病机制

小儿急性呼吸衰竭以呼吸系统疾病为主，中枢神经系统疾病次之。新生儿以呼吸窘迫综合征、颅内出血、窒息、上呼吸道梗阻和感染多见，婴幼儿以急性喉炎、支气管肺炎、异物吸入和脑炎为主，儿童以哮喘持续状态、多发性神经根炎、支气管肺炎和脑炎常见。

急性呼吸衰竭分为中枢性和周围性两大类。中枢性呼吸衰竭因呼吸中枢的病变，呼吸运动发生障碍，通气量明显减少。周围性呼吸衰竭由呼吸器官或呼吸肌病变所致，可同时发生通气与换气功能障碍。急性呼吸衰竭的基本病理生理改变为缺氧、二氧化碳潴留和呼吸性酸中毒，脑细胞渗透性发生改变，出现脑水肿。

低氧血症和高碳酸血症对主要器官的影响：①脑　早期使脑血管扩张，脑血流增加，晚期导致脑水肿，颅内压增高；②心脏　$PaCO_2$ 轻度增加时兴奋交感神经，使心排出量增加，血压上升，但显著升高时，心排血量下降，血压下降，肺小动脉收缩，肾循环阻力增加，导致右心衰竭；③肾脏　严重缺氧和 $PaCO_2$ 明显增高时，肾血管收缩，肾血流量减少，肾小球滤过率降低，导致肾功能不全；④肝脏　缺氧时可使谷丙转氨酶暂时性升高。在急性呼吸衰竭失代偿期，往往呼吸性与代谢性酸中毒同时存在。

二、临床表现

1. 严重呼吸困难和发绀

早期可有呼吸频率增快，继而鼻翼扇动、三凹征等；呼吸节律不齐，可有潮式、间歇、叹气、抽泣样等呼吸。晚期呼吸次数减少，微弱无力，直至呼吸停止。发绀首先出现在口唇、口周及甲床等处，其程度与缺氧轻重并不完全一致，如严重贫血，血红蛋白 <50g/L，虽缺氧并不发绀，故不能单纯根据发绀而判断有无缺氧。

2. 神经与精神症状

早期可见烦躁不安，出汗，易激动。随着缺氧加重，可出现嗜睡、头痛等。晚期出现意识模糊，乃至昏迷、抽搐等脑水肿或脑疝症状。

3. 其他

早期心率增快，血压升高。晚期则心率减慢，心律失常，脉搏细弱，可有休克。胃肠道因严重缺氧而表现腹胀、呕吐咖啡色胃内容物。

三、诊断

1. 临床表现

具有临床表现中第（1）项，伴或不伴第（2）、（3）项，同时具有血气分析诊断标准中第（2）项，可诊断为急性呼吸衰竭。

（1）呼吸系统　可见：①呼吸困难　呼吸频率加快，鼻翼扇动，三凹征，喘憋，发绀等；②呼吸抑制 呼吸节律的改变，潮式呼吸、间停呼吸（Biot 呼吸）、叹息样呼吸、双吸气、下颌呼吸、点头样呼吸、鱼口样呼吸，呼吸微弱、浅慢，呼吸音减弱或消失，呼吸暂停或骤停。

（2）循环系统 心率由过速到减慢，心律失常，心音低钝，血压由升高到下降，右心衰竭或休克。

（3）神经系统 烦躁不安、谵妄、嗜睡、头痛、意识障碍、凝视，甚至昏迷、惊厥等，瞳孔缩小或忽大忽小，视神经乳头水肿。

2. 血气分析诊断标准

（1）呼吸功能不全 $PaO_2 < 80mmHg$（10.6kPa），$PaCO_2 \geq 45mmHg$（6kPa），$SaO_2 < 0.91$。

（2）呼吸衰竭 儿童 $PaO_2 \leq 60mmHg$（8.0kPa），$PaCO_2 \geq 50mmHg$（6.7kPa），$SaO_2 \leq 0.85$。婴幼儿 $PaO_2 \leq 50mmHg$（6.7kPa），$PaCO_2 \geq 45mmHg$（6.0kPa），$SaO_2 \leq 0.85$。呼吸衰竭还可分为：①Ⅰ型呼衰 PaO_2 达呼吸衰竭标准，$PaCO_2$ 正常；②Ⅱ型呼衰 PaO_2 和 $PaCO_2$ 均达呼吸衰竭标准。

3. 鉴别诊断

（1）代谢性酸中毒 见于尿毒症、糖尿病酮症酸中毒、某些代谢性疾病时，呼吸深快，PaO_2 多正常。

（2）急性呼吸窘迫综合征（ARDS） 见于卡氏肺孢子虫肺炎、弥漫性肺间质纤维化、呼吸道合胞病毒肺炎、白血病、创伤、休克、MODS 等，早期 PaO_2 与 $PaCO_2$ 均降低，晚期 $PaCO_2$ 上升，吸氧不能升高 PaO_2，$PaO_2/FiO_2 \leq 200$，多与Ⅰ型呼衰同时存在，治疗相近。

四、治疗

积极寻找和祛除病因，改善通气功能，有效的防治感染，维持重要脏器功能，维持水、电解质平衡，及时给予呼吸机辅助呼吸。

1. 一般治疗

(1) 去除病因　积极治疗引起呼吸衰竭的原发疾病和诱因，应用有效的抗生素防治感染。

(2) 加强护理　保持呼吸道通畅，清除呼吸道分泌物，温湿化吸氧，雾化吸入药物，翻身拍背，吸痰。解除气管痉挛。

(3) 氧疗　呼吸衰竭时机体缺氧，应提高吸氧浓度。吸氧方式可选鼻导管、口罩、面罩或头罩。鼻导管吸氧，氧流量儿童1～2L/min，婴幼儿0.5～1L/min，新生儿0.3～0.5L/min，吸入氧浓度（FiO_2）30%～40%；开式口罩吸氧，氧流量儿童3～5L/min，婴幼儿2～4L/min，新生儿1～2L/min，$FiO_2$45%～60%；面罩或头罩吸氧，氧流量3～6L/min，$FiO_2$40%～50%。对新生儿和婴儿不主张持续高浓度吸氧，吸入氧浓度应<60%，以免氧中毒，对视网膜等处的发育造成影响，待病情稳定后应改为间歇吸氧。通常，对于Ⅰ型呼吸衰竭患儿应给予高浓度吸氧（>35%），使PaO_2迅速提高到8kPa，或SaO_2在90%之上；对于Ⅱ型呼衰患儿应给予低浓度吸氧（<32%），且应持续给氧。

2. 药物治疗

(1) 兴奋呼吸　交替应用呼吸兴奋剂兴奋呼吸中枢，可增加肺通气量，适用于中枢性呼吸衰竭。常用药物有尼可刹米（可拉明），剂量为5岁以下每次10mg/kg，5～7岁每次15mg/kg；或山梗菜碱（洛贝林），每次0.1mg/kg，静脉注射，无效者30min后可重复使用。也可用氨茶碱，负荷量4～6mg/kg，首次静脉注射后以2mg/kg维持治疗，每间隔8h用药1次。多沙普仑（吗啉吡酮）用于镇静剂中毒，每次0.5～1.5mg/kg，静脉滴注，但不用于新生儿。还有纳洛酮，每次0.03～0.1mg/kg，静脉注射。

(2) 维持重要脏器功能　呼吸衰竭常会对心、脑等重要脏器造成损害，治疗中应综合分析。

呼吸衰竭合并心功能不全者可应用强心剂、利尿剂及血管活性药物。心肌缺氧易致心律不齐，故强心剂应缓慢、小剂量给予，血管活性药可选用酚妥拉明0.3~0.5mg/kg（每次不超过10mg）加入10%葡萄糖20ml中稀释后静脉滴注，或多巴酚丁胺2~10μg/（kg·min）持续静脉滴注，或东莨菪碱每次0.03~0.05mg/kg，15min内快速静脉滴注，每天2~3次。

呼吸衰竭合并脑水肿者可应用甘露醇，每次1g/kg静脉注射，每天2~3次，严重时可加用地塞米松，每天0.5mg/kg静脉注射，疗程为3~5d。

（3）纠正酸碱失衡和水电解质紊乱　呼吸衰竭时常合并电解质和酸碱度的失衡，对呼吸性酸中毒或混合性酸中毒时以积极改善通气功能为主，当合并代谢性酸中毒血pH值<7.2时，可给予5%碳酸氢钠溶液，每次2~5ml/kg，用葡萄糖液稀释为1.4%等渗液后静脉滴注。如有血气结果，可按碳酸氢钠（ml）=｜-BE｜×0.5×体重（kg），或（22-测得HCO_3^- mmol/L）×0.6×体重（kg）计算量，先用1/2量，剩余半量根据具体情况而定。同时根据血液电解质检查结果及时纠正低钾、低氯等电解质紊乱。基础代谢量每天210kJ/kg（50kcal/kg），补液量每天60~80ml/kg，具体可根据病情酌情增加，补液成分以生理维持液为宜或按脱水性质而定。

（4）防治感染　呼吸道感染常是呼吸衰竭的原发病，也可是呼吸衰竭治疗过程中病情加重的并发症，如吸入性肺炎、呼吸机相关性肺炎等。病原体以革兰阴性杆菌多见，常为耐药菌株。对呼吸衰竭患儿的肺部感染应按重症肺炎处理，治疗时可选用第三代头孢菌素与β内酰胺酶抑制剂等。也可静脉滴注免疫球蛋白，每次400mg/kg，每天1次，连用3~5d。吸痰时应注意无菌操作，每天消毒呼吸机管道，条件许可时应尽早拔除气管插管。

3. 其他治疗

（1）经鼻持续气管正压给氧（CPAP）　适应证为新生儿、婴幼儿肺部疾病，新生儿肺透明膜病、肺不张、肺炎、胎粪吸入综合征、肺水肿、反复呼吸暂停者。如吸入氧浓度

(FiO_2)为0.3~0.5时，PaO_2仍<8.0kPa (60mmHg)，$PaCO_2$正常或<6.7kPa (50mmHg)，有自主呼吸，也可应用CPAP。

参数调节需注意，开始时氧流量为3~4L/min，压力0.3~0.4kPa (3~4cmH_2O)，$FiO_2$0.4~0.6，10~15min后测血气，如PaO_2仍低，可增加压力，每次加1~2cmH_2O，最大可达0.98kPa (10cmH_2O)，每分钟氧流量最大8~10L，FiO_2每次加0.05~0.1，最大可达0.8。维持PaO_2为8.0~9.3kPa (60~70mmHg)。如PaO_2仍<8.0kPa (60mmHg)，可进行气管插管，呼吸机辅助呼吸治疗。

撤除步骤需视病情确定，如PaO_2>9.3kPa (70mmHg)，症状好转，病情稳定，可逐渐先降FiO_2，再降压力，每次FiO_2降0.05，至FiO_2为0.4时，再降低CPAP，每次0.2kPa (2cmH_2O)，当CPAP为2cmH_2O时病情仍稳定，PaO_2为6.7~9.3kPa，可撤除CPAP，改头罩吸氧。

(2) 常频机械通气　是抢救重症呼衰最有效的方法。

应用指征：①呼吸频率仅为正常的1/2时；②呼吸微弱，全肺范围的呼吸音减低；③呼吸骤停，频繁或长达10s以上的呼吸暂停；④吸高浓度氧气FiO_2>0.6，或压力≥0.78kPa (8cmH_2O)时，仍有发绀，PaO_2<6.7kPa (50mmHg)；⑤急性呼吸衰竭，$PaCO_2$>8.0kPa (60mmHg)，pH<7.3，慢性呼吸衰竭，$PaCO_2$>3kPa (70mmHg)，pH<7.2；⑥病情迅速恶化，神经精神症状加重，相关治疗无效；⑦有下列情况应尽早使用，如呼吸窘迫综合征 (NRDS) 的小早产儿，出生体重<1 350g，肺出血的进展期，心跳、呼吸暂停经复苏后未建立规则的自主呼吸者。

禁忌证为肺大泡，未经引流的张力性气胸或大量胸腔积液。

参数初调：①吸气峰压 (PIP)　采用能维持满意通气的最低压力，无呼吸道病变患儿、早产儿呼吸暂停时15~18cmH_2O (1.5~1.8kPa)，NRDS、肺不张、胎粪吸入、肺炎时20~25cmH_2O (2.0~2.5kPa)；②呼气末正压 (PEEP)

无呼吸道病变时 2～3cmH_2O（0.2～0.3kPa），肺不张、NRDS 时 4～6cmH_2O（0.4～0.6kPa），胎粪吸入、肺炎时 0～3cmH_2O（0～0.3kPa）；③呼吸频率（HR） 无呼吸道病变时 20～25/min，有呼吸道病变时 30～45/min；④吸气/呼气时间比值（I/E） 无呼吸道病变时吸气时间 0.5～0.75s，肺不张、NRDS 时 I/E 为 1:(1～1.2)，胎粪吸入、肺炎时 I/E 为 1:(1.2～1.5)；⑤供气流量 4～10L/min；⑥吸入氧气浓度（FiO_2） 无呼吸道病变时 <0.4，有呼吸道病变时 0.4～0.8；⑦潮气量 无呼吸道病变时 8～10ml/kg，NRDS 时 4～7ml/kg。

调节原则是尽可能采用低的氧浓度（FiO_2）和吸气峰压，续持 PaO_2 为 8～12kPa。每次调整范围，RR 为 2～10/min，PIP 为 2～3cmH_2O，PEEP 为 1～2cmH_2O，吸气时间（TI）或呼气时间（TE）为 0.25～0.5s，FIO_2 为 0.5，当 PaO_2 接近正常时 FiO_2 为 0.2～0.3。

影响 PaO_2 的因素是 FiO_2 与平均气管压（MAP）。增加 PIP、吸气时间、PEEP 可提高 MAP。具体方法：①提高 PaO_2 可采用增加 FiO_2、增加 PIP、增加 RR、增加 PEEP，延长吸气时间，延长吸气平台；②降低 $PaCO_2$ 可采用增加 PIP、增加 RR、降低 PEEP。一般 $FiO_2 \leq 0.6$，如 >0.7 则应 <24h，以防氧中毒。

撤机指征：①自主呼吸有力，能维持自主呼吸 2～3h 无异常；②吸入 $FiO_2 \leq 0.4$，PIP≤20cmH_2O（1.96kPa）时血气正常；③呼吸道分泌物少，能耐受每 2h 吸痰 1 次的操作，全身状况好；④NRDS 患儿日龄 >3d。

撤机步骤：①撤机过程中监测心率、呼吸、血气，如有异常，立即恢复原参数；②在 PIP 降至 15～22cmH_2O，PEEP≤5cmH_2O（0.5kPa），FiO_2 <0.5 时考虑撤机，自主呼吸出现后便呼吸机与自主呼吸同步；③自主呼吸良好，血气正常，改为间歇指令呼吸（IM），逐渐降低 PIP、PEEP、FiO_2 及 RR，维持 TI 在 0.5～1s；④当 PIP 降至 12～

18cmH$_2$O、PEEP2～4cmH$_2$O、FiO$_2$≤0.4、RR 6/min，血气正常时，改为CPAP，此时应提高FiO$_2$ 0.05～0.1，预防缺氧，如患儿耐受良好，逐渐降低FiO$_2$每次0.05、CPAP每次1cmH$_2$O；⑤当FiO$_2$为0.25～0.4，CPAP为2cmH$_2$O时，在患儿最大吸气时拔管，拔管后改用头罩吸氧，或用鼻塞CPAP，并逐渐降低FiO$_2$每次0.05，直至改为吸入空气。

（3）高频通气（HFV）　凡超过正常呼吸频率4倍、潮气量小于或等于解剖死腔的机械通气为高频通气。

通气种类：①高频正压通气（HFPPV）　频率为60～100/min，导管内径3～5mm，潮气量3～4ml/kg；②高频喷射通气（HFJV）　频率为100～300/min，导管内径1.6～2.2mm，潮气量3～5ml/kg，需要适当的自主呼气时间，可用开放气管通气；③高频振荡通气（HFOV）　频率为300～2 400/min，潮气量1～2ml/kg，有侧支通气，起CPAP作用。儿科常用HFJV或HFOV。

HFV适用于常规呼吸机治疗效果不佳的难治性呼吸衰竭，或长期常规呼吸机治疗后发生支气管肺发育不良，或有气胸等常规呼吸机治疗禁忌证。适应证为：①用常规呼吸机难以维持通气和血气正常的肺损伤；②严重的间质肺气肿；③气胸与支气管胸膜瘘；④支气管镜检查。目前常用于新生儿NRDS、肺出血、胎粪吸入综合征、ARDS、肺炎。

HFOV调节原则是开始应用较高的MAP，稍高于常规机械通气，如PaO$_2$无上升可每次加0.1～0.2kPa（1～2cmH$_2$O）。新生儿振荡频率10～15Hz（1Hz=60/min），婴儿与儿童为5～10Hz。吸气/呼气时间比值（I/E）为0.33。通过振荡幅度（25%～100%）、振荡频率调节通气。潮气量1～2ml/kg，与振荡频率成反比。根据PaCO$_2$调节振荡频率。低肺容量调节方式用于限制性通气障碍如间质肺气肿，高肺容量调节方式用于新生儿NRDS、ARDS。

（4）呼吸机应用后的并发症　呼吸机相关肺炎（VAP）指应用呼吸机后>48h发生的细菌性肺炎，多由铜绿假单孢菌、大肠杆菌、克雷白杆菌、耐药金黄色葡萄球菌或表皮葡萄球菌引起。可从气管深处吸痰作镜检或培养，应用有效抗生素，注意管道接头、湿化器、吸痰导管消毒。

肺不张多由导管位置过低滑入左侧或痰堵造成。可向外拔出，或翻身拍背吸痰。

窒息由堵管或脱管引起。可更换新管，重新插管、固定。

喉、气管损伤时，水肿者可静脉滴注糖皮质激素、抗生素，局部雾化吸入1%麻黄碱。

肺损伤患儿，如 PIP >2.5kPa（$25cmH_2O$），或 PEEP >0.8kPa（$8cmH_2O$）、大潮气量，易发生气漏、间质性肺气肿、张力性气胸、纵隔气肿、肺泡上皮损伤、肺水肿。注意压力不能过高，潮气量不能过大。发生张力性气胸立刻进行闭式引流。

氧中毒患儿，FiO_2 >0.7、时间 >24h，可发生支气管肺发育不良、早产儿视网膜病变，任何年龄可发生肺氧中毒。注意 FiO_2 应 <0.6。

五、注意事项

1. 病情观察

观察患儿呼吸频率、节律，有无自主呼吸、发绀、三凹征。注意面色、心率、心律、心音、血压、体温、尿量等变化。

2. 医患沟通

在抢救患儿的同时，应向家长交代急性呼吸衰竭的病情严重性与预后，已取得家长的理解和配合。由于 ICU 中各种监护费用较高，应事先向家长交代。

3. 经验指导

机械通气是目前抢救重症呼吸衰竭最有效的方法，应正确使用呼吸机，掌握机械通气的适应证，早插早拔，一旦患儿通气和换气功能好转，应尽快撤机，以减少机械通气并发症的发生。

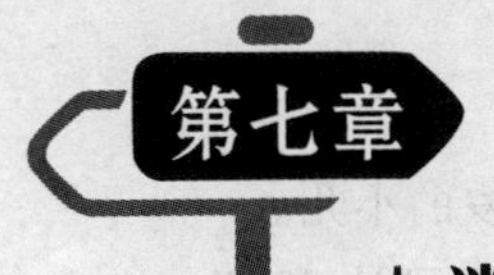

消化系统疾病

第一节 疱疹性口炎

疱疹性口炎亦称疱疹性齿龈口炎，为单纯疱疹病毒感染所致，多见于1~3岁幼儿，也可发生在较大儿童。本病经1~2周自愈，颌下淋巴结肿大可持续2~3周。

一、临床表现

1. 骤起发热，由于局部疼痛而出现拒食、流涎、烦躁。

2. 疱疹分布于舌、唇内、面颊及舌下黏膜。先为红色小点，迅速转为黄色浅溃疡，多个小溃疡可融合成不规则的较大溃疡。好转时，溃疡盖以灰白色膜状物（又称纤维性渗出）。常伴齿龈炎与颌下淋巴结炎。疼痛和发热常于数日后逐渐减轻消退。病程1~2周，局部淋巴结大可持续2~3周。

二、辅助检查

1. 血常规检查

血白细胞总数正常或略低于正常，可有淋巴细胞增高。

2. 组织病理检查

取疱疹底部组织染色，可见到多核巨细胞，细胞核内有嗜伊红病毒小体，在电镜下观察，能见到六角形单纯疱疹病毒位于细胞核中央。

三、诊断

1. 诊断要点

（1）疱疹性口炎好发于6月龄至5岁的小儿。

（2）呈急性起病，初期多发热，体温可达38℃～40℃，患儿表现为拒食、流涎、烦躁，伴淋巴结大，可有压痛。

（3）患儿齿龈、唇内、舌、颊黏膜等处口腔黏膜可见单个或成簇的直径约2mm的小疱疹，周围有红晕，破溃后形成溃疡，表面可覆盖黄白色纤维素性分泌物，多个溃疡可融合，有时累及至软腭、舌和咽部。

2. 鉴别诊断

（1）*疱疹性咽颊炎* 由柯萨奇A组病毒引起，好发于夏秋季，疱疹主要发生在咽腭弓、悬雍垂和软腭等处，有时见于舌，一般不累及齿龈和颊黏膜，颌下淋巴结可肿大。

（2）*溃疡性口腔炎* 多由球菌引起，如链球菌、金黄色葡萄球菌或肺炎链球菌，多发生于营养不良、免疫力低下的患儿。病初口腔黏膜广泛充血、水肿，黏液增多，继之表现为大小不等、界限清楚的糜烂，可融合成大片并有纤维渗出，形成的伪膜呈灰白色或浅黄色，擦去伪膜呈出血性糜烂面，唾液黏稠。多伴有发热等全身症状，周围血白细胞增高，中性粒细胞增多。伪膜涂片镜下可见革兰阳性球菌。

四、治疗

加强护理，保持口腔卫生，保证充足热量的供应，局部对症治疗为主。

1. 一般治疗

保持口腔清洁、加强护理，避免应用刺激性药物和食物。多饮水，食用微温或清淡的流质、半流质食物。注意观察全身情况和尿量等变化，防止电解质和酸碱平衡的紊乱。

2. 药物治疗

(1) 对症治疗　高热时可口服对乙酰氨基酚，每次10mg/kg，或布洛芬，每次5～10mg/kg，也可用退热栓肛门塞入，根据病情4～6h可重复用药。若高热引发惊厥时，应积极止痉，可缓慢静脉注射地西泮每次0.3～0.5mg/kg，或苯巴比妥钠10mg/kg。

(2) 局部治疗　疱疹患处可涂用疱疹净、阿昔洛韦、利巴韦林等抗病毒药物，亦可喷撒西瓜霜、锡类散、蒙脱石粉等保护黏膜，每天2次。疼痛严重者可在餐前用2%利多卡因涂抹局部以缓解疼痛，但应防止过量吞服。为预防继发感染口腔可涂2.5%～5%金霉素鱼肝油。

(3) 抗病毒治疗　静脉滴注利巴韦林10mg/(kg·d)连续5～7d，或每日分2次口服伐昔洛韦，共10mg/kg。严重者，可用阿昔洛韦，每天10mg/kg静脉滴注，连用3～5d。另外，可选用双黄连口服液、板蓝根冲剂等中成药物。

(4) 抗生素治疗　后期若患儿合并细菌感染，应选用相应敏感的抗生素，常用的有阿莫西林、头孢菌素类等抗生素。

3. 其他治疗

低热可采用物理降温，如冷敷、温湿敷等退热。

五、注意事项

1. 病情观察

观察口腔疱疹愈合情况，一般4～6d后疼痛缓解后即能进食，10d左右愈合，溃疡形成后注意防止继发感染。患儿拒食时间长的，要注意全身情况及精神、尿量，防止脱水及电解质、酸碱平衡紊乱等。

2. 医患沟通

向家长交代病情呈自限性，注意饮食喂养，做好口腔护理，避免进食较硬、辛辣刺激性食物，可进食牛奶、稀粥、烂面条。注意补充水分及维生素。

3. 经验指导

（1）遇患儿就诊时讲诉哭闹、拒食并有流涎者，应考虑本病。注意检查口腔及咽部有无疱疹。

（2）本病自限性疾病，病程 7 ~10d，抗生素治疗无效，主要采用对症治疗。用伐昔洛韦或阿昔洛韦治疗有一定疗效。可将用过的干扰素注射液用棉签醮少许涂在溃疡处，可加快溃疡愈合。

第二节
胃－食管反流

胃－食管反流（GER）是指胃内容物或胆汁反流入食管引起的临床症候群，系多因素所致的上消化道功能障碍性疾病。分生理性和病理性两种。生理性是健康人均有的正常现象，特别是新生儿，部分婴儿可持续数月，病理性主要原因是由于下食管括约肌功能障碍或与其相关结构异常而导致括约肌压力低下出现的反流及其并发症，称胃－食管反流病（GERD）。

一、临床表现

1. 呕吐与体重不增

自新生儿期即开始呕吐，发生在夜间及进食后，初为溢奶，渐加剧呈喷射状，如热量摄入不足致营养不良，生长发育迟缓。

2. 反流性食管炎

年长儿多见泛酸、腹痛及胸骨后烧灼样疼痛，严重可出现吞咽困难、呕血。

3. 呼吸系统

最常见的并发症为反复支气管炎和肺部感染，顽固性哮喘、窒息，婴儿猝死综合征。

二、诊断

1. 诊断要点

(1) 自婴儿期后即有不明原因反复呕吐、咽下困难和(或)疼痛、胸骨下端烧灼感以及反复发作的慢性呼吸道感染、难治性哮喘、生长发育迟缓、营养不良、贫血、反复出现窒息、呼吸暂停等症状。

(2) 食管碘油或钡餐造影，His 角 >50°；有胃食管反流现象，可伴有食管裂孔疝等。

(3) 食管测压，LES 压力 <1.47kPa ($15cmH_2O$)。

(4) 食管 pH 值 24h 监测，睡眠期间出现反流，总反流时间 >15min。

(5) B 型超声波检测可有食管裂孔疝。

(6) 食管镜发现有食管炎病变，取黏膜活检可发现 Barrett食管。

具有上述第 (1) 项，同时具有第 (2) ~ (6) 项中任何一项可确诊为胃食管反流。

2. 鉴别诊断

(1) 贲门失弛缓症　又称贲门痉挛，是指 LES 松弛障碍导致的食管功能性梗阻。婴幼儿表现为喂养困难、呕吐，重者有营养不良；年长儿吞咽困难为首发症状，尤其是吞咽固体食物时诉胸骨后堵塞感、烧心感，呕出未经消化的食物。通过食管钡餐、内窥镜和食管测压示食管蠕动减弱、食管逐渐扩张及食管下括约肌压力增高可确诊。部分患儿有家族史。

(2) 先天性肥厚性幽门狭窄　是幽门环肌肥厚增生所致胃流出道不完全梗阻。典型表现为生后 2 ~4 周出现喷射性呕吐，进行性加重，呕吐物为奶汁及乳凝块，患儿觅食反射强，大便量渐减少。可见胃蠕动波和右上腹橄榄状包块。X

线碘油或钡餐造影见幽门管窄长如线状可确诊。部分病例有家族史。

三、治疗

保持良好的最佳体位，注意改变不良饮食习惯，采用药物治疗增强胃肠蠕动力，减少和中和胃酸分泌，缓解胃-食管反流症状，防治并发症。

1. 一般治疗

（1）*体位治疗* 新生儿和小婴儿呈前倾俯卧位，上身抬高30°，此体位可使80%反流得到控制。儿童在清醒状态下呈直立位和坐位，睡眠时保持右侧卧位，将床头抬高20～30cm，进食后上身抬高45°。

（2）*饮食疗法* 进食勿过饱，增加喂奶次数，缩短喂奶间隔时间，少量多餐稠厚饮食，人工喂养儿可加食糕、干粉、米粉或进食谷类食品，以高蛋白、低脂肪饮食为主，睡前2h不予进食，保持胃处于非充盈状态，避免食用降低LES张力和增加胃酸分泌的食物，如酸性饮料、高脂饮食、巧克力、辛辣食品和钙通道阻滞剂等。

2. 药物治疗

（1）*促胃肠动力药* 可提高LES张力，增加食管和胃蠕动，促进胃排空，减少胃食管反流。此类药物有多种，临床可选择其中1种，6周为1个疗程。

多巴胺受体拮抗剂的代表药有多潘立酮（吗丁啉），常用剂量为每次0.2～0.3mg/kg，每天3次，饭前半小时及睡前口服。年长儿也可口服甲氧普胺（胃复安），年幼儿慎用，以防发生抽搐等锥体外系反应。

增强乙酰胆碱作用的药物，如西沙必利（普瑞博思）为新型全胃肠动力剂，常用剂量为每次0.1～0.2mg/kg，每天3～4次饭前口服。本药偶可出现室性心律失常，应慎用。少数患儿还有短暂的腹泻。

(2) 抗酸和抑酸药 主要作用为抑制酸分泌、中和胃酸以减少反流物对食管黏膜的损伤，提高 LES 张力。

H_2 受体拮抗剂代表药物有西咪替丁，每天 10～30mg/kg，分 4 次于饭前 10～30min 口服；雷尼替丁，每天4～6mg/kg，12h 口服 1 次。

质子泵抑制剂（PPI）能抑制壁细胞内质子泵（H^+－K^+ATP 酶）活性，减少任何刺激引发的胃酸分泌。代表药物为奥美拉唑（洛赛克）每天 0.6～0.8mg/kg，清晨顿服，连用 4 周，有效者可减量至 0.5mg/kg，维持治疗 4～8 周，必要时可延长至 6 个月以上。无效时换其他 PPI。

中和胃酸药，如氢氧化铝凝胶，每次 5～10ml，每天 3 次，多用于年长儿。

(3) 黏膜保护剂 覆盖于食管黏膜表面可有效缓解反流症状。如硫糖铝（胃溃宁），每天 10～25mg/kg，分 4 次口服。蒙托石粉（思密达）每天 1～3g，分 3 次口服。另外也可应用硅酸铝盐、磷酸铝等。

3. 其他治疗

采用上述治疗后，大多数患儿症状能明显改善和痊愈。若患儿出现以下指征时应考虑手术治疗：①内科治疗 6～8 周无效，有严重并发症，如消化道出血、营养不良、生长发育迟缓者；②食管炎梗阻严重，伴溃疡、狭窄或发现有食管裂孔疝者；③有反复发作吸入性肺炎或窒息、伴支气管肺发育不良等严重呼吸道并发症者；④合并严重神经系统疾病者。

四、注意事项

1. 病情观察

观察患儿呕吐频度及内容物，注意有无食管炎、溃疡出血及药物的不良反应。

2. 医患沟通

手术治疗近期效果较满意，有的可复发，部分患儿术后可有腹部胀气、进食慢，不能打嗝排气或消化不良等症状，应在术前交代清楚。

3. 经验指导

对反复呼吸道感染、难治性哮喘、反复呕吐者，应注意胃食管反流的可能性。根据病史，询问患儿进食后反流情况，有无喂养困难、胸骨后烧灼感，结合进行食管钡餐造影即可诊断。一般不需行较特殊的检查。

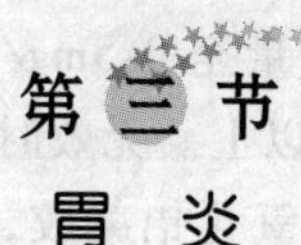

第三节 胃炎

一、急性胃炎

急性胃炎是指由物理性、化学性或生物性有害因子引起的胃黏膜急性炎症性疾病。其病变仅局限于胃底、胃体或胃窦，也可弥漫分布于全胃。病变深度大多局限于黏膜层，严重时则可累及黏膜下层或肌层，甚至达到浆膜层。常见的急性胃炎有药物及饮食性胃炎、应激性胃炎、腐蚀性胃炎、感染性胃炎、蛋白过敏性胃炎。

1. 临床表现

（1）有不洁饮食史或误服毒物史。

（2）伴有严重呕吐，上腹部不适，重者出现呕血、黑便、脱水、电解质紊乱甚至休克。

（3）细菌感染者伴全身中毒症状、发热等。

2. 诊断

（1）诊断要点：①有摄入细菌及其毒素污染的食物、服药、吞食腐蚀性化学物质、应激等明显的诱因；②急性上腹痛、恶心、呕吐和食欲减退，严重者可有呕血、黑便、电解质紊乱与酸碱平衡失调，可有原发病的临床表现，如严重烧伤、败血症、休克等，或在全身严重疾病基础上发生消化道出血；③胃镜检查表现为胃黏膜的充血、水肿和糜烂；④以出血为主要表现者，大便隐血试验阳性，呕吐物隐血试验也可为阳性，血常规检查红细胞和血红蛋白均可降低。

具有上述第①、②项可临床诊断为急性胃炎，如同时具有第③项则可确诊。

（2）鉴别诊断：①消化性溃疡　消化性溃疡也可有上腹痛、恶心、呕吐等症状，但消化性溃疡者多有溃疡病的特殊症状，如上腹部的疼痛具有节律性、季节性、与进食有关等特点，一旦发生胃穿孔则会突然出现剧烈的上腹痛并迅速遍及全腹，体格检查时发现腹肌呈板状强直，全腹均有压痛及反跳痛；②急性胰腺炎　有突然发作的上腹部剧烈疼痛，放射至背部及腰部，早期呕吐物为胃内容物，以后为胆汁，进食后呕吐剧烈，血清及尿淀粉酶常增高，有时腹腔内可抽出血性液体；③急性胆囊炎　本病特点是右上腹持续性疼痛，阵发性加重，可放射至右肩背部，Murphy 征阳性，B 超检查可协助诊断；④急性阑尾炎　有发热，呕吐，早期腹痛可在上腹部或脐周，但发展为转移性右下腹痛，麦氏点压痛明显，有肌紧张。

3. 治疗

避免服用一切刺激性食物和药物，去除病因，积极治疗原发病，抑制胃酸分泌，保护胃黏膜，及时纠正水、电解质和酸碱平衡紊乱。

（1）*一般治疗*　急性胃炎多为继发性疾病，治疗时应去除发病诱因，停用诱发本病的药物或饮食，治疗原发病。注意卧床休息，保持安静，监测生命体征及有无呕血和黑便等合并症状。呕吐、腹痛症状剧烈时酌情禁食 1～2 餐，症状减轻后予以清淡易消化的流食，多饮水，逐渐过渡到软食、正常饮食。呕吐、腹泻导致的水、电解质和酸碱平衡紊乱，一般用口服补液法，严重时可静脉补液。

（2）*药物治疗*　抑酸药用雷尼替丁（呋喃硝胺），每天

3~5mg/kg，每12h给药1次，或每晚1次口服；或将上述剂量分2~3次，用5%~10%葡萄糖溶液稀释后静脉滴注，肾功能不全者剂量减半，力求使胃内pH值维持在4以上，药量应根据临床症状和胃内pH值变化进行调整。或用西咪替丁（甲氰咪胍）每天20~40mg/kg，分4次于饭前10~30min口服。也可应用奥美拉唑（洛赛克）每天0.7mg/kg，清晨顿服。

保护胃黏膜药物硫糖铝（胃溃宁）每天10~25mg/kg，分3次于饭前2h服用，疗程4~8周，肾功能不全者慎用。可同用蒙脱石粉（思密达）1~3g，每天3次，饭前空腹服用。或用枸橼酸铋钾每天6~8mg/kg，分2次空腹服用，疗程4~6周，通常枸橼酸铋钾常联合可清除幽门螺杆菌的药物如氨苄西林和甲硝唑3种药物合用。本药临床虽使用安全，但大量铋剂的应用对肝、肾、中枢神经系统会造成损害，故应用时间不宜过长。

大多急性胃炎无须抗生素治疗，但若胃炎由细菌感染造成，需选用有效敏感的抗生素。

（3）其他治疗　患儿呕吐严重时可服用止吐药物，以防造成电解质和酸碱平衡紊乱。常用药物有多潘立酮（吗丁啉）可有效促进胃肠蠕动，缓解呕吐症状，常用剂量每次0.2~0.3mg/kg，每天3次，饭前半小时及睡前口服。年长儿也可口服甲氧普胺（胃复安），但需严防发生抽搐等锥体外系反应。对呕吐频繁者还可肌内注射氯丙嗪每次0.5~1mg/kg。

因肠痉挛严重腹痛者可应用解痉剂止痛，常用的有硫酸阿托品，剂量为每次0.01mg/kg，或普鲁本辛，剂量为每次0.5mg/kg，用法均为皮下注射。

患儿腹胀时可用松节油腹部热敷或应用药物缓解腹胀，如多潘立酮每次0.2~0.3mg/kg，每天3次，饭前半小时及睡前口服；或新斯的明每次0.04mg/kg肌内注射，症状不能缓解者还可采用肛管排气。若腹胀产生是由低血钾造成，应及时补钾，常用10%氯化钾，一般补钾量为4～6mmol/kg，口服补钾较安全，静脉输入时需注意输入速度宜慢，小于每小时0.3mmol/kg，浓度应小于0.3%，且应见尿后再补钾。

糜烂性胃炎患儿有胃出血时，应卧床休息，在抑制胃酸、保护胃黏膜的基础上积极止血，可采用插胃管冰水洗胃，或用生理盐水100ml中加去甲肾上腺素8mg口服，每次5～10ml，每2h给药1次。出血量大、血压下降者，应加快补液速度，必要时输血，同时将垂体加压素10～20U加入50ml葡萄糖液中15min内静脉滴注。病变反复出现，出血难以控制时应在24～48h进行急诊胃镜检查，必要时行外科手术治疗。

4. 注意事项

(1) 病情观察　注意腹痛、呕吐、有无出血，呕吐频繁者要禁食，保证液体及能量，注意药物的不良反应。

(2) 医患沟通　向家长交代病情，长期服用损伤胃黏膜的药物者，要暂停药物。腹痛呕吐剧烈时，不要在吐后立即进食，否则使症状加剧，可给予短暂禁食，向家长说明禁食的必要性。对呕吐频繁者应用氯丙嗪肌内注射前，事先告知家长用该药物患儿可入睡数小时，以取得家长理解与配合。

(3) 经验指导　一般患者可在门诊治疗，严重者应住院治疗。治疗后呕吐、腹痛等症状消失，病因去除，无并发症者为治愈。

二、慢性胃炎

慢性胃炎系指不同病因引起的胃黏膜慢性炎症性改变。除与不良饮食习惯、胆汁反流等因素有关外，近年来发现幽门螺杆菌的胃内感染是主要原因。胃幽门螺杆菌的急性感染可引起急性胃炎，但感染多持续存在并发展成慢性胃炎（胃窦炎最多见，占70%以上，常与十二指肠溃疡伴发，其次为全胃炎和胃体炎）。

1. 临床表现

临床常表现为腹痛，腹痛是小儿慢性胃炎的主要症状。年长儿症状与成人相似，常述上腹痛，年幼儿定位不明显，多诉脐周痛。还可表现为畏食、恶心、呕吐、嗳气等症状，偶可引起上消化道出血。多无明显体征，少数可有上腹部压痛。

2. 诊断

(1) 诊断要点：①反复发作的中上腹不适、饱胀、钝痛、烧灼痛，疼痛无明显规律，一般进食后加重，常见食欲不振、泛酸、嗳气、恶心等，可有上腹轻压痛；②有胃黏膜长期少量出血者可引起缺铁性贫血，并可出现头晕、心慌、乏力等症状，大便隐血试验阳性，胃窦炎的症状有时与消化性溃疡相似；③胃镜检查可见黏液斑、充血、水肿、微小结节形成、糜烂、花斑、出血斑点（1～5 种镜下表现符合一项即可诊断，第 6、7 种须结合胃黏膜病理学结果诊断）；④X线气钡双重造影可见胃窦部激惹征和胃黏膜增粗、迂曲、锯齿状；⑤血清幽门螺杆菌抗体或 DNA 测定，或^{13}C尿素呼气试验，以及胃黏膜幽门螺杆菌检测阳性。

具有上述第①、②、⑤项，排除消化性溃疡等疾病者，可临床诊断为慢性胃炎，同时具有第③项或第④项，可确诊为慢性胃炎。

(2) 鉴别诊断：①消化性溃疡 两者的症状有某些相似之处，但消化性溃疡患者的上腹痛多有节律性、周期发作特点，进食后疼痛减轻，胃镜检查或 X 线钡餐检查可发现溃疡征象；②胃癌 小儿少见，早期胃癌主要无临床症状或虽有症状但无特异性，容易与慢性胃炎混淆，胃癌常与慢性胃炎同时存在，胃镜检查是最好的鉴别方法；③肠蛔虫症 常有不固定的腹痛、偏食、异食癖、恶心、呕吐等症状，且有全身过敏症状，往往有吐出或大便排蛔虫史，粪便中找到蛔虫卵即可确诊；④肠痉挛 婴儿多见，可出现反复发作的阵发性腹痛，排气、排便后可缓解，一般不影响生长发育；⑤腹

型癫痫 反复发作的不固定腹痛，腹痛可轻可重，腹部无异常体征，脑电图多有异常改变，抗癫痫药治疗有效。

3. 治疗

治疗主要以对症为主，改变不良饮食习惯，减少胃酸刺激，应用药物缓解不适症状。

(1) 饮食治疗 改变不良的生活和饮食习惯，多食用易消化质软的食物，避免进食过于粗糙或过热的食物。进食细嚼慢咽，减少对胃黏膜的刺激，提倡少食、多餐。少食用腌渍、烟熏、不新鲜的食物。

(2) 去除病因 积极治疗原发病，若慢性胃炎因鼻腔和口咽部慢性感染或慢性支气管炎患者咽痰后造成，应及时治疗，祛除诱因。避免服用对胃有刺激的药物。

(3) 对症治疗 患儿有餐后腹痛、腹胀、恶心、呕吐等症状时，可同急性胃炎的处理缓解症状。如呕吐者可口服多潘立酮（吗丁啉），每次0.2～0.3mg/kg，每天3次，饭前半小时及睡前服用。腹痛者皮下注射解痉剂硫酸阿托品每次0.01mg/kg或普鲁本辛每次0.5mg/kg。腹胀时可热敷或应用新斯的明每次0.04mg/kg肌内注射，症状不能缓解者，还可采用肛管排气。

(4) 胃黏膜保护剂 枸橼酸铋钾（德诺），每天6～8mg/kg，分2次空腹服用，疗程4～6周；或硫糖铝（胃溃宁），每天10～25mg/kg，分3次于饭前2h服用，疗程4～8周。麦滋林有抗炎，促进组织修复作用，利于溃疡愈合，每次30～40mg/kg，每天3次，餐后口服。

(5) 抑酸剂 是慢性胃炎的非常规用药，仅在严重反酸、出血或伴发溃疡时应用。常用药物有：①H_2受体拮抗剂 代表药物有西咪替丁，每天10～15mg/kg，分4次饭前口服，或雷尼替丁，每天4mg/kg，每12h口服1次；②质子泵抑制剂 奥美拉唑（洛赛克），每天0.7mg/kg，清晨顿服。

(6) 抗酸剂 一般慢性胃炎患儿反酸、烧心严重时应用，如氢氧化铝凝胶，每次5~10ml，每天3次，于餐后1h服用，多用于年长儿。

(7) 消除幽门螺杆菌感染　有幽门螺杆菌感染者，应使用枸橼酸铋钾、甲硝唑和抗生素三联进行规范的抗Hp治疗，详见“消化性溃疡病”一节治疗。

(8) 减少十二指肠反流　可应用多潘立酮（吗丁啉），每次0.2~0.3mg/kg，每天3次，饭前半小时及睡前服用，增加胃肠蠕动力，减少反流。

4. 注意事项

(1) 病情观察　治疗后观察腹痛、腹胀、泛酸等表现有无消失，观察食欲改善情况，药物的不良反应等。停药后1个月可复查X线气钡双重造影、血清幽门螺杆菌DNA测定、^{13}C尿素呼气试验等，观察有无恢复正常。

(2) 医患沟通　抗幽门螺杆菌治疗后，有25%~40%的患者复发。能够足疗程、足量治疗者复发少。须向家长交代坚持治疗的必要性，也要交代治疗后仍有复发的可能，以免医疗纠纷。

(3) 经验指导　近年来许多医院开展了胃电图检查，但至今未形成一个统一的诊断标准，所以当前的胃电图只能检查胃的动力状况，而不能用于诊断慢性胃炎。国内报道胃超声检查在小儿慢性胃炎诊断中有一定价值，但与组织学检查相比缺乏特异性：仅具有参考价值。胃镜检查对于8岁以下儿童仍有一定难度，患儿不易配合。因此，几种辅助检查中以X线气钡双重造影较为可行与可靠。

第四节

消化性溃疡

消化性溃疡是由多种致溃疡因素引起的，主要形成胃和十二指肠溃疡的慢性消化性系统疾病。消化性溃疡的发病是因致溃疡因素和黏膜保护因素之间失去平衡所致。胃酸、胃蛋白酶是消化性溃疡发生的重要因素，胃、十二指肠黏膜对胃酸、胃蛋白酶的抵抗力大小也影响消化道溃疡的形成。缺氧、血流灌注不足、药物（如水杨酸等非甾体抗炎药）、乙醇、胆汁酸等均可损伤黏膜的完整性。近年来证实幽门螺杆菌感染是消化性溃疡的首要致病因素，也是溃疡病复发的基本病因。其他致病因素还包括遗传、不良饮食习惯、精神紧张、环境因素等。O 型血者较易发生消化性溃疡。2 岁内小儿胃溃疡和十二指肠溃疡发病率相似。随着年龄的增长，十二指肠溃疡比胃溃疡更为多见。男多于女，男女发病率为(2～3):1。

一、临床表现

病史和小儿溃疡症状无特异性，年龄越小越不典型。各年龄均有自己的特点：①新生儿发病急，多为继发性，在败血症、休克、窒息后易发生，而表现为消化道出血；②婴儿期以继发性溃疡多见，发病急，消化道出血、穿孔为首发；③学龄前及学龄儿童为原发性多见，表现为反复发作的上腹痛或反复呕吐。

二、诊断

1. 诊断要点

(1) 10 岁以上病例症状明显，10 岁以下者临床表现无定型。

(2) 新生儿和小婴儿的溃疡多为继发性，起病多急骤，常无特异症状，多以穿孔、出血就诊，确诊较困难，易被原发病掩盖。早期哭闹、拒食，很快发生呕吐及便血。最常见的并发症为穿孔，发生腹膜炎症状。

(3) 幼儿主要症状为反复脐周疼痛，食后加重，易误诊。或以反复呕吐为主，食欲差，消瘦。

（4）学龄前和学龄儿童则多为原发性溃疡，以十二指肠溃疡多见，男孩多于女孩。年长儿症状与成人相似，诉上腹部疼痛或剑突下有烧灼感。胃溃疡大多在进食后痛，十二指肠溃疡大多在饭前和夜间痛，进食后缓解。偶尔突然发生吐血、血便及胃穿孔。

（5）并发症　出血、穿孔、幽门梗阻、失血性休克。

（6）胃镜检查见胃溃疡、十二指肠溃疡或复合性溃疡。

（7）上消化道气钡双重对比造影可见龛影和浓钡点，或十二指肠球部的变形、缩小、激惹、球部大弯侧的痉挛切迹、幽门管移位等。

（8）2 周内未服用抗生素者，具有下述三项之一者即可诊断为合并幽门螺杆菌感染。①幽门螺杆菌细菌培养阳性；②组织切片染色可见到大量典型细菌者；③组织切片见到少量细菌、尿素酶试验、^{13}C 尿素呼气试验、血清幽门螺杆菌抗体或核酸，任意 2 项阳性。

2. 鉴别诊断

（1）其他腹痛疾病　应与肠痉挛、肠管蛔虫症、腹腔内脏器感染性疾病、胆管结石、消化不良等鉴别。这些疾病有各自相应的临床特征。

（2）其他呕血疾病　新生儿和小婴儿呕血可见于新生儿自然出血症、食管裂孔疝、败血症等，年长儿须与肝硬化所致食管静脉曲张破裂出血和全身出血性疾病相鉴别。

（3）慢性胃炎　本病常有上腹痛和其他消化不良症状，易与消化性溃疡相混淆，两者的鉴别主要依靠胃镜检查。

（4）急性坏死性肠炎　血便呈暗红色糊状便或赤豆汤样便，具有特殊的腥臭味，同时伴有高热。

（5）肠套叠　本病的典型症状有阵发性哭闹、呕吐、腹部包块、排果酱样大便或血便。

（6）钩虫病　钩虫寄居于十二指肠，可引起直十二指肠炎、渗血、甚至黑便，症状可酷似十二指肠球部溃疡。胃镜下在十二指肠降部可见到钩虫和出血点。凡来自农村而有消化不良及贫血的儿童，应常规做粪便检查以寻找钩虫卵，阳性者应做驱虫治疗。

三、治疗

缓解和消除症状，足量、足疗程抗幽门螺杆菌治疗，保护胃黏膜，抑制胃酸分泌和中和胃酸，促进溃疡愈合，防止复发，并预防并发症，必要时外科治疗。

1. 一般治疗

(1) 休息　急性期注意休息，改善不良生活习惯，避免过度疲劳及精神紧张。

(2) 饮食　保持生活规律，饮食定时定量，细嚼慢咽，多吃营养丰富的食物，避免食用刺激性、对胃黏膜有损害的食物和药物，如咖啡、浓茶、糖皮质激素等。溃疡处于活动期时，患儿宜食用清淡、易消化的流食或半流食，少食多餐，待症状缓解后，逐渐恢复正常饮食。

(3) 对症治疗　急性期合并上消化道出血的患儿，应注意血压、心率及末梢循环等重要生命指标的监测，积极治疗以防止失血性休克。注意补充足够血容量，如失血严重时应及时输血，保持电解质和酸碱平衡。

2. 药物治疗

(1) 抑制胃酸治疗　常用药物有以下几种。

H_2 受体拮抗剂（H_2R_1）可直接抑制组织胺、阻滞乙酰胆碱和胃泌素的分泌，抑制基础胃酸和食物刺激后胃酸的分泌，促进溃疡愈合。常用：①西米替丁（甲氰咪胍）　剂量为每天 10～15mg/kg，分 4 次于饭前 10～30min 口服，或在 5%～10% 葡萄糖液中加药，每次 0.2g 静脉滴注，每天 1～2 次；②雷尼替丁（呋喃硝胺）　剂量为每天4～6mg/kg，每间隔 12h 用药 1 次，或每晚 1 次口服，或分2～3 次将以上药量加入5%～10%葡萄糖中稀释后静脉滴注，肾功能不全者应减半应用；③法莫替丁　剂量为0.9mg/kg，睡前1次口服，或等量药物每天1次静脉滴注。治疗时可任选以上药物中的一种，西米替丁、雷尼替丁疗程为4～8周，法莫替丁为2～4周，之后改维持治疗。

质子泵抑制剂（PPI）作用于胃黏膜壁细胞，可抑制壁细胞中的H^+-K^+-ATP酶活性，阻抑H^+从细胞浆内转移到胃腔，抑制胃酸分泌。常用奥美拉唑（洛塞克），剂量为每天0.6～0.8mg/kg，清晨顿服，疗程2～4周。其他尚可选用兰索拉唑、泮托拉唑、雷贝拉唑。

抗酸剂能中和胃酸，可明显缓解症状和促进溃疡愈合。为加强疗效并减少副作用，现多采用复合制剂，液态和粉剂两种剂型效果佳，片剂宜嚼或研碎后服用。常用氢氧化铝与氢氧化镁按不同比例配制成混合液，每次0.5～1mg/kg，每天3次，餐后1～3h口服。此外，还有复方氢氧化铝片（胃舒平）、铝碳酸镁片（胃达喜）和复方碳酸咀嚼片。

胃泌素受体阻滞剂主要用于溃疡病后期，作为其他抑酸药停药后的维持治疗，以防胃酸反跳。常用丙谷胺，剂量为每次0.1g，每天3～4次，饭前15min口服。

治疗溃疡时，H_2受体拮抗剂与质子泵抑制剂两者选用一种即可。

（2）胃黏膜保护剂　均匀覆盖于胃黏膜表面，形成屏障作用，促进溃疡愈合。常用药物：①硫糖铝　剂量每天10～25mg/kg，分4次口服，饭后2h口服，疗程4～8周；②枸橼酸铋钾　覆盖同时还有抗幽门螺杆菌的作用，剂量每天6～8mg/kg，分3次口服，疗程4～6周，本药有导致神经系统不可逆损害和急性肾衰竭等副作用，长期大剂量应用时应谨慎，有条件者应监测血铋；③柱状细胞稳定剂　如蒙脱石粉（思密达）3g，每天3次，饭前空腹服用，或麦滋林颗粒剂，每次30～40mg/kg，每天3次，餐后口服；④米索前列醇（喜克溃） 对正在服用非甾体类抗炎药者有预防和治疗胃溃疡的作用，但不良反应较多，应慎用。

(3) 抗幽门螺杆菌治疗 Hp感染阳性的消化性溃疡，需用抗菌药物抗幽门螺杆菌治疗。

临床常用抗幽门螺杆菌药物有枸橼酸铋钾，剂量为6～8mg/（kg·d），羟氨苄西林50mg/（kg·d），克拉霉素15～30 mg/（kg·d），甲硝唑（灭滴灵）25～30mg/（kg·d），呋喃唑酮5～10mg/（kg·d）。每天分3次口服。已证明奥美拉唑具有抑制Hp生长的作用。

由于Hp栖居部位环境的特殊性，不易被根除，治疗初期多主张联合用药。具体治疗方案有：①以PPI为中心的"三联"方案 质子泵抑制剂+上述抗生素中2种，持续2周，或质子泵抑制剂+上述抗生素中2种，持续1周；②以铋剂为中心的"三联""四联"方案 枸橼酸铋钾(4～6周)+上述抗生素中2种（羟氨苄西林4周、克拉霉素2周、甲硝唑2周、呋喃唑酮2周），或枸橼酸铋钾（4～6周）+ H_2 受体拮抗剂（4～8周）+上述抗生素中2种(2周)。因10岁以下儿童不宜使用含水杨酸盐的铋剂，目前奥美拉唑+克拉霉素+另一种抗生素，不仅疗程短，国外报道Hp根除率达90%，且不良反应少，患儿顺应性好，较为流行，但价格昂贵。

停用抗酸药后可改维持治疗，应用柱状细胞稳定剂和丙谷胺。部分患儿还需继续质子泵抑制剂或 H_2 受体拮抗剂维持治疗，如溃疡多次复发、症状持续不缓解、有并发症、合并危险因素如胃酸高分泌、持续服非甾体类抗炎药、幽螺杆菌感染未根治等。

停药1个月以上进行复查，上述诊断标准中的各项阳性指标转阴为根治。

3. 其他治疗

消化性溃疡一般不需手术治疗。但如出现以下情况时，应酌情考虑手术治疗：①溃疡合并穿孔；②难以控制的出血，失血量大，48h 内失血量超过血容量的 30%；③幽门完全梗阻，经胃肠减压等保守治疗 72h 仍无改善；④慢性难治性疼痛，应根据个体情况制订治疗方案。

四、注意事项

1. 病情观察

腹痛、食欲、嗳气及反酸情况是否好转，呕吐物有无咖啡样物及黑便是否消失。腹部压痛、腹胀是否改善，有活动性出血按消化道出血予以抢救后，如原有血压下降者应注意血压有无恢复正常。有助于估计失血程序，应观察贫血是否纠正，大便隐血是否转阴。观察治疗药物的不良反应。

2. 医患沟通

（1）抗幽门螺杆菌治疗后，复发率为 25% ~40%，应事先告知家长，以免医疗纠纷。如果疗程不足、不正规治疗，会增加幽门螺杆菌的耐药性及治疗难度。十二指肠溃疡治愈后易复发，国外报道复发率为 50% ~70%，胃溃疡相对复发较少。本病有溃疡穿孔及大出血等并发症，可危及生命，应事先告知家长。家庭中有幽门螺杆菌感染者，须同时治疗。

（2）有的家长担心对患儿造成痛苦，拒绝胃镜或上消化道钡餐检查，从而影响正确诊断。如劝说无效，应记录在病历中，必要时要家长签字。

3. 经验指导

由于小儿溃疡病时腹痛不典型，且常表述不清，故常被误认为肠蛔虫症，往往不能引起家长的注意，直至呕血、便血才到医院检查发现小儿得了溃疡病。因此，对有反复慢性腹痛、厌食者，应争取早期通过胃镜、幽门螺杆菌检测等手段尽快明确诊断。上消化道钡餐检查在小儿有时不能配合完成，容易漏诊或误诊。

第五节

小儿腹泻

小儿腹泻是一组由多病原、多因素引起的以大便次数增多和大便性状改变为特点的儿科常见病。大便次数增多，便下稀薄，或如水样，多由于饮食不当或肠道内感染所致。6个月至2岁婴儿发病率高，是造成小儿营养不良、生长发育障碍和死亡的主要原因之一。小儿腹泻四季皆可发生，尤以夏秋两季为多见。

小儿腹泻病分为感染性和非感染性两大类。感染性腹泻包括食物性、症状性、过敏性以及其他因素引起的腹泻。80%的小儿腹泻病由病毒感染引起，主要病原体为轮状病毒，其次为细菌感染。常见的病原菌有致病性大肠杆菌、沙门菌、志贺菌、弯曲菌、耶尔森菌、金黄色葡萄球菌等。

一、病因与发病机制

1. 病因

(1) 易感因素　婴幼儿易患腹泻与消化系统发育不良、生长发育快、机体防御功能差有关。

(2) 感染因素　可由病毒、细菌、真菌、寄生虫引起。

(3) 非感染因素　饮食不当，患肺炎、上呼吸道感染、泌尿道感染或急性传染病可伴有腹泻，个别婴儿对牛奶或某些食物成分过敏，以及气候突然改变等因素均可引起腹泻。

2. 发病机制

(1) 感染性腹泻　大多数病原微生物随污染的水或饮食进入消化道，亦可通过污染的日用品、手、玩具或带菌者传播。病原微生物能否引起肠道感染，决定于宿主防御功能的强弱、感染剂量的大小和微生物的毒力（黏附力、产毒力、侵袭力、细菌毒性等)，其中以黏附力最为重要。

病毒性肠炎患儿，当病毒侵入肠道后，侵袭小肠绒毛上成熟的上皮细胞，小肠黏膜回吸收水、电解质能力下降，肠液在肠腔内大量积累而引起腹泻。同时继发的双糖酶分泌不足，使食物中的糖类消化不完全而积滞在肠腔内，并破坏肠道内细菌分解，使肠液的渗透压增高，进一步造成水和电解质的丧失，加重腹泻。

细菌性肠炎包括肠毒素性肠炎和浸袭性肠炎。肠毒素性肠炎，主要是产生肠毒素的细菌侵入肠道后黏附于小肠黏膜上皮细胞上，进行繁殖和产生肠毒素，使小肠液总量增多，超过结肠吸收的限度而产生腹泻，排出大量无脓血的水样便；侵袭性肠炎，主要是侵袭性细菌侵入肠黏膜组织，引起充血、水肿、炎细胞浸润、溃疡和渗出等病变，排出含有大量白细胞和红细胞的菌痢样粪便。

(2) 非感染性腹泻　主要是饮食性腹泻，由饮食不当引起。当进食过量或食物成分不恰当时，消化吸收不良的食物积滞于小肠上部，使局部酸度减低，有利于肠道下部细菌上移和繁殖，造成内源性感染和消化功能紊乱，肠蠕动增加，引起腹泻，水、电解质紊乱及中毒症状。

二、临床表现

1. 分类

(1) 感染性腹泻　除已在传染病章节中叙述的痢疾、霍乱外，其他统称为肠炎。

(2) 非感染性腹泻　包括食物性、症状性、过敏性及其他腹泻病。

2. 分期

(1) 急性　病程连续在2周以内。

(2) 迁延性　病程连续在2周至2个月。

(3) 慢性　病程连续在2个月以上。

3. 分型

(1) 轻型　无脱水，无中毒症状。

(2) 中型　轻至中度脱水，或有轻度中毒症状。

(3) 重型　重度脱水，或有明显中毒症状（烦躁、精神委靡、嗜睡、面色苍白、高热或体温不升、白细胞计数明显增高等)。

4. 几种常见病原所致肠炎的临床特点

(1) 大肠杆菌肠炎　以气温较高的5~8月份发病率最高，其中产毒性大肠杆菌肠炎与致病性大肠杆菌肠炎的粪便均呈水样，混有黏液，侵袭性大肠杆菌肠炎与细菌性痢疾相似，需做大便培养才能鉴别。

(2) 空肠弯曲菌肠炎　多发生在夏季，6个月至2岁小儿发病率最高。症状与细菌性痢疾相似，但较轻。

(3) 小肠结肠耶氏菌感染　多发于冬春季，症状随年龄而异。5岁以下多见腹痛，大便水样或稀黏便或脓血便，镜检有大量白细胞。5岁以上小儿常见右下腹痛，易误诊为阑尾炎，可出现频繁水泻和脱水，甚则可发生肠穿孔或腹膜炎。

(4) 鼠伤寒沙门菌小肠炎　全年散发，夏秋为多。主要症状为发热和腹泻，大便有腥臭味，严重者每天大便可达30次以上，伴恶心、呕吐、腹痛、腹胀等。腹泻频繁者迅速出现脱水和酸中毒，甚至发生感染性休克、DIC或败血症。年龄越小，病情越重。一般病程2~4周。

三、诊断

1. 诊断要点

(1) 病情分析　表现为：①轻型腹泻　起病可急可缓，精神尚好，以胃肠道症状为主，大便每天<10次，为黄色或黄绿色稀水便，有时伴少量黏液，量不多，偶有呕吐，食欲稍差，无明显脱水及全身中毒症状；②重型腹泻　常急性起

病，大便每天≥10 次，多为黄绿色或蛋花样便，除有较重的胃肠道症状外，还有较明显的脱水、电解质紊乱和全身中毒症状（如发热、烦躁、精神委靡、嗜睡，甚至昏迷）。

（2）脱水程度与性质判断　脱水程度分轻、中、重三度（表 7－1），脱水性质分等渗、低渗和高渗性脱水（表 7－2）。临床以等渗脱水最多见。

表 7－1　脱水的临床分度

程度	失水占体重的%	眼窝、前囟凹陷	眼泪	口干	尿量	皮肤弹性	周围循环
轻度	5	稍凹	有	稍干	稍少	好	正常
中度	5～10	较明显	少	较明显	明显少	较差	四肢稍凉
重度	＞10	明显	无	明显	极少或无	极差	四肢厥冷或血压低等休克症状

表 7－2　脱水的性质分度

性质	血清钠（mmol/L）	口渴	尿量	尿比重	精神	常见病例
等渗	130～150	有	少	高	神萎	＞3 月龄、原健康小儿的急性腹泻
低渗	＜130	不显	不少	低	神萎	伴有营养不良的腹泻或迁延性、慢性腹泻
高渗	＞150	显著	极少	极高	烦躁	＜3 月龄的腹泻，或高热不补水的肺炎

（3）腹泻分类诊断　分为：①急性腹泻　病程＜2 周；②迁延性腹泻　病程 2 周至 2 个月；③慢性腹泻　病程＞2 个月。

2. 鉴别诊断

(1) 轻型腹泻要注意与生理性腹泻进行鉴别。生理性腹泻多见于6个月以内的渗出性体质婴儿，外观虚胖，常有湿疹。生后不久即开始排黄绿色稀便，粪便次数较正常多，但无其他症状，食欲好，生长发育正常。

(2) 侵袭性细菌性肠炎要注意与细菌性痢疾相鉴别。二者在临床表现、粪便外观及镜检上难以鉴别，细菌性痢疾的接触史、粪便细菌培养有助于鉴别诊断。

(3) 大肠埃希菌肠炎与急性坏死性肠炎起病相似，要注意鉴别。急性坏死性肠炎中毒症状严重，高热、腹痛、腹胀、频繁呕吐，重者吐咖啡样物。粪便最初为黄色水样便，但隐血试验阳性，逐渐出现暗红色糊状或赤豆汤样血水便。重者常出现休克。腹部X线片中，小肠呈局限性充气扩张、肠间隙增宽、肠壁积气等。

四、治疗

调整饮食，预防和纠正脱水，合理应用抗生素，给予肠黏膜保护剂、助消化与调节肠道微生态制剂，防治并发症。

1. 一般治疗

腹泻病时应强调继续进食，以免造成机体营养不良、酸中毒等。如为母乳喂养婴儿，可继续哺乳，暂停辅食；人工喂养者小于6个月的患儿，可喂1/2~2/3稀释的牛奶，2~3d后逐渐恢复正常饮食；6个月以上者，可喂易消化的清淡饮食，如米汤、面条、鱼或肉末等，量由少到多，宜少餐多食。呕吐频繁者，应暂禁食8~12h，但不禁饮，待症状缓解后逐渐恢复饮食。双糖酶缺乏的病毒性肠炎患儿，可暂停乳类喂养，改用豆制代乳品或发酵奶，或用去乳糖奶粉喂养。对乳糖不耐受者，应避免奶类喂养。腹泻停止后注意营养丰富饮食的继续供给，每天加餐1次，至2周后。症状性腹泻应同时治疗原发病。

2. 液体疗法

(1) 口服补液　口服补液盐（ORS）配制简单、经济、高效，对于预防和纠正轻至中度脱水的患儿有良好的补液效果，临床和家庭中都易于应用。

配制方法为氯化钠 3.5g，碳酸氢钠 2.5g，枸橼酸钾 1.5g，葡萄糖 20g，加水至 1 000ml 即可。

无脱水者，4h 内口服 20 ~ 40ml/kg；轻度脱水者，每天口服 50 ~ 80ml/kg；中度脱水者，每天口服 80 ~ 100ml/kg，于 8 ~ 11h 将累积损失量补足，脱水纠正后可将剩余 ORS 液用等量水稀释后按需补充。若患儿年龄不知，也可按年龄估计补液量，一般对于 2 岁以下幼儿，每次补 50 ~ 100ml ORS 液，每天约 500ml；2 ~ 10 岁小儿，每次补 100 ~ 200ml，每天约 1 000ml；10 岁以上患儿，每次能喝多少给多少，每天补充约 2 000ml。新生儿慎用。对于 6 个月以下非母乳喂养儿，这段时间内应额外补 100 ~ 200ml 白开水。

WHO 推荐的 ORS 液属 2/3 张含钠液，补液阶段水分可适当额外补充，以防发生高钠血症；每次补充液体不宜过多，10 ~ 20ml 即可，每间隔 2 ~ 3min 即可口服 1 次；一般补液 4h 后，应对患儿的脱水情况进行重新评估，若有严重呕吐、腹胀、休克、心肾功能不全，或严重脱水口服补液不能纠正时，应改为静脉补液。

(2) 静脉补液　对吐泻严重、明显腹胀、呈中度以上脱水者应静脉补液，治疗时应个性化，兼顾患儿年龄、营养情况和自身调节能力等多方面因素。

第 1 日补液要注意补液的总量，包括累积损失量、继续损失量和生理需要量三类。

补液总量应根据脱水程度而定，一般轻度脱水补液 90 ~ 120ml/kg，中度脱水补液 120 ~ 150ml/kg，重度脱水补液 150 ~ 180ml/kg。对少数营养不良，肺、心、肾功能不全的患儿应根据具体病情另行详细计算。

根据溶液中电解质溶液与非电解质溶液的比例可配置不同张力的补充液，不同类型的脱水应用不同张力的液体，一般等渗性脱水补1/2张含钠液，低渗性脱水补2/3张含钠液，高渗性脱水补1/3张含钠液。若临床判断脱水性质有困难时，可先按等渗性脱水处理。

补液速度总原则为先快后慢，具体应根据脱水程度、继续损失的量和速度来定。补液主要是指对累积损失量的补充。对重度脱水有明显周围循环障碍者，可应先快速扩容，2:1等张含钠液（生理盐水2份+1.4% $NaHCO_3$ 1份）20ml/kg，于30~60min快速输入。其余的累积损失量（已扣除扩容液）根据脱水的性质可选用1/2~2/3张含钠液。补液量轻度脱水50ml/kg、中度脱水50~100ml/kg、重度脱水100~120ml/kg，先给2/3量，等渗性和低渗性脱水可在8~12h补完，每小时8~10ml/kg，高渗性脱水补液速度宜慢。脱水纠正后，补充继续损失量和生理需要量时，速度宜减慢，于12~16h补完，约每小时5ml/kg。继续损失量按60~80ml/kg补充，用1/5~1/4张溶液；生理需要量按30ml/kg补充，用1/3~1/2张溶液。若吐泻缓解，可酌情减少补液量，或改为口服ORS液。

腹泻患儿丢失大量 $NaHCO_3$ 易合并酸中毒，需纠酸治疗。轻度酸中毒因输入的混合溶液中已含有一部分碱性溶液，且输液后循环和肾功能改善，故无须额外补充；重度酸中毒应另加碱性液予以纠正，一般每应用5% $NaHCO_3$ 5ml/kg或1.4% $NaHCO_3$ 20ml/kg即可提高 HCO_3^- 5mmol/L。具体补碱液量可根据临床症状结合血气结果而计算，公式：5%碳酸氢钠毫升数＝（22－测得 HCO_3^- mmol/L）×体重（kg）或＝|－BE|×0.5×体重（kg）（注：5%碳酸氢钠1ml中含 HCO_3^- 0.6mmol，即预补充1mmol的碱液需5%碳酸氢钠溶液1.7ml）。

钾的补充应以患儿有尿或来院前6h内有尿为前提。常用氯化钾，一般按 3～4mmol/（kg·d）补充，相当于氯化钾 22.5～30mg/（kg·d）（钾 1mmol = 氯化钾 7.5mg），合 10% 氯化钾 0.2～0.3ml/kg。缺钾严重时可增量至 4～6mmol/（kg·d），相当于氯化钾 30～45mg/（kg·d），合 10% 氯化钾 0.3～0.45ml/kg。轻度脱水时，口服补充即可，每天服用 3～4 次；中、重度脱水时，需静脉补充。补钾溶液浓度不应超过 0.3%，每天静脉补钾时间不应少于 8h，切忌将钾盐直接静脉推入，以防出现高钾血症，危及生命。细胞内的钾浓度恢复正常要有一个过程，因此，静脉补钾要持续 4～6d，能口服时可改为口服补充。

钙、镁一般不需常规补充，当患儿有严重腹泻时，尤其是对营养不良和佝偻病患儿在纠正酸中毒后极易出现惊厥，应尽早补钙。可给予 10% 葡萄糖酸钙，每次 1～2ml/kg（最大量≤10ml）或每次 5～10ml 加葡萄糖稀释后缓慢静脉注射。若抽搐不止考虑低镁者，可给予 25% 硫酸镁，每次 0.1ml/kg 深部肌内注射，每间隔 6h 给药 1 次，每天 3～4 次，症状缓解后停用。

经第 1 日补液后，脱水和电解质紊乱已基本纠正，第 2 日以及日后主要是补充继续损失量（防止发生新的累积损失）和生理需要量，继续补钾，供给热量。一般可改为口服补液，若腹泻仍频繁或口服量不足者，仍需静脉补液。补液量需根据吐泻和进食情况估算，并供给足够的生理需要量，多用 1/5～1/3 张含钠液。继续损失量按“丢多少补多少”“随丢随补”的原则，用1/3～1/2 张含钠溶液予以补充。以上两部分液体于 12～24h 均匀静脉滴注。同时仍要注意继续补钾和纠正酸中毒。

3. 合理应用抗生素

水样便腹泻患者（约占 70%）多为病毒及非侵袭性细菌所致，可不用抗生素。若伴有明显中毒症状无法用脱水解释者，尤其是对重症患儿、新生儿、小婴儿和衰弱患儿（免疫功能低下），应选用敏感抗生素积极治疗，轻者口服，重者静脉滴注。黏液、脓血便患者（约占30%）多为侵袭性细菌感染，应根据临床特点、大便细菌培养和药敏试验结果选用药物。常用药物有庆大霉素每天10～15mg/kg，氨苄西林、头孢羟氨苄每天30mg/kg，呋喃唑酮每天5～10mg/kg等。年长儿还可应用诺氟沙星每天10～15mg/kg。若为金黄色葡萄球菌肠炎、膜性肠炎、伪膜性肠炎、真菌性肠炎应立即停用原用的抗生素，根据情况选用万古霉素、新青霉素、利福平、甲硝唑或抗真菌药物治疗，如制霉菌素，每天50～100kU/kg口服。婴幼儿应用氨基糖苷类及喹诺酮类抗生素时应慎重，应尽量选用其他类抗生素。

4. 其他治疗

（1）对症处理　患儿呕吐可口服多潘立酮（吗丁啉），每次0.2～0.3mg/kg，每天3次，饭前半小时及睡前服用；或肌内注射氯丙嗪每次0.5～1mg/kg。腹痛者可皮下注射解痉剂，如硫酸阿托品每次0.01mg/kg，或口服普鲁本辛每次0.5mg/kg。腹胀时，可热敷或应用药物新斯的明每次0.04mg/kg肌内注射，症状不能缓解者还可采用肛管排气，钾低者补钾。

（2）微生态疗法　有助于恢复肠道正常菌群的生态平衡，抑制病原菌定植和侵袭，控制腹泻。常用的有单菌制剂，如整肠生（地衣芽孢）；多菌制剂，如金双歧（长双歧保菌杆菌、嗜热链球菌）、妈咪爱（粪链球菌、枯草杆菌）、普乐拜尔（婴儿双歧嗜酸乳杆菌、粪链球菌、腊样芽胞杆菌）；死菌制剂，如乐托尔（嗜酸乳杆菌）。

（3）肠黏膜保护剂　能吸附病原体和毒素，维持肠细胞的吸收和分泌功能，增强屏障功能，如蒙脱石粉（思密达）。

（4）锌补充疗法　每天补充含元素锌20mg制剂（6个月以下10mg/d），服用10～14d，有助于缩短腹泻病程，减轻腹泻严重程度，并在随后的2～3个月预防腹泻的再次发生。

5. 迁延性和慢性腹泻的治疗

(1) 病因治疗　因迁延性、慢性腹泻常伴有营养不良和其他并发症，应尽快查明病因，进行对因治疗。切忌长期应用抗生素，以免造成肠道菌群失调。

(2) 营养治疗　饮食疗法方面，母乳喂养儿继续给予母乳，暂停辅食。人工喂养儿应调整饮食，<6 个月婴幼儿，可用牛奶加等量米汤或水稀释，或用酸奶，也可在奶中混入谷物，每天喂 6 次，以保证足够热卡；6 个月以上婴儿，可继续进食平时的蔬菜、鱼末或肉末粥、面条等易消化食物，由少到多，由稀到稠。双糖不耐受患儿，其中以乳糖不耐受最多见，因缺乏双糖酶，食用含双糖（包括蔗乳糖、麦芽糖）的饮食会加重腹泻，治疗宜采用去双糖饮食，可食用豆浆（每 100ml 鲜豆浆加 5 ~ 10g 葡萄糖）、酸奶、或去乳糖配方奶粉。过敏性腹泻患儿，在应用无双糖饮食后腹泻仍不改善时，考虑可能对牛奶或大豆等蛋白质过敏，应避免应用，改用其他饮食。要素饮食由氨基酸、葡萄糖、中链甘油三酯、多种维生素和微量元素组合而成，是肠黏膜受损伤患儿最理想的食物，即使在严重黏膜损害和胰消化酶、胆盐缺乏情况下仍能吸收与耐受，有条件者可以应用。

少数严重患儿，不能耐受口服营养物质，应采用静脉高营养。如 10% 脂肪乳剂每天 2 ~ 3g/kg，复方氨基酸每天 2 ~ 2.5g/kg，葡萄糖每天 12 ~ 15g/kg，以及脂溶性维生素注射液（维他利匹特）与水溶性维生素注射液（水乐维他）。每天维持液量 120 ~ 150ml/kg，热量209 ~ 376kJ (50 ~ 90kcal)/kg，可通过外周静脉输入，好转后改为口服。

(3) 维持内环境稳定　预防和治疗脱水，维持电解质及酸碱的平衡。

(4) 抗生素治疗　仅在培养出特异性病原后应用，且应根据药物敏感试验选择用药。

(5) 补充微量元素和维生素　补充如锌，铁，烟酸，维生素 A、B_{12}、E_1、C 和叶酸等，有助于肠黏膜的修复。

(6) 应用微生态调节剂和肠黏膜保护剂　用法同前。

(7) 支持治疗　可少量多次输血或血浆治疗。

(8) 中医治疗　根据病因，如湿热泻、脾虚泻等分别辨证论治，并可配合中药、推拿、捏脊、针灸和磁疗等。

五、注意事项

1. 病情观察

治疗后观察腹泻情况，大便次数与性状有无好转。观察脱水情况，记录患儿液体出入量，观察患儿意识状态，有无口渴、皮肤及黏膜干燥，有无眼窝及前囟凹陷、尿量减少，呕吐次数及量等，比较治疗前后脱水的变化。

2. 医患沟通

向家长交代病情，指导如何用药。注意病情变化，腹泻后如出现阵发性哭闹，注意肠套叠，及时到门诊复诊。

3. 经验指导

WHO 腹泻组提出，90% 的腹泻不需要应用抗生素治疗。国内学者调查研究表明，70% 的腹泻不需要应用抗生素治疗。根据大便性状和检查，考虑为病毒性肠炎或非侵袭性细菌感染者，一般不用抗生素，防止造成肠道菌群失调使腹泻加重。

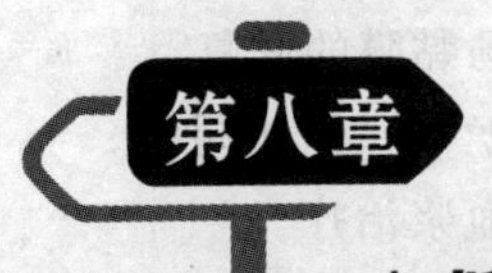

循环系统疾病

第一节

病毒性心肌炎

病毒性心肌炎是由多种病毒侵犯心肌所引起的、以心肌局灶性或弥漫性炎性病变为主要表现的疾病。现已知20余种病毒可引起心肌炎，包括柯萨奇病毒（B组和A组）、埃可病毒、脊髓灰质炎病毒、腺病毒、合胞病毒、传染性肝炎病毒、流感和副流感病毒、麻疹病毒、水痘病毒、单纯疱疹病毒及流行性腮腺炎病毒等。其中以柯萨奇病毒B组（1~6型）最常见（占43.6%），其次为腺病毒（21.2%）和埃可病毒（10.9%）。少数可伴有心包或心内膜的炎症改变。临床表现轻重不一，预后大多良好，极少数患者可并发心力衰竭、心源性休克或严重心律失常，甚至猝死。

一、病因与发病机制

1. 病因

多种病毒可致心肌炎，其中以柯萨奇病毒B组（1~6）型最常见，另外有柯萨奇病毒A组、埃可病毒、腺病毒、流感和副流感病毒、传染性肝炎病毒、单纯疱疹病毒和流行性腮腺炎病毒等。

2. 发病机制

本病的发病机制尚不完全清楚，一般认为有两种机制，一是病毒及其毒素经血液循环直接侵犯心肌细胞；另外，病毒感染所致的变态反应和自身免疫反应与心肌炎的发病有关。

二、临床表现

多数前期有上呼吸道或肠道感染症状，如发热、咽痛、肌痛、周身不适、腹泻、皮疹等。心肌炎症状为乏力、面色苍白、胸闷、心悸、心前区痛或不适。重症发生心力衰竭时有呼吸困难、肝大、水肿。心源性休克时血压下降、末梢发绀。

三、诊断

1. 临床诊断依据

(1) 主要指标：①急、慢性心功能不全或心脑综合征；②有心脏扩大（X线、超声心动图检查具有表现之一）；③心电图（包括Holter监测），以R波为主的2个或2个以上主要导联（Ⅰ、Ⅱ、aVF、V_5）的ST－T改变持续4d以上，有明显其他心律失常如窦房、房室、完全左或右及双、三束支传导阻滞，多形、多源、成对或并行性期前收缩，低电压及异常Q波；④发病1个月内血清肌酸磷酸激酶同工酶（CK－MB）增高；⑤心肌肌钙蛋白（cTnI）阳性。

(2) 次要指标：①发病同时或前1个月有病毒感染史；②有明显乏力、苍白、多汗、心悸、气短、胸闷、头晕、手足凉、肌痛或腹痛等症状（至少2项），小婴儿可有拒食、发绀、四肢凉；③心尖区第一心音明显低钝或安静时心动过速；④心电图有轻度异常；⑤发病数月内血清LDH－1、α－HBDH、AST增高。

2. 病原学诊断依据

(1) 自患儿心包穿刺液、心包、心肌或心内膜组织分离到病毒，或特异性抗体阳性。

(2) 自患儿粪便、咽拭子或血液分离到病毒，且恢复期血清同型抗体滴度较第一份血清升高或下降4倍以上。

(3) 病程早期患儿血清特异性 IgM 抗体滴度在 1:128 以上。

(4) 聚合酶链反应或病毒核酸探针原位杂交法，自患儿心肌或血中查到病毒核酸。

3. 确诊条件

(1) 凡具有主要指标两项，或主要指标一项及次要指标两项者（含心电图指标一项）可临床诊断为心肌炎。

(2) 同时具备病原学指标一项者，可诊断为病毒性心肌炎。在发病同时伴有其他系统病毒感染者（如腮腺炎）而无条件进行病毒学检查时，结合病史可考虑心肌炎系病毒引起。

(3) 凡不完全具有确诊条件，但临床怀疑为心肌炎时，可作为“疑似心肌炎”给予必要的治疗并长期随访，在随访过程中，根据病情变化确诊或除外心肌炎。

(4) 在考虑上述条件时，应除外其他器质性心脏病，如先天性房室传导阻滞、Q－T间期延长综合征、川崎病、β受体功能亢进和迷走神经亢进以及电解质紊乱或药物引起的心电图改变。

4. 鉴别诊断

本病注意与风湿性心肌炎、先天性心脏病及心内膜弹力纤维增多症相鉴别。

四、治疗

病毒性心肌炎目前尚无有效治疗方法。一般多采用休息、营养心肌、免疫调节和抗心源性休克、心力衰竭等综合性治疗措施。

1. 一般治疗

(1) 卧床休息　对病毒性心肌炎的患儿，卧床休息可减轻心脏负担及减少耗氧量，对疾病的治疗有至关重要的作用。急性期至少应卧床休息至热退后3~4周，有心功能不全、心脏扩大或并发心力衰竭者更应注意休息，卧床休息的时间可延长至3~6个月，待病情好转或心脏缩小后方可逐步开始活动，但恢复期的活动仍应受到限制，随病情的好转活动量逐渐增加，时间至少3个月。

（2）防治诱因　应严防各种诱因，尤其是细菌感染，一旦发生，必须及时治疗。一般情况下，常规应用青霉素1~2周，若耐药可选用氨苄西林或头孢菌素类抗生素，以防治链球菌感染。如青霉素过敏，可用红霉素或阿奇霉素等代替。

2．药物治疗

（1）抗病毒治疗　在疾病的早期可应用抗病毒药物。

利巴韦林（病毒唑），剂量为10~15mg/（kg·d），静脉滴注，也可口服、滴鼻或经雾化吸入，5~7d为1个疗程。

α-干扰素具有广谱的抗病毒能力，可抑制病毒繁殖。用法为每天1支，肌内注射，5~10d为1个疗程，若病情需要可再重复应用1~2个疗程。

双嘧达莫（潘生丁），剂量为3~5mg/（kg·d），分2~3次口服，3d为1个疗程。

（2）抗氧化剂治疗　维生素C大剂量快速静脉滴注，可有效消除氧自由基，具体用法为维生素C，每次100~200mg/kg快速静脉滴入，每天1次；重症患者，还可将同等药量的维生素C加入20~50ml葡萄糖液中缓慢静脉注射，3~4周为1个疗程。病情好转后，可改维生素C口服，并加用维生素E同服，每次50mg，每天1~3次。

维生素E可与细胞内的线粒体、内质网等处的酶结合，保护膜的结构，防止脂质的过氧化，有明显的抗自由基氧化的作用。剂量为每天200~300mg/kg，口服。

辅酶Q_{10}对感染的心肌细胞有保护作用，常用剂量5~10mg/d，肌内注射，每天1次，连用10~14d；之后口服每次12.5mg，每天3次，持用2~3个月。

有研究发现，丹参能降低氧自由基的产生，具有抗氧化作用。常用丹参注射液，每天2~4ml加入10%葡萄糖液50~100ml中静脉滴注，每天1次，连用15d，休息3d，此为1个疗程。若病情未恢复者，可继续再重复用药2~3个疗程。

新近发现，卡托普利也具有直接清除氧自由基作用，可试用。小儿0.5~1mg/（kg·d），分3次服用，极量6mg/kg。

（3）营养心肌治疗　1，6－二磷酸果糖可改善心肌代谢，有保护心肌、减轻组织损伤程度的作用。剂量为每天100~250mg/kg，每分钟10ml速度静脉快速滴入，每天1次，连用2周。轻者可口服瑞安吉，剂量每次5~10ml，每天2~3次。

能量合剂可为提供心肌细胞代谢的能量，常用的为三磷酸腺苷20mg、辅酶A 50~100U，静脉滴注，也可同时加用10%氯化钾6~8ml，胰岛素4~6U联合静脉滴入，每天1次。

注射用环磷腺苷，2.0~3.0mg/（kg·d），加入10%葡萄糖液50~100ml中静脉滴注，每天1次，1个疗程10~14d。

中药黄芪有抗病毒和保护心肌的作用，可较长期口服或肌内注射。另外，还用麦冬、五味子、党参等中药对心肌也有营养作用，并且可抑制病毒、调节免疫，也可作为临床辅助用药。

（4）免疫制剂治疗　免疫球蛋白是一种免疫调节剂，近些年来开始应用于急性重症病毒性心肌炎的治疗中。常用剂量为重症患儿每次2g/kg，单剂在24h内缓慢静脉注射；或400mg/（kg·d），静脉滴注，连用3~5d。因静脉输入大剂量免疫球蛋白可增加心室前负荷，故输入速度宜慢，且有心力衰竭患儿应慎用，必要应用时应密切观察心力衰竭症状是否恶化，并注意有无过敏反应。

免疫抑制剂糖皮质激素对于轻症患儿多不主张应用。对重型患者合并心源性休克、致死性心律紊乱（Ⅲ度房室传导阻滞、室性心动过速）、心力衰竭经洋地黄等治疗未能缓解者、或心肌活检证实慢性自身免疫性心肌炎症反应者应早期足量应用。常用药物有泼尼松，开始用量每天1.5～2mg/kg，分3次口服，持续2～3周后逐渐减量，至8周左右减至每天0.3mg/kg，维持用药至16～20周，后再逐渐减量至24周停药。对反复发作或病情迁延者，可考虑泼尼松长期应用，用药时间在6个月以上。对急性严重患儿在抢救时，可先应用地塞米松静脉滴注，每天0.2～0.4mg/kg；或氢化可的松，每天5～10mg/kg，病情好转后逐渐减量，一般应在1周内停药。危重病例甚至可以采用甲基强地松龙冲击疗法，剂量为每天10mg/kg，2h静脉输入，连用3d，然后逐渐按上法减量或改为口服。

其他免疫抑制剂，常用的还有硫唑嘌呤，用法每天2mg/kg，分2次口服，疗程同糖皮质激素。应用过程中应注意监测白细胞，维持在4×10^9/L以上，并密切观察不良反应，注意预防和治疗继发感染。

精制胸腺素具有增强细胞免疫功能和抗病毒的双重作用，剂量为每天2～4ml肌内注射或静脉滴注，7～10d为1个疗程。细胞免疫功能低下者，也可每次2ml，隔日肌内注射1次，连用2～3个月，以增强细胞免疫功能。

（5）*对症治疗*　部分病毒性心肌炎患儿可出现烦躁不安、心前区痛、腹痛及肌痛等不适，应选用解痛镇静剂及时处理，常用药物有苯巴比妥、阿司匹林、索米痛、可待因等，必要时可注射吗啡。

在常规镇静、吸氧及扩容治疗的同时，积极给予抗心源性休克治疗，及时应用血管活性药物和升压药，多巴胺和间羟胺各20mg，加入维持液200～300ml中静脉滴注，应用输液泵，速度初控制在1～5μg/（kg·min），之后根据血压调整滴速，待病情稳定后逐渐减量停药。激素的用法同上，可选用地塞米松或氢化可的松。此处需特别提出的是维生素C，在此时大剂量维生素C，还具有维持血压的作用，多采用静脉注射，每次100～200mg/kg。如应用后血压仍低，可在0.5～1h重复1次；待血压稳定后，以同剂量每6～8h继续应用1次，即在头24h内应用4～6次，后改为每天1次，可连用1个月。

对期前收缩次数多，有自觉症状或心电图上呈多源性改变的心律失常，应积极予以抗心律失常治疗。室上性期前收缩及心动过速，可应用普萘洛尔、洋地黄或普罗帕酮；室性期前收缩及部分室上性期前收缩，可应用胺碘酮、普罗帕酮、利多卡因、美西律等，少数可2种药物联用；严重房室传导阻滞，除应用肾上腺皮质激素外，尚可应用异丙肾上腺素0.5～1.0mg加入葡萄糖溶液250ml中静脉滴注；有阿斯综合征发作者，可安置心脏起搏器。

心肌炎患者对洋地黄耐受性差，易出现中毒而发生心律失常，必要时给予抗心力衰竭治疗。一般心力衰竭不重、病情进展不快者用地高辛口服，用饱和量的2/3量即可，可用地高辛每天口服维持。重症者先用毛花苷丙，用饱和量的1/2～2/3量即可，根据病情用地高辛口服维持，可加用利尿剂，烦躁不安者给予苯巴比妥、地西泮等镇静剂。

五、注意事项

1. 病情观察

治疗中观察自觉症状、心音、心率、血压、呼吸等变化，注意心律失常、心力衰竭、心源性休克表现的改善情况。治疗有效者自觉症状减轻或消失，病情稳定，心功能恢复正常，血清酶、CTnI逐渐恢复正常，心电图改变逐渐消失，其中窦性心动过速、S－T段及T波改变恢复最快。扩大的心脏亦逐渐恢复正常。观察过程中轻症者随访1年仍正常者为基本治愈，重症者病情可迁延数年。少数心肌炎可发展演变为扩张性心肌病。

2. 医患沟通

向家长介绍有关病毒性心肌炎的知识，如注意休息、预防感冒等。并根据患儿病情告知有关预后。如需使用糖皮质激素治疗时应向家长交代有关药物治疗作用及可能出现的药物不良反应。对于心源性休克、严重心律失常及心力衰竭者，及时向家长交代病情、预后、抢救措施，以取得家长配合。对出院的患儿，嘱家长定期门诊随访，复查心电图等。

3. 经验指导

(1) 在无病毒学或组织学依据诊断病毒性心肌炎时，必须排除其他心脏疾病。婴儿期需与毛细支气管炎鉴别；出现频发早搏和心动过速时，则分别应与功能性早搏鉴别和除外β受体功能亢进；尤其心源性休克时须与感染性休克或外科性休克鉴别。

(2) 本病一般不需使用抗心律失常药物。

第二节 感染性心内膜炎

感染性心内膜炎是由致病微生物侵入心瓣膜、心内膜及大血管内膜而发生的炎症性疾病。根据起病缓急和病情程度，本病可分为：①急性感染性心内膜炎　原无心脏病，发生于败血症时，细菌毒力强，病程 <6 周；②亚急性感染性心内膜炎　在原有心脏病的基础上感染毒力较弱的细菌，病程 >6 周。

一、病因

引起心内膜感染的因素有：①病原菌侵入血流，引起菌血症、败血症或脓毒血症，并侵袭心内膜；②先天性或后天性心脏病患儿，尤其在心脏手术后，有人工瓣膜和心内膜补片者，有利于病原菌的寄居繁殖；③免疫功能低下如应用免疫抑制剂、器官移植应用细胞毒性药物者易发病。致病微生物主要为细菌，偶见霉菌、病毒、立克次体。

二、诊断

1. 临床指标

（1）主要指标：①血培养阳性，分别 2 次血培养有相同的感染性心内膜炎常见的微生物（如金黄色葡萄球菌、肠球菌等）；②心内膜受累证据，应用超声心动图检查，有附着于瓣膜或瓣膜装置或心脏、大血管内膜或置植人工材料上的赘生物，心内脓肿，瓣膜穿孔、人工瓣膜或缺损补片有新的部分裂开征象之一；③血管征象，重要动脉栓塞，脓毒性肺梗死或感染性动脉瘤。

（2）次要指标：①易感染条件，基础心脏疾病，心脏手术、心导管术，或中心静脉内插管；②较长时间发热（≥38℃），伴贫血；③原有心脏杂音加重，出现新的反流杂音，或心功能不全；④血管征象，瘀斑、脾大，颅内出血，结膜出血，镜下血尿或 Janeway 斑；⑤免疫学征象，肾小球肾炎、Osler 结、Roth 斑，或类风湿因子阳性；⑥微生物学证据，血培养阳性，但未符合主要指标中的要求。

2. 病理学指标

（1）赘生物（包括已形成的栓塞）或心内脓肿经培养或镜检发现微生物。

（2）存在赘生物或心内脓肿，并经病理检查证实伴活动性心内膜炎。

3. 诊断依据

（1）包括：①临床主要指标 2 项；②临床主要指标 1 项和次要指标 3 项；③心内膜受累证据和临床次要指标 2 项；

④临床次要指标5项；⑤病理学指标1项。具备①~⑤项任何之一者可诊断为感染性心内膜炎。

(2) 有明确的其他诊断解释临床表现、抗生素治疗≤4d、手术或尸检无感染性心内膜炎的病理依据可排除感染性心内膜炎的诊断。

(3) 临床考虑感染性心内膜炎，但不具备确诊依据时仍应进行治疗，根据临床观察及进一步的检查结果确诊或排除感染性心内膜炎。

4. 鉴别诊断

(1) 本病如以发热为主要表现者须与伤寒、败血症、结核、风湿热和系统性红斑狼疮等鉴别。

(2) 本病如以心力衰竭为主要表现者须与伴有低热的先天性或后天性心脏病并发心力衰竭者相鉴别。

(3) 与活动性风湿性心脏炎的鉴别比较困难，但感染性心内膜炎有栓塞、脾大、杵状指（趾）及血培养阳性，特别是二维超声心动图检查发现较大赘生物等均可与上述诸病相鉴别。

(4) 手术后感染性心内膜炎须与心包切开综合征及术后灌注综合征鉴别，后两者均为自限性疾病，经休息、服用阿司匹林或糖皮质激素治疗后可痊愈。

三、治疗

积极抗感染，加强支持疗法，在应用抗生素前多次进行血培养和药敏等试验，以期对选用抗生素及剂量做指导，必要时进行手术治疗。

1. 一般治疗

卧床休息，加强营养，保证足量热量的供应，补充维生素和铁剂，维持水和电解质平衡，病情严重者可输用鲜血、血浆或免疫球蛋白等支持治疗。

2. 药物治疗

主要是抗生素治疗。原则是早期、足量、长疗程，联合应用具有杀菌作用的抗生素，不必等待血培养结果而延误治疗，但在治疗之前必须先作几次血培养，因培养出病原菌及其药物敏感试验结果，对选用抗生素及剂量有指导意义。一般用药疗程为4周，对伴有严重并发症或病情顽固者疗程可延长至8周。

(1) 致病菌不明者　常用方案为青霉素、苯唑西林（新青霉素Ⅱ）和奈替米星三者联用，剂量为青霉素，每天300～400kU/kg，分4次静脉滴注；苯唑西林，每天200mg/kg，分4次静脉滴注，4～6周为1个疗程；奈替米星，每天6～7.5mg/kg，每天静脉滴注1次，6～8周为1个疗程。若为术后患者可选用万古霉素加庆大霉素治疗，疗程6～8周。

(2) 草绿色链球菌感染者　首选青霉素200～300kU/(kg·d)，每4～6h静脉滴注1次，疗程4～6周，或头孢曲松每天2g，静脉注射，连用4周。对6岁以上患儿，可联合应用链霉素20～40mg/（kg·d），每12h给药1次。或联合应用庆大霉素4～6mg/（kg·d），每8h给药1次。对青霉素耐药者，可选用万古霉素40～60mg/（kg·d）（≤2g/d），分2～4次缓慢静脉滴注，4周为1个疗程，但副作用较大，应用慎重。还可选用替考拉宁（壁霉素），每次12mg/kg，第1日每12h给药1次，以后每天6mg/kg，该药不良反应较小。

(3) 金黄色葡萄球菌感染者　非耐药甲氧西林金黄色葡萄球菌感染者，可选用青霉素（用法同上）联合利福平，每天10mg/kg，顿服治疗，连用6～8周。对青霉素耐药者，可选用苯唑西林200mg/（kg·d），每4～6h静脉用药1次，4～6周为1个疗程，同时联合应用庆大霉素治疗；也可选用头孢菌素类抗生素，如头孢唑啉，每天100mg/kg，每6～8h静脉滴注1次，疗程6～8周，或应用万古霉素，剂量同上。

耐甲氧西林金黄色葡萄球菌感染者，可选用万古霉素或去甲万古霉素、替考拉宁，联合应用利福平。

（4）革兰阴性杆菌感染者　大肠杆菌感染者，可选用氨苄西林，每天200~300mg/kg，每6h静脉滴注1次，疗程4~6周，青霉素耐受者可改用头孢类抗生素，疗程4~6周，另加用庆大霉素2周。嗜血杆菌感染者可选用替卡西林，每天200~400mg/kg，每6h静脉滴注1次，加用庆大霉素，疗程4~6周。

（5）霉菌感染者　应停用抗生素，选用两性霉素B，每天0.1~0.25mg/kg，以后逐渐增加至每天1mg/kg静脉滴注，可加用5-氟胞嘧啶，每天50~150mg/kg，分3~4次服用。

3. 其他治疗

早期外科治疗是近年来治疗感染性心内膜炎又一有效措施，效果良好。对心脏赘生物和污染的人造代用品清创、修复或置换损害的瓣膜，可挽救多数患儿的生命。具体手术指征为：①瓣膜功能不全引起的难治性心力衰竭；②行瓣膜置换术后患感染性心内膜炎，经内科治疗不能控制感染者，应手术切除感染的瓣膜和人造组织；③先天性心脏病患儿，如动脉导管未闭、室间隔缺损等合并感染性心内膜炎，经内科治疗无效者，应进行导管结扎或缺损修补术；④反复发生的严重或多发性栓塞，或巨大赘生物（直径1cm以上），或赘生物阻塞瓣口；⑤内科无法控制的心力衰竭患儿，或经最佳抗生素治疗无效，或霉菌感染者；⑥新发生的心脏传导阻滞。

四、注意事项

1. 病情观察

用药后观察体温、心脏杂音改变、栓塞体征、血白细胞、血沉、血培养、超声心动图等。治疗有效者体温先逐渐降至正常，心脏杂音减弱甚至消失，瘀斑等栓塞体征减轻或消失，尿中红细胞在1个月或更久消失，血沉常在治疗后1~2个月或疗程结束时恢复正常。疗程结束停药后，观察3~5d，无任何症状，再抽取血培养3次均无菌生长，临床上即达到治愈标准，可给予出院，此后应定期随访2年。治愈者由于心内膜瘢痕形成而造成严重的瓣膜变形和腱索增粗、缩短，可导致瓣膜狭窄和（或）关闭不全。

2. 医患沟通

反复抽血常让家长、患儿难以接受，应向家长交代感染性心内膜炎的知识，告知血培养的重要性，使家长能配合反复抽血的操作。在使用大剂量抗生素治疗时应事先交代不良反应，尤其是氨基糖苷类抗生素，必要时家长应在病历上签名以示同意，有异常反应时应及时处理。

3. 经验指导

本病复发率高，如又出现发热、贫血、多汗等现象，尤其是第一次患病时即出现严重肺、脑或心内膜损害者，应再次抽取血培养，联合应用抗生素，并需加大剂量和延长疗程。复发患儿免疫功能差，在应用抗生素控制感染的同时可加用免疫球蛋白静脉滴注，以增强患儿免疫功能，迅速控制病情。

第三节 心律失常

一、过早搏动

期前收缩常见于无器质性心脏病的小儿，可由情绪紧张、疲劳、自主神经功能失调等所引起，也可发生于病毒性心肌炎、风湿性心脏病、先天性心脏病、心肌病等。此外，急性感染、缺氧、电解质紊乱（又名低血钾）、洋地黄类药物中毒、心导管检查及心脏手术等亦可引起。

1. 临床表现

多数小儿无自觉症状，常在体检时偶然发现，年长儿可有心悸、乏力、头晕、心前区不适，听诊发现提前搏动及搏动后间歇，偶可呈联律；脉搏歇止不匀。

2. 诊断

(1) 房性早搏心电图诊断标准：①P′波提前，可与前一心动周期的T波重叠，形态与窦性P波稍有差异，但方向一致；②P′-R间期>0.10s；③早搏之后代偿间隙不完全；④P′波之后的QRS波形态与窦性相同，如发生室内差异性传导，则QRS波可呈宽大畸形，P′波之后如无QRS波，称为阻滞性早搏。

(2) 交界性早搏心电图诊断标准：①QRS-T波提前，形态、时限正常，亦可出现室内差异性传导；②提前的QRS波前或后有逆行P′波，P-R间期<0.10s，R-P′<0.20s，P波有时可与ORS波重叠；③代偿间隙不完全。

(3) 室性早搏心电图诊断标准：①QRS波提前，形态异常、宽大，QRS波>0.10s，其前无异位P波，T波与主波方向相反；②代偿间隙完全；③有时在同一导联出现形态不一、配对时间不等的室性早搏，称为多源性早搏。

3. 治疗

针对不同病因进行治疗，去除引起早搏的各种原因。

(1) 一般治疗　避免劳累、紧张等诱发早搏出现的因素，注意休息，生活规律，保证充足睡眠，停用可疑药物，避免接触毒物，针对不同病因对症治疗。

(2) 药物治疗　在器质性心脏病基础上出现的复杂性早搏或有自觉症状及早搏呈多源性者应及时药物治疗。

室上性（房性及交界性）早搏多数无明显症状，一般可不治疗。发生器质性心脏病伴室上性早搏增多、室上性早搏发生较早触发室上性心动过速、虽无器质性心脏病但有较重自觉症状时应进行治疗。常用：①普罗帕酮（心律平）　适用于心功能正常者，每天 8～15mg/kg，分 3 次口服；②β_1 受体阻滞剂　适用于活动、情绪激动或窦性心律增加时易发的早搏，如普萘洛尔（心得安），每天 1mg/kg，分 3 次口服；③地高辛　上述药物治疗无效时可口服，或联合应用普萘洛尔，也可选用维罗帕米（异博定）、奎尼丁、胺碘酮等。

室性早搏无明显症状、无器质性心脏病时可不治疗，当出现器质性心脏病，多源、成对或起始于 T 波或 U 波上的复杂的室性早搏，早搏次数 >10/min 且有自觉症状，并且上述情况出现同时可能并发室性心动过速与心室颤动时，应积极进行药物治疗。常用药物有普萘洛尔，每天 1mg/kg，分 3 次口服，或普罗帕酮，每天 8～15mg/kg，分 3 次口服，或美西律（慢心律），每天 10mg/kg，分 3 次口服，或胺碘酮，每天 10mg/kg，7～10d 后减为每天 5mg/kg，或乙吗噻嗪，每次 2～6mg/kg，每 8h 口服 1 次。如心律紊乱由洋地黄中毒造成，应停用该药，并首选苯妥英钠，每次 3～5mg/kg，每天分 3 次口服，并口服氯化钾每天 75～100mg/kg。心脏手术后的室性早搏也可应用苯妥英钠。Q－T 间期延长综合征发生的室性早搏需长期服用较大量的普萘洛尔，并避免用延长 Q－T 间期的药物，如奎尼丁、胺碘酮等。

4. 注意事项

（1）病情观察　应定期心电图检查，注意早搏频率、性质有无改变。

（2）医患沟通　向家长交代清楚早搏的性质及导致早搏的原发病。出院后定期门诊随访，复查心电图等。

（3）经验指导　认真仔细的听诊是发现早搏的关键，听诊时间至少持续 1min，数清每分钟心搏次数及早搏次数。仔细分析心电图，认真寻找 P 波，区分早搏来源。

二、阵发性室上性心动过速

阵发性室上性心动过速是由心房或房室交界处异位兴奋

灶快速释放冲动引起的一种心律失常。包括房室结折返性心动过速与房室折返性心动过速。本症多见于无器质性心脏病的婴儿，预激综合征易发生本病。还可发生在先天性心脏病、风湿性心脏病、心肌炎、心内膜弹力纤维增生症等疾病的基础上。感染为常见的诱因，也可由疲劳、情绪紧张等诱发，部分因心导管检查、心脏手术诱发。

1. 临床表现

呈阵发性，每次持续数秒钟至数日，突然发作突然终止。心率在 200/min 以上。婴儿表现面色苍白，拒食，呕吐，呼吸增快，烦躁。年长儿诉心悸、胸闷、头晕、乏力。发作时间长者可诱发心力衰竭和心源性休克。

2. 诊断

（1）临床表现　心动过速突发突止。发作时患儿突然出现面色苍白、烦躁不安、口唇发绀、呼吸急促；儿童心率 > 160/min，婴儿心率 >230/min，心音强弱一致，心律绝对规则。每次发作时持续数秒、数分或数小时，然后突然终止。

（2）心电图表现　可有：①P－R 间期绝对匀齐，心室率婴儿 230～325/min，儿童 160～220/min；②QRS 波形态同窦性，若伴有室内差异性传导则呈右束支阻滞型；③P 波常与前一心动周期的 T 波重叠，无法分辨，若 P 波出现，房性心动过速 P－R 间期 >0.10s，交界性心动过速 P 波呈逆型性，PⅡ、PⅢ、PavF 倒置，PavR 直立，P'－R间期 <1.10s；④发作时间较久者可有暂时性 ST－T 波改变，发作终止后仍可持续 1～2 周。

（3）鉴别诊断　本病注意与窦性心动过速及室性心动过速相鉴别。

3. 治疗

应用物理和药物的方法终止发作，去除原发病和诱因预防复发。

（1）一般治疗　常用以下几种方法。

按压颈动脉窦法多用于年长儿。患者仰卧，头略向后仰、侧颈，在甲状软骨水平触到右侧颈动脉搏动后，用大拇指向颈椎横突方向压迫，以按摩为主，每次5~10s，一旦转律，立即停止，如无效，再试压左侧。禁忌两侧同时压迫。

潜水反射法适用于新生儿、小婴儿，可提高迷走神经张力。用4℃~5℃的温毛巾敷患儿面部，每次10~15s，间隔3~5min可重复1次，最多不超过3次。对年长儿可令其吸气后屏气，再将面部浸入5℃的冷水中，未终止者停数分钟后可再重复1次。

屏气法适用于较大的儿童，让患儿深吸气后屏气10~20s。

刺激咽部法指以压舌板或手指刺激患儿的咽部，使之产生恶心、呕吐。

静脉注射升压药法适用于高血压及上述方法无效者。常用去氧肾上腺素0.01~0.1mg/kg，加生理盐水10ml缓慢静脉注射，如血压较用药前上升1倍或发作终止，立即停药。也可用甲氧明0.05~0.1mg/kg缓慢静脉滴注。

(2) 药物治疗　可根据情况任选下列药物之一进行终止发作治疗。

洋地黄制剂平均复律时间2min，转复率约为70%。发作>24h、病情较重、室上速并发心力衰竭者药物转复首选毛花苷丙或地高辛静脉注射。多采用快速饱和法。西地兰饱和量新生儿为0.01~0.015mg/kg，连用2次，1月至2岁0.03~0.04mg/kg，2岁以上0.02~0.03mg/kg；地高辛饱和量为早产儿0.02mg/kg，足月儿0.02~0.03mg/kg，婴儿及儿童0.025~0.04mg/kg，首剂用饱和量的1/2，余量分2次，每4~6h给药1次，12h内达到饱和。室性心动过速或洋地黄中毒引起的室上性心动过速者、逆转型房室折返性心动过速者禁用。低血钾、心肌炎，伴房室传导阻滞者慎用。

普罗帕酮（心律平）是目前治疗室上速的常用药。平均复律时间 8min，用法为每次 1～1.5mg/kg，加入 10% 葡萄糖溶液 10ml 中，10～15min 缓慢注入。首剂无效，间隔 20～30min 后可重复用药，一般不超过 3 次；若首剂有效，可改为口服，每次 5mg/kg，每 6～8h 给药 1 次。有明显心力衰竭及传导阻滞者禁用。

维拉帕米（异搏停）剂量为每次 0.1～0.2mg/kg，静脉滴注或缓慢静脉注射，每分钟不超过 1mg，每次最大量不超过 3mg。15～20min 后未转复者，可重复用药 1 次。有心力衰竭、低血压、传导阻滞者及新生儿、3 个月以下的婴儿禁用，严禁与 β 阻滞剂合用。

三磷酸腺苷（ATP）平均复律时间 20min，剂量为每次 0.1mg/kg，于 3～5s 快速静脉注射，如无效可 3～5min 后重复应用，每次按 0.05～0.1mg/kg 递增，直至最大量 0.25～0.3mg/kg。不良反应有面色潮红、呼吸急促、恶心、呕吐、窦性心动过速、房室传导阻滞等心律失常等，停药后可自行消失，若心动过缓持续存在，可应用氨茶碱补救，每次 5～6mg/kg，静脉注射。有传导阻滞及窦房结功能不全者慎用。

奎尼丁口服剂量开始为每天 30mg/kg，每 2～3h 口服 1 次，共分 4～5 次，转律后改维持量，每天 10mg/kg，分 3 次口服。

普鲁卡因胺口服剂量为每天 50mg/kg，分 4～6 次口服；肌内注射量为每次 6mg/kg，每 6h 给药 1 次，至心动过速停止后或出现中毒反应后为止。

胺碘酮适用于难治性室上速，尤其是经普罗帕酮治疗无效或效果较差者。用法为将 1mg/kg 药物用 5% 葡萄糖稀释后静脉注射，或每分钟 5～10μg/kg 静脉滴注，注意避光使用。口服剂量为每天 10mg/kg，分 3 次口服，7d 后减量为每天 5mg/kg，分 2 次口服，每周服 5d，停 2d。应用中预防甲亢或甲减、心动过缓、低血压等不良反应出现。

其他药物，如普萘洛尔、双异丙吡胺或乙胺碘呋酮在上述治疗无效时也可使用。

(3) 其他治疗　对药物治疗无效者，可试用同步直流电击复律，或心房调搏治疗。近年来，射频消融术逐渐应用于反复发作、药物难以满意控制的室上速、房室旁道折返心动过速者，大多取得了满意的效果。

4. 注意事项

(1) 病情观察　治疗中应观察心率改变，有无心力衰竭表现。

(2) 医患沟通　向家长交代室上性心动过速发作的特征，可反复发作，并非一次治疗就能治愈。对已发生心力衰竭的患儿，应向家长说明病情及其严重性。

(3) 经验指导　对原因不明的精神异常、呕吐患儿，应考虑本病的可能，行心电图检查即可确诊。

三、阵发性室性心动过速

阵发性室性心动过速简称室速，是由心室异位兴奋灶快速释放冲动所产生的以连续发生 3 个或 3 个以上的室性早搏为特征的快速心律失常。

1. 临床表现

(1) 轻者可无自觉症状或仅有心悸、胸闷、乏力、头晕、出汗。

(2) 重者发绀、气促、晕厥、低血压、休克、急性心力衰竭、心绞痛，甚至演变为心室颤动而猝死。

(3) 快而略不规则的心律，心率多在 120～200/min，心尖区第一心音强度不等，可有第一心音分裂，颈静脉搏动与心搏可不一致，偶可见“大炮波”。

(4) 基础心脏病的体征。

2. 诊断

(1) 临床表现　起病快，在原有心脏病的基础上突然烦躁、心悸、气促、胸闷、头晕，严重者可引起心力衰竭、心原性脑缺血综合征（阿－斯综合征），甚至猝死。心率150～250/min，婴儿可达300/min，稍有心律不齐，第一心音强弱不等。

（2）心电图表现　可见：①QRS波畸形宽大，时间>0.10s，T波与QRS波主波方向相反；②心室率150～250/min，P－R间期略不齐；③P波频率较QRS波为慢，P波与QRS波之间无固定关系；④可出现心室夺获及室性融合波。

（3）鉴别诊断　室上性心动过速伴室内差异性传导常发生于无明显器质性心脏病患儿，一般情况相对较好，有反复发作史，刺激迷走神经可终止发作。心电图T波中可发现P波，QRS呈右束支阻滞型，P－R匀齐，心率多>200/min。

非阵发性室性心动过速心室率100/min左右，心室率与窦性心律相近或稍快，无症状。

3. 治疗

病因治疗，选用适当的抗心律失常药物。

（1）一般治疗　立即卧床休息，吸氧。及时寻找病因和诱发因素，积极治疗。

（2）药物治疗　无血流动力学障碍者，应用药物复律，可任选以下一种药物进行治疗。

利多卡因为首选药物，剂量为1mg/kg，静脉滴注或缓慢静脉注射。必要时可每10～15min重复，总量不超过5mg/kg。控制心动过速后，以20～50mg/（kg·min）静脉滴注。该药剂量过大能引起惊厥、传导阻滞等毒性反应，少数患者对此药有过敏现象。

美西律（慢心律）用法为1～2mg/kg加入5%葡萄糖溶液20ml静脉注射。必要时20min后重复使用，不超过3次。见效后改为每分钟5～10μg/kg静脉滴注或口服。对心肌疾病及心功能不全者也较安全。有严重心动过缓及传导阻滞者禁用。

苯妥英钠用法为3~5mg/kg溶于生理盐水20ml缓慢静脉注射，一次量不宜超过150mg。有效后改为口服。对洋地黄中毒引起的室性心律失常治疗效果较佳。该药为强碱性，静脉用药需慎重，防止药物外溢。

普罗帕酮用法为1~1.5mg/kg溶于5%葡萄糖20ml静脉注射，数分钟起作用，必要时20min可再用。有效后改口服。有心功能不全者联合应用地高辛。

普奈洛尔对Q-T间期延长综合征及二尖瓣脱垂引起的室性心律失常者治疗效果好。用法为0.1~0.15mg/kg加入5%葡萄糖10~20ml，于10min缓慢静脉注射，一次量不超过3mg。注射后2~5min起作用，必要时6~8h可重复注射。有效后改为口服。

异丙肾上腺素用于Q-T间期延期综合征并发的尖端扭转型室性心动过速。用法为0.5~1mg/kg溶于5%葡萄糖200ml静脉滴注，每分钟0.1~0.25μg/kg。

胺碘酮2.5~5mg/kg加入5%葡萄糖溶液20ml静脉注射，可重复2~3次。

脉律定用法为1~3mg/kg加入5%葡萄糖溶液20ml缓慢静脉注射，有效后以每分钟20~40μg/kg静脉滴注维持。

(3) *其他治疗* 发生于器质性心脏病者可致心室颤动，应及时终止室速。有血流动力学障碍者应首选体外同步直流电复律，电能量2J/kg，婴儿用电击能量25J，儿童50J。无效时，隔20~30min可重复应用，一般不超过3次。洋地黄中毒者禁忌。如无电击复律条件，可在纠正异常血流动力学状态的同时用药物复律。

对急性重症病例、有血流动力学障碍者、药物治疗无效者可应用同步直流电击复律。术前静脉注射地西洋（安定）0.2~0.5mg/kg，或氯胺酮0.7~1.0mg/kg，再用利多卡因1mg/kg静脉滴注。开始放电时，电能量2J/kg，若无效则隔20~30min重复电击，不宜超过3次。个别患此采用射频消融治疗获得痊愈。禁用于洋地黄中毒者。

心肌浦肯野细胞瘤须手术切除。

4. 注意事项

(1) 病情观察　治疗中观察心率、心音、心电图改变，注意有无心力衰竭表现。

(2) 医患沟通　向家长交代室性心动过速的严重性及预后，使家长有足够的思想准备。对病情好转出院的患儿，嘱家长门诊随访。

(3) 经验指导　对患有基础心脏病患儿，突然出现胸闷、心慌、气促等应立即做心电图检查，以便明确诊断。

四、房室传导阻滞

房室传导阻滞（AVB）是由于窦房结激动向心室传导受阻。

1. 临床表现

根据程度分为三度：①Ⅰ度　多无症状；②Ⅱ度　Ⅰ型偶有心悸，Ⅱ型可有心悸、乏力、头晕，活动后气促，严重者发生心力衰竭、阿-斯综合征，甚至猝死；③Ⅲ度　临床表现同Ⅱ度Ⅱ型。

2. 辅助检查

(1) Ⅰ度AVB　按年龄及心率，P-R间期超过正常高界，新生儿>0.13s，婴儿>0.14s，幼儿>0.16s，学龄儿童>0.18s，青春期>0.19s。

(2) Ⅱ度AVB　Ⅰ型可见：①P-R间期逐渐延长，直至P波后无QRS波；②长间歇（无QRS波）<任何2个短R-R间期之和。Ⅱ型可见：①P-R间期固定，QRS波呈周期性脱落，房室传导比例2:1，3:1或4:1；②长间歇（无QRS波）R-R间期等于短间期的2倍或整数倍。

(3) Ⅲ度AVB　可见：①P波于QRS波有各自规律，彼此无关，心房率>心室率，R-R间期基本规则；②先天性 AVB，QRS 波型正常，室率快，阻滞部位在房室束之上，后天性 AVB，QRS 波畸形宽大，表示阻滞部位低。

3. 治疗

根据具体情况，药物治疗不满意后放置起搏器。

（1）一般治疗　积极寻找原发病因进行对因治疗；根据临床表现进行对症治疗。

（2）药物治疗　Ⅰ度和Ⅱ度Ⅰ型房室传导阻滞无须特殊治疗。

Ⅱ度Ⅱ型房室传导阻滞心动过缓者（<60/min）吸氧、纠正酸中毒的同时，可试用阿托品，每次 0.01～0.03mg/kg，每天 3～4 次，口服或皮下注射。也可用山莨菪碱或小剂量异丙肾上腺素 5～10mg，每天 2～3 次，舌下含化。如症状明显或发生阿－斯综合征，可静脉滴注异丙肾上腺素，速度控制在每分钟 0.1～0.25μg/kg。

Ⅲ度房室传导阻滞，先天性无症状者，一般不需使用药物治疗，每年应复查动态心电图，注意定期随访。发生阿－斯综合征或心力衰竭时，在吸氧、纠酸的同时可静脉滴注异丙肾上腺素。后天性如重症心肌炎患儿，应使用糖皮质激素、异丙肾上腺素、阿托品等药物，如效果仍不佳时应装临时起搏器，在炎症被控制、阻滞减轻或消失后停用。

（3）其他治疗　遇以下情况时，应考虑安置人工起搏器：①阿－斯综合征或心力衰竭；②伴频发或多源性室性早搏或室性心动过速；③房室传导阻滞在房室束以下，QRS 波形宽大；④中度或重度活动受限，婴儿心室率持续<55/min，1 岁以上低于 40/min，合并先天性心脏病者<60/min，急性心肌炎或心内手术发生严重完全性房室传导阻滞；⑤新生儿期伴有呼吸窘迫综合征，可先安装临时起搏器，如 2 周内仍未恢复，则应安装永久起搏器。

4. 注意事项

（1）病情观察　治疗中观察患儿意识、心率、心音、血压、心电图改变、心力衰竭表现的改变等。

（2）医患沟通　在选择使用药物尤其是需要安装起搏器时，应及时向家长交谈，取得其认可及配合。家长在手术同意书上签字。

（3）经验指导　如果患儿心率慢、强弱不一，或节律不规则，应立即做心电图检查，有条件的单位可行心电监护，结合病史及必要实验室检查，进一步明确其病因。

第九章

内分泌系统疾病

第一节 生长激素缺乏症

生长激素缺乏症是由于垂体前叶分泌的生长激素不足导致小儿生长缓慢的一类内分泌疾病，患儿身高低于同年龄、同性别、同地区正常健康儿童平均身高 2 个标准差，或处于正常健康儿童生长曲线第 3 百分位数以下。生长激素缺乏症分为：①特发性（原发性）生长激素缺乏症；②器质性（继发性）生长激素缺乏症；③暂时性生长激素缺乏症。

一、临床表现

原发性生长激素缺乏症多见于男孩，约为女孩的 4 倍；患儿在出生时的身高和体重都正常，多数在1 岁以后呈现生长缓慢，随着年龄增长，其外观明显小于实际年龄，身体各部比例正常，智能发育亦正常；患儿面容幼稚，头发纤细柔软，皮下脂肪较多，牙齿萌出迟缓，恒齿排列不整齐，手足较小，男孩阴茎较小，多数有青春发育期延迟。继发性生长激素缺乏症可发生于任何年龄，由围生期获得者，幼年即出现生长迟缓，且常伴有尿崩症状。颅内肿瘤继发者则多有头痛、呕吐、视野缺损等颅内压增高和视神经受压迫的症状和体征。

二、诊断

1. 诊断要点

(1) 身材矮小，体格匀称，智能正常，小儿身高处于同年龄、同性别、同地区正常健康儿童生长曲线第3百分位数以下，或低于2个标准差；身体增长速率减慢，≤3岁小儿身体增高速度每年<7cm，3~12岁<4cm，>12岁<5.5cm；X线检查骨化中心出现延迟，骨龄较实际年龄落后2年以上；面容幼稚，娃娃脸，皮下脂肪较多，腹部尤为明显；身体各部比例与实际年龄相符，智能正常。

(2) 药物生长激素刺激试验异常，包括：①可乐定试验；②左旋多巴试验；③胰岛素低血糖试验；④精氨酸试验。当生长激素峰值<5μg/L为生长激素完全缺乏，5~10μg/L为部分缺乏，≥10μg/L为正常。至少须作2个集中药物刺激试验，2个试验结果均<5μg/L才能确诊为生长激素缺乏症。

(3) 血胰岛素样生长因子-1 (IGF-1) 及胰岛素样生长因子结合蛋白 (IGFBPs) 可降低。

(4) X线、CT或MRI检查可见蝶鞍正常或较小，蝶鞍肿瘤时可见蝶鞍增大；CT、MRI可确诊颅内肿瘤、垂体发育不良、空蝶鞍。

(5) 若为多发性垂体功能减低患儿，应根据需要检测促肾上腺皮质激素 (ACTH)、皮质醇、甲状腺素 (T_3、T_4)、促甲状腺素 (TSH)、卵泡刺激素 (FSH)、黄体生成素 (LH) 等。GHRH试验判定病变部位。

具有上述第 (1)、(2) 项，可确诊为生长激素缺乏症。第 (3) ~ (5) 项用于病因诊断。

2. 鉴别诊断

(1) 体质性青春期生长延迟　多见于男孩，出生时正常，1~5岁生长开始减慢，矮小，骨龄落后，性发育延迟，青春期多在16岁开始，最终身高达到正常。生长激素刺激试验正常，父母可有儿童时期身材短小史。

（2）家族性短小症　父母身材均矮小，患儿身高常在第3百分位数左右，生长速率每年≥4cm，骨龄与实际年龄相仿，智力、体型及性发育正常，内分泌激素正常。

（3）宫内发育迟缓　有宫内感染、胎盘病理因素等，出生时多为足月小样儿，体重、身高低于第10百分位数，体态匀称，骨龄正常。无家族史，内分泌激素正常。

（4）社会心理性生长抑制　长期不良刺激导致小儿精神压抑，生长缓慢为暂时性，生长激素水平下降，患儿有食欲亢进、遗尿、痉挛性啼哭、易发脾气，清除不良因素后生长速率可恢复正常。

（5）染色体异常　包括：①Turner综合征　身材矮小伴性发育不良，颈短、颈蹼、肘外翻、乳距宽，女孩青春期无初潮，染色体检查可确诊；②21－三体综合征　身材矮小伴智力落后，有特殊面容，染色体检查可确诊。

（6）甲状腺功能减低症　身材矮小，有特殊面容，智力低下，躯体长，四肢短，上部量长，下部量短。血甲状腺素减少。

（7）骨骼发育异常　如各种骨、软骨发育不良，有特殊体态、外貌，骨骼畸形。

（8）全身性疾病引起的生长发育落后　心、肝、肾等慢性疾病或长期营养不良所致生长发育落后，有相应表现。

三、治疗

补充生长激素、促生长激素释放激素等药物行替代疗法。

1. 一般治疗

对获得性生长激素缺乏症给予病因治疗，并给予对症处理。

2. 药物治疗

（1）生长激素替代疗法　应用重组人生长激素（rh-GH），每天0.1U/kg，于临睡前1h皮下注射，每周6次。治疗至骨骺完全融合为止。治疗年龄越早，效果越好，用药第1年，年增长可达10cm以上，之后生长速度逐渐下降。不良反应有注射局部红肿、甲状腺素缺乏，少数会产生抗体，但对治疗无影响，暂时性视神经乳头水肿及颅内高压较少见。有恶性肿瘤或有潜在肿瘤恶变者、严重糖尿病患儿禁用。

（2）促生长激素释放激素　用于下丘脑功能缺陷、GHRH释放不足的患者，对垂体性生长激素缺乏者无效。每天8~30μg/kg，分早晚皮下各注射1次，或应用皮下微泵24h持续注射，疗程3个月。

（3）性激素　对伴有性激素不足如小阴茎患儿、体质性青春期生长延迟患儿，骨龄落后于实际年龄3岁以上时使用。女孩在13岁，男孩在14岁，或骨龄达12岁时可短时期应用性激素3~4个月，促使第二性征发育。男孩用长效庚酸睾酮，每次25mg肌内注射，每月1次，每3个月增加25mg，直至用到100mg为止。女孩用炔雌醇，每天1~2μg口服，或妊马雌酮，自每天0.3mg起酌情增加剂量。用药时应监测骨龄，以防骨龄过快成熟而有损最终身高。

（4）其他激素　同化激素可促进生长，但有加速骨融合作用，只有在骨龄落后于实际年龄3岁以上时用。苯丙酸诺龙，剂量每次0.5mg/kg，肌内注射，每2周1次，注射10次为1个疗程，然后停药半年，复查骨龄。或氟羟甲睾酮，每天2.5mg/m^2。有甲状腺功能减低症者用甲状腺素治疗。

四、注意事项

1. 病情观察

治疗过程中每3个月测量身高、体重，每6~12个月测骨龄，记录于生长发育曲线上。

2. 医患沟通

生长激素的治疗时间长，注射3个月才能初次评估身高有无增长。每晚的生长激素皮下注射由家长进行，应教会皮下注射方法，注意观察有无局部一过性红肿、关节痛、水钠潴留等不良反应。定期至门诊复查骨龄、甲状腺功能，如发生亚临床型甲状腺功能减低症可及时纠正。应告知家长，一旦停用生长激素替代治疗，生长速度就会恢复原状。

3. 经验指导

应了解家族史和父母的身高、患儿在家庭中的地位、喂养史和既往疾病史等，有助于诊断。本病应尽早确诊，年龄越小应用rhGH效果愈好。应用时每3~6个月测身高体重，每6~12个月测骨龄，一旦停药生长即减慢。治疗中注射局部可红肿，停药后可消失。

第二节

尿崩症

尿崩症是由于下丘脑及垂体分泌的抗利尿激素（ADH，又名精氨酸加压素，AVP）不足，或肾脏对ADH不反应而造成的以多饮、多尿及排出低比重尿为特征的内分泌疾病。尿崩症分为中枢性尿崩症与肾性尿崩症。中枢性尿崩症是由于下丘脑及垂体分泌ADH不足所引起，肾性尿崩由肾脏疾病引起。中枢性尿崩症按病因分为：①特发性　下丘脑视上核及室旁核有退行性病变或发育不全，部分患儿与自身免疫反应有关；②遗传性（家族性）　常染色体显性或隐性遗传；③继发性（器质性）　继发于颅内的肿瘤、外伤、手术、感染、血管栓塞等，白血病、朗格罕细胞组织细胞增生症，新生儿缺氧缺血性脑病亦可引起尿崩症。肾性尿崩症分为：①先天性　X连锁遗传；②后天性　继发于肾脏疾病。

一、临床表现

原发性病例多起自儿童或青少年，其中少数遗传性病例于婴儿早期开始，随年龄增长而加重。起病多急骤，症状轻重与 ADH 缺乏程度相平行。临床以多尿、多饮及尿比重低且较固定为主要特征。每天尿量轻者 3～4L，重者可达 10L 以上。患者烦渴，饮水大增，且喜凉饮，但常因入不敷出而有轻度脱水表现，如少汗、皮肤干燥苍白、尿少等。由于日夜多尿、烦渴、多饮影响正常生活和睡眠，可见精神委靡、食欲减退、消瘦，日久致生长发育缓慢。幼儿可有夜尿增多或遗尿。继发性病例渴觉中枢受损者，可不产生烦渴，而因血浆渗透压升高影响脑功能出现神经系统症状。继发病例多伴有与原发病相关的症状体征（如颅内肿瘤，颅脑的损伤、感染、手术等）。先天性肾性尿崩症多于生后不久起病，伴发育不良及智能落后，发病越早症状越重。继发于肾病者多伴有血尿、蛋白尿等表现。

二、诊断

1. 诊断要点

（1）多尿、多饮，每天饮水量可达 300～400ml/kg，尿量 >2L/m^2。

（2）尿渗透压 <200mOsmol/L 或尿比重≤1.005，血浆渗透压 >300mOsmol/L 或血钠 >145mmol/L，可诊断为尿崩症。

（3）禁水加压素试验中，如尿渗透压 >600mOsmol/L 则可排除尿崩症，为精神性多饮。如血钠增高 >145mmol/L，尿比重≤1.010，尿渗透压/血浆渗透压之比值 <1，可诊断为尿崩症。如尿渗透压 300～600mOsmol/L，尿渗透压/血浆渗透压之比值 >1，与加压素试验结果相符合，为部分性中枢性尿崩症。注射垂体后叶素后，尿渗透压较注射前增高 >

50%为完全性中枢尿崩症；在9% ~50%为部分性中枢性尿崩症。尿渗透压无变化或较注射前增高<9%为肾性尿崩症。

(4) 中枢性尿崩症血浆 AVP 测定降低，肾性尿崩症血浆 AVP 测定升高。

(5) 头颅X线，CT或MRI检查排除颅内肿瘤。

具有上述第 (1) ~ (3) 项，可诊断为尿崩症，第 (3) ~ (5) 项可确定尿崩症类型。

2. 鉴别诊断

(1) 糖尿病　除多尿、多饮外，还有多食易饥、消瘦，尿糖阳性，尿相对密度显著增加，血糖增高，不难鉴别。

(2) 精神性多尿　继发于心理性烦渴，禁水试验阴性。

(3) 原发性醛固酮增多症和慢性肾小管性酸中毒　也有多尿、多饮及尿相对密度低，但前者还有长期高血压、肌无力、低血钾伴碱中毒、肾素活性降低；后者则有发育障碍，佝偻病，血钙、钾、钠、磷均降低而血氯明显增高、代谢性酸中毒、氯化铵负荷试验可资鉴别。

三、治疗

寻找和治疗原发病，保证足量液体的摄入，应用加压素和促加压素分泌药物的同时加用利尿剂。

1. 一般治疗

充分供给水量以防止因脱水引起的并发症，并积极寻找和及早治疗原发病。

2. 药物治疗

(1) 鞣酸加压素　即长效尿崩停，为混悬液，用前应加温摇匀，每次剂量0.1 ~0.3ml，深部肌内注射，作用可维持3 ~7d，一般待患儿多尿症状复现时才再次给药。可根据疗效调整用药剂量，用药期间应注意患儿的饮水量，以免发生水中毒。

(2) 1 - 脱氧 -8 - D - 精氨酸加压素 (DDAVP)　属合

成的精氨酸加压素，滴鼻剂浓度为100μg/ml，婴儿开始剂量为每次0.005ml，儿童开始剂量为每次0.025ml，每晚睡前滴1次，必要时清晨再用1次，剂量应个体化，可逐渐加至每次0.05～0.15ml。用前需清洁鼻腔，症状复现后再次用药。口服制剂每次0.1mg，每晚睡前服1次，也可加至每8～12h给药1次。用药时应减少饮水，防止水中毒。

注意加压素对肾性尿崩症的效果不佳。

(3) 其他药物治疗　氯贝丁酯（安妥明）可增加肾小管对残余ADH的敏感性，用于部分性尿崩症。每天15～25mg/kg，分2～3次口服。不良反应有食欲不振、恶心、呕吐、肝功能损害。

氢氯噻嗪能使排钠增加，醛固酮增多，远端肾小管水钠重吸收增多。用于小婴儿中枢性尿崩症，可减少尿量。每天1～2mg/kg，分2～3次口服，加服氯化钾每天1～3g。

氯磺丙脲可增加残余的ADH分泌，用于部分性中枢性尿崩症。每天150mg/m²，每天1次口服，注意低血糖。

卡马西平可刺激ADH分泌，用于颅内手术后中枢性尿崩症，也可用于对加压素耐药者。每天10～15mg/kg，分2～3次口服。该药可引起剥脱性皮炎，应慎用。

吲哚美辛使肾小管对ADH的敏感性增加，每天3mg/kg，分2～3次口服，与氢氯噻嗪同用，用于肾性尿崩症。阿米洛利（氨氯比林）可与氢氯噻嗪同用，治疗肾性尿崩症。

3. 其他治疗

若为颅内占位性病变，可手术摘除。若为继发性肾病者应积极治疗肾病。

四、注意事项

1. 病情观察

应用加压素治疗中，观察尿量、尿比重、饮水量、血压的改变。加压素有收缩血管作用，有的患儿应用后有暂时性面色苍白、腹痛。加压素过量可引起水中毒，有头痛、高血压、低钠性抽搐，严重时可昏迷。

2. 医患沟通

在药物治疗期间嘱家长不限制孩子饮水，尤其是婴幼儿，以避免脱水与高钠血症。本病确诊后要坚持长期治疗，甚至终身用药，应告知家长，使其有心理准备并坚持治疗。出院后每半年进行一次头颅 CT 或 MRI 检查，以及早发现颅内肿瘤。

3. 经验指导

鞣酸加压素为乳浊液，用前应先摇匀。脱氧精氨酸加压素剂量应个体化，根据临床疗效进行调整。如效果明显但维持时间短，可适当增加剂量，或于清晨加用 1 剂。注意第 2 剂要在第 1 剂抗利尿作用消失 1h 后再应用，以免过量引起水中毒。氢氯噻嗪使血容量减少、醛固酮增多、尿量减少，治疗过程中注意低钠饮食，并适当补充钾盐。

第三节

性早熟

性早熟是由各种原因使儿童性发育特征初现年龄比正常儿童平均年龄提前 2 个标准差以上，即男孩在 9 岁前，女孩在 8 岁前出现性腺（睾丸或卵巢等）增大和副性征的内分泌疾病。本病多见于女孩，可分：①中枢性性早熟　又称完全性或真性性早熟，是由于下丘脑 – 垂体 – 性腺轴提前发动所致，患者副性征表现与性别一致，同时有生长加速，骨龄增加和具备生育能力，大部分是因下丘脑的神经内分泌失调所致，称为特发性（体质性）性早熟，多为女孩，少数是由颅内肿瘤、感染等器质性病变所致，多为男孩；②外周性性早熟　又称假性性早熟，患儿的下丘脑 – 垂体 – 性腺轴并未成熟，而周围组织病变如肾上腺疾病、性腺肿瘤产生性激素增多导致同性或异性性早熟症状，患儿不具有生育能力，其中外源性性早熟是因摄入含有性激素的药物或食物所致；③部分性性早熟　又称不完全性性早熟，是指仅一项副性征早熟，包括单纯性乳房早发育、单纯性阴毛早发育、单纯性早初潮。本文讨论中枢性性早熟。

一、临床表现

1. 女孩乳房发育，其后阴毛生长，外生殖器发育，最后月经初潮和排卵。

2. 男孩先有睾丸增大（容量大于 2.5ml），阴茎增长、增粗，后出现阴毛、腋毛，遗精常发生在变声以后。

3. 骨龄成熟加快，骨骺闭合提前，故患儿多有成年矮身材，常低于 150cm。

4. 摄入外源性雌激素（如避孕药及含雌激素化妆品、食品）者，可有乳晕、阴唇色素显著加深，约 1 个月后可见阴道“撤退性”出血，再经 1～2 个月后乳房消退至发育前状态。

5. 颅内病变如肿瘤引起者，可有原发病表现，如视野缺损及颅内压增高症状等。

二、诊断

1. 诊断要点

（1）女孩≤8 岁进入 TannerⅡ期，先出现乳房发育，出现硬结，继而出现阴毛，同时内、外生殖器官发育，最后月经来潮；男孩≤9 岁进入 TannerⅡ期，表现阴茎、睾丸容积 >4ml 或长径 >2.5cm，以后出现阴毛、痤疮、声音低沉和喉结、胡须、遗精；同时出现生长加快和心理变化。但最终成人期身高较矮小，常不足 150cm。X 线骨龄检查超过该年龄正常骨龄 1 岁。

（2）血中卵泡刺激素（FSH）、黄体生成素（LH）、睾酮（T）、雌二醇（E_2）升高，17-羟孕酮（17-OHP）和尿中17-酮类固醇（17-KS）排泄量增高至青春期水平。

（3）B超检查女孩子宫长度>3cm，卵巢容积>1ml，卵巢内直径>4mm的滤泡>4个，或出现直径0.8~1cm的成熟大滤泡。

（4）促性腺激素释放激素（GnRH）刺激试验中LH峰值>15U/L（女）或>25U/L（男），LH/FSH峰值比>0.7，或LH峰值/基础值>3，为性腺轴功能启动。

（5）排除外周性性早熟如肾上腺疾病、性腺肿瘤、外源性性早熟等，排除部分性性早熟。

凡具有上述第（1）~（5）项可诊断为中枢性性早熟。再根据X线、CT、MRI、眼底及视野检查、血清其他激素检查等排除下丘脑垂体病变、颅脑先天畸形、原发性甲状腺功能减低症等，可诊断为特发性性早熟。

2. 鉴别诊断

（1）单纯乳房早发育　是女孩部分性性早熟的表现，起病年龄<4岁，仅乳房轻度发育，无其他副性征表现，不伴有生长加速和骨龄提前，血中E_2、FSH轻度增高，GnRH刺激试验FSH峰值明显提高。

（2）单纯性阴毛早发育　男女均可发病，多在6岁左右发生，除阴毛发育外可有腋毛，但无其他副性征表现，无性腺发育，亦不发生男性化。部分患儿有轻度生长加速和骨龄提前，常有家族史。

（3）外周性性早熟　含雌激素药物或食物所致的外源性性早熟是女孩性早熟常见的原因，有阴道不规则出血，且与乳房发育不相称，详细询问病史及随访便可诊断。男孩出现阴茎增大，伴或不伴阴毛早现，而睾丸体积不增大才应考虑先天性肾上腺皮质增生症、肾上腺肿瘤。单侧睾丸或卵巢增大常为肿瘤所致。女孩先天性肾上腺皮质增生症表现出异性性早熟或假两性畸形。

（4）McCune－Albright 综合征　又称为多发性骨纤维发育不良伴性早熟综合征，除性早熟外，有骨纤维发育不良、皮肤咖啡色素斑；少数患儿可同时伴有甲状腺功能亢进和库欣综合征。性发育顺序与特发性性早熟不同，是先有阴道出血而后才有乳房发育等其他性征表现，血中 FSH、LH 降低，E_2 明显升高。

三、治疗

去除发病原因，补充性腺激素或促进性腺激素的分泌，抑制和减慢性发育和骨骼的成熟，改善成人期的身高，恢复相应年龄应有的心理行为。

1. 一般治疗

对外源性性早熟患儿，停用含有雌激素、非甾体类激素物质的药物、保健品、食物、化妆品。

2. 药物治疗

（1）促性腺激素释放激素类似物（GnRHa）　可通过下降调节，减少垂体促性腺激素的分泌，使雌激素恢复到青春期前水平，延缓骨骺的愈合，改善最终身高。常用药有曲普瑞林（达必佳，达菲林）、布舍瑞林、醋酸亮丙瑞林（抑那通）。曲普瑞林剂量每次 60～80μg/kg，每月 1 次皮下注射。或抑那通每次 100～120μg/kg，每月 1 次肌内注射。布舍瑞林为滴鼻剂。治疗至骨龄接近实际年龄，停药后开始青春期正常发育。GnRHa 无显著不良反应，尽早应用可改善成人的最终身高。

（2）性腺激素　大剂量的性腺激素可反馈性抑制下丘脑－垂体促性腺激素的释放，均用于女孩性早熟。

环丙孕酮每天剂量 70～150mg/m^2，但不能改善最终身高。

甲孕酮（安富黄体酮）每天剂量 10～30mg。有疗效后减量维持。由于不抑制骨龄增长，不能改善最终身高，有肝功能损害，现应用很少。

炔睾醇（达那唑）属雄激素，每天10mg/kg，睡前1次服。同时服用排钠利尿剂，螺内酯每次5～10mg，每天3次。不良反应有皮肤过敏、痤疮、毛发增多，少数人有肝功能损害。

酮康唑应用于男孩特发性性早熟，每天4～12mg/kg，不良反应为肝脏损害。

3. 其他治疗

继发于颅内肿瘤、肾上腺或性腺肿瘤者，宜手术切除和放疗或化疗。男性中枢性性早熟的常见原因是颅内灰结节错构瘤，肿瘤很小，可不手术，用GnRHa治疗。

四、注意事项

1. 病情观察

治疗后3个月内检查血性激素水平，每6个月至1年检查骨龄、身高，观察血性激素水平有无下降，副性征表现有无停止发展，骨龄增加有无延缓或暂停，骨骼发育有无减慢，是否改善最终身高。

2. 医患沟通

GnRHa为进口制剂，价格昂贵，如疗程短则意义不大，疗程至少1年，应事先向家长交代清楚。

3. 经验指导

中枢性、外周性和部分性性早熟中，除了部分性性早熟不比治疗外，其他两种性早熟均须治疗。

第四节

先天性甲状腺功能减退症

甲状腺功能减低症是由于甲状腺激素合成不足所致。本病分为两类：①散发性者系先天性甲状腺发育不良或甲状腺素合成途径中酶缺陷所致；②地方性者多因患儿居住地区水、土和食物中碘缺乏所造成。如不及时治疗，可导致儿童智力障碍、身材矮小、生理功能低下等。两类均可严重影响胎儿中枢神经系统发育和机体代谢。

一、病因与发病机制

甲状腺的主要功能是合成甲状腺素（T_4）和三碘甲状腺原氨酸（T_3）。甲状腺激素的主要原料为碘和酪氨酸。碘离子被摄入甲状腺上皮细胞在甲状腺过氧氢酶的作用下生成为活性碘，再在碘化酶的作用下与酪氨酸结合生成一碘酪氨酸（MIT）和二碘氨酸（DIT），MIT 与 DIT 在缩和酶的作用下生成 T_3、T_4。

甲状腺素加速细胞内氧化过程；促进新陈代谢；促进蛋白质合成，增加酶活性；增进糖的吸收和利用；加速脂肪分解氧化；促进钙、磷在骨质中的合成代谢；促进中枢神经系统的生长发育。因此，当甲状腺功能不足时，可引起代谢障碍、生理功能低下、生长发育迟缓、智能障碍等。先天性甲状腺功能低下的主要原因如下：①甲状腺不发育或发育不全，造成甲状腺部分或全部丧失了分泌功能，绝大多数患儿出生时就存在甲状腺激素缺乏；②可能与体内存在抑制甲状腺细胞生长的免疫球蛋白有关；③甲状腺素合成途径中酶缺陷，这种缺陷可发生在碘的转运氧化、碘与酪氨酸结合，甲状腺蛋白的合成和水解、甲状腺脱碘等各种过程中（为常染色体隐性遗传病）；④促甲状腺激素缺陷；⑤甲状腺或靶器官反应低下者少见；⑥孕母应用抗甲状腺激素及碘缺乏；⑦继发感染致甲状腺功能低下者增多。

二、临床表现

1. 生长发育迟缓，如身体矮小，上身大于下身，头大、囟门大而且闭合迟，出牙延迟等。

2. 智力低下，表情呆滞，对周围事物反应迟钝，动作笨拙，智商低。

3. 特殊面容为面色发黄，面部臃肿，眼距增宽，眼裂小，鼻梁塌平，皮肤粗糙，舌体宽厚、伸于口外，头发稀疏干枯。

4. 生理功能低下，低体温、心率减慢、血压偏低、全身黏液性水肿、腹大脐疝、便秘等。

5. 若为合成甲状腺激素过程中的酶缺陷，可有甲状腺肿大。

三、诊断

1. 诊断要点

（1）*新生儿期甲减*　孕期 >42 周，体重 >4kg，身长较正常 <20% 左右，黄疸持续时间常 >2 周，生后后囟门未闭约 0.5cm×0.5cm。有嗜睡、吸吮无力、呆滞、少哭、便秘、腹胀、体温低、前囟大、脐疝。

（2）*婴儿期甲减*　有特殊面容，面部臃肿、鼻梁扁平、眼距宽、鼻翼宽、唇厚、舌大常伸至口外、头发稀疏。表情淡漠，反应迟钝，少哭不动，皮肤粗糙，手足凉，无汗，动作发育落后，身材矮小，躯干长四肢短小，上身/下身 >1.5。出牙迟，纳呆、腹胀、便秘、大便干燥，心率慢。X 线检查骨龄延迟。

（3）*迟发型甲减*　3~5 岁发病，智力接近正常同龄儿。有身材矮小、手足凉、皮肤粗糙、食欲低下、便秘、表情淡漠、黏液水肿。身高增长 <4cm/年，X 线检查骨龄延迟。

(4) 地方性甲减　包括：①神经性综合征　共济失调、痉挛性瘫痪、聋哑和智能低下，身材正常，甲状腺功能正常或轻度减低；②黏液水肿性综合征　显著的生长发育和性发育落后、黏液水肿、智能低下，可有甲状腺肿大。

(5) 其他　血甲状腺素（T_3、T_4）下降，促甲状腺素（TSH）升高。可有血糖降低，胆固醇、甘油三酯升高，基础代谢率降低。

具有上述第（1）~（4）项之一，同时具有第（5）项，可诊断为先天性甲状腺功能减低症。

2. 鉴别诊断

(1) 先天性巨结肠　生后即便秘、腹胀，并常有脐疝，易与新生儿甲减混肴，但其面容、精神反应和哭声等正常。血 T_4 正常。

(2) 先天愚型　智力、骨骼和动作发育均迟缓，骨龄延迟，易与婴儿期甲减混肴，但有特殊面容，眼距宽，外眼角上斜、鼻梁低，舌伸出口外，皮肤和毛发正常，血 T_4 多数正常，染色体核型多为 21－三倍体。

(3) 佝偻病　虽有动作发育迟缓、生长落后等表现，但智力正常，皮肤正常，无甲减的特殊面容，有佝偻病体征，血生化和骨骼 X 线片可协助诊断，骨龄正常，血 T_4 正常。

(4) 软骨发育不良　智力正常，全身不成比例，四肢粗短，上身长于下身。X 线长骨片可见特征性骨干变短，干骺端扩大，边缘不规则，血 T_4 正常。

(5) 黏多糖病 1 型　智力低下，多毛好动，毛发浓密，浓眉大眼，肝脾大，爪状手。胸部 X 线片可见“飘带肋”，胸腰椎 X 线片胸椎 12、腰椎 1 ~2 的前缘呈鱼或鸟嘴状改变。尿中酸性黏多糖阳性。

四、治疗

早期诊断，早期治疗，终身用药，定期复查，维持甲状腺正常功能。

1. 一般治疗

指导家长做好早期幼儿教育，开发智能，宣传治疗的重要性。饮食中应富于热量、蛋白质、矿物质并注意补充维生素等。

2. 药物治疗

（1）甲状腺激素　是治疗甲低的最有效的药物，须终身用药以维持正常的生理功能。每人甲状腺素的需要量略有不同，用药量可根据临床表现、食欲好转，儿童心率维持在110/min，婴儿140/min左右，腹胀消失，每天1次正常大便，智力进步。同时血TSH浓度正常，血T_4水平应在正常高值。药物过量可致甲亢，长期用药可致消瘦。个别可有过敏反应，宜将药量分多次口服。目前甲状腺激素剂型有以下几种。

左旋甲状腺素钠（L－T_4），首选。每天1～2次口服，新生儿剂量每天10μg/kg，婴儿期6～8μg/kg，儿童5μg/kg，一般从小剂量开始，2～4个月逐渐加至全替代的维持剂量。病情严重的开始量偏小，增加剂量较慢。具体剂量如表9－1。

表9－1　甲状腺制剂治疗剂量表

年龄	开始剂量		维持剂量	
	干甲状腺素片（mg/d）	左旋甲状腺素钠（μg/d）	干甲状腺素片（mg/d）	左旋甲状腺素钠（μg/d）
2月以内	5～10	12.5	10～20	25～30
～6月	10～20	15	20～40	25～50
～1岁	10～30	25	40～60	50～100
～3岁	30～40	25	60～80	75～100
～7岁	60	50	80～140	100～150
～14岁	80	50	120～200	150～200

左旋甲状腺素钠药源困难时可考虑口服干甲状腺素片。较稳定，半衰期6d左右。开始量应小，根据病情逐渐调整剂量，以防因心肌黏液性水肿急剧消退导致心力衰竭出现。干甲状腺素片所含 T_3 及 T_4 量不稳定，故应观察临床疗效及查血 T_4、TSH 以调整剂量至维持量，一般可间隔 5～7d 渐加量一次，每天 1 次或 2 次口服。因长期治疗，故还应随年龄增长不断增加剂量以满足机体需要。

左旋三碘甲状腺酪氨酸钠（$L-T_3$）作用迅速，但作用消失较快，用于紧急甲减危象的治疗。

（2）*维生素类* 维生素 A、维生素 B、维生素 C、维生素 D 等 4 种维生素应长期按临床需要补充，有口炎者应给维生素 B_2。剂量可根据具体情况而定。

（3）*矿物质* 钙片应长期供给用以维持正常生长发育，贫血者应加服铁剂。对家族性甲状腺激素合成障碍、地方性甲减患者应补碘。

五、注意事项

1. 病情观察

治疗后每 2 周查血 T_3、T_4、TSH，剂量调整至维持剂量后，每年每 3 个月复查 1 次，第 3 年内每 6 个月复查 1 次，此后每年复查 1 次。

2. 医患沟通

向家长交代尽早治疗与终身服药的重要性。如家长认为治疗后患儿表现正常而自行停药，会再出现甲减症状。治疗中定期复查，当 T_4、TSH 恢复正常后，每 3 个月门诊随访 1 次，2 岁以后每 6 个月门诊随访 1 次。每次随访时检查 T_4、TSH，X 线摄片检查骨龄，记录身高、体重、智商测定情况。如生长发育仍落后，提示药物用量不足；向家长交代治疗药物过量的反应。如有多汗、烦躁不安等，提示药物用量过大。根据临床表现与实验室检查结果调整药量。

3. 经验指导

先天性甲状腺功能减低症患儿的预后取决于治疗的早晚，生后3个月内治疗者，90%智力可达正常，治疗较晚者，多数遗留一定程度的智力低下。

第五节 甲状腺功能亢进症

甲状腺功能亢进症简称甲亢，是一组由于甲状腺激素分泌过多所致的表现为甲状腺肿大及基础代谢率增高的内分泌疾病。本病中弥漫性毒性甲状腺肿（Graves 病）占95%，其他少数患儿是由一些罕见疾病造成的，如毒性单结节甲状腺肿（Plummer 病）、甲亢性甲状腺癌、亚急性甲状腺炎、慢性淋巴细胞性甲状腺炎、碘甲亢、医源性甲亢、伴发 Mc-Cune－Albright 综合征的自主性甲状腺瘤、TSH 增高型甲亢、新生儿甲亢等。Graves 病属于自身免疫性疾病，其在体内产生了针对甲状腺细胞膜上的 TSH 受体刺激性抗体（TRSAb）、TSH 受体阻断性抗体（TRBAb），导致甲状腺广泛增生，产生过多的甲状腺激素，引起体内分解代谢亢进及交感神经兴奋的表现。Graves 病有家族发病倾向，感染、精神刺激和情绪紧张等为诱发因素。多见于10～14岁儿童，女性多见，常有家族史。

一、临床表现

可发生于儿童的任何年龄，女孩多见。多数起病缓慢，先有情绪的改变，脾气急躁，易激惹，易哭闹，多动，注意力分散，学习成绩下降；继而出现多食、消瘦、心悸、多汗、畏热、疲乏、腹泻等症状；以及甲状腺肿大，听诊可有血管杂音，眼球突出，眼睑后缩，双眼炯炯有神，或眼球运动障碍，心率快，有心脏杂音，部分患儿心脏扩大，脉压差增大，手指及舌震颤等。

二、诊断

1. 诊断依据

（1）多为学龄儿童，以多言、多动、急躁、易激惹、记忆力差、睡眠差及情绪改变为初起症状，可有食欲亢进、多食、消瘦、多汗、怕热、低热、心悸、大便次数增加、睡眠障碍、疲乏等。心尖部可闻及收缩期杂音，脉压差大、伸臂时手指常震颤。基础代谢率（BMR）增加 >15%。

（2）甲状腺大，双侧对称，质地较软，表面光滑，可随吞咽动作上下移动，可扪及震颤或听到血管杂音。结节性肿大者则扪及大小不一、质硬、单个或多个结节。甲状腺 B 超或扫描可了解其大小、性质。

（3）突眼可为一侧或两侧，亦可无突眼。骨龄可超过正常。

（4）血 T_3、T_4、FT_3、FT_4 增高，TSH <4mU/L，TRSAb 阳性，甲状腺球蛋白抗体（TGAb）可阳性，但效价低。钠碘转运体抗体（NIS - Ab）阳性。促甲状腺素释放激素（TRH）激发试验 TSH 不升高。

具有上述第（1）、（2）、（4）项，伴或不伴第（3）项，可诊断为 Graves 病。

2. 分型诊断

（1）轻型　BMR 增加 15% ~30%，心率 <100/min。

（2）中型　BMR 增加 30% ~60%，心率 100 ~120/min。

（3）重型　BMR 增加 >60%，心率 >120/min。

3. 鉴别诊断

（1）单纯性甲状腺肿　又称青春期甲状腺肿，多发生在青春期，心率正常，无明显临床症状，甲状腺功能正常。

（2）慢性淋巴细胞性甲状腺炎　多数甲状腺功能减低或

正常，少数表现为甲亢，检测血甲状腺球蛋白抗体（TGAb）及甲状腺微粒体抗体（TMAb）、抗甲状腺过氧化物酶抗体（TPOAb）显著并持久增高。钠碘转运体抗体（NIS－Ab）、TRSAb 阴性。

(3) 甲状腺肿性甲减　为家族性酶缺陷所致继发性甲减，有遗传家族史，伴甲减表现，基础代谢率低、血 T_4 减低、TSH 增高。

(4) 甲状腺囊肿或肿瘤　局部可扪及肿块，扫描及超声波检查可协助明确肿块性质。

(5) 心肌炎或心脏病　有心动过速、心悸，无甲状腺肿大，甲状腺功能正常。

(6) 其他原因造成的突眼　眼部肿瘤，球后蜂窝组织炎，绿色瘤、黄色瘤、神经母细胞瘤等，甲状腺功能正常。

三、治疗

口服抗甲状腺药为主，结合放射性 ^{131}I 治疗、手术切除及中医药综合治疗。

1. 一般治疗

发病期应减少活动，注意休息，急性期更应尽可能卧床休息，必要时休学半年至1年，恢复上学后也应避免剧烈活动，避免过度劳累及外来的精神刺激和压力。饮食予以高热量、高蛋白、高维生素，富含糖类及低碘的饮食。

2. 药物治疗

抗甲状腺药物是治疗甲亢的首选治疗方法。

(1) 药物的种类　抗甲状腺药物有硫脲类和异吡唑类两类。硫脲类，主要有甲基硫氧嘧啶和丙基硫氧嘧啶；异吡唑类，主要有甲巯咪唑（他巴唑）和卡比马唑（甲亢平）。以上药物均有使甲状腺素合成减少的作用。

(2) 常用药物　儿科多用他巴唑，剂量每天1～2mg/kg，分3次口服。或丙基硫氧嘧啶，每天5～10mg/kg，每天分3

次口服。一般用药4～6周后才显效果，若用药1～3个月后临床症状明显减轻，甲状腺功能恢复正常，药物可逐渐减量，观察2～4周，如病情仍较稳定，可继续逐渐减至维持量。

（3）*用药时间* 应用抗甲状腺药物的过程中除了保持甲状腺功能正常外，有条件者还应监测血中的TRSAb，待其转阴后再停药，一般用药总疗程为2～3年，青春期可适当延长用药时间，时间长者可达6年。随访3年无复发者为治愈。

（4）*药物不良反应* 此类药物的不良反应很少，一般仅为皮疹、关节痛、粒细胞减少、药物热等，偶可发生关节炎、肝肾损害、粒细胞缺乏症、颈淋巴结肿、再生障碍性贫血等。当白细胞 $<3\times10^9/L$ 时应停药，严重者可应用粒细胞集落刺激因子治疗。有皮疹可服用抗过敏药物。

应用抗甲状腺药物治疗的同时可根据具体情况加服以下药物：①普耐洛尔（心得安） 可减轻心动过速、多汗、震颤等症状，并能抑制 T_4 在周围组织转变为 T_3，对减轻病情有效，剂量为每天10mg/kg（0.5～2mg/kg），分3次口服，6～8周后心率正常可逐渐减停，有哮喘、心脏传导阻滞者禁用；②泼尼松 突眼严重者，早期可加服泼尼松，每天1mg/kg，口服1～2月，同时口服氯化钾，最初应每个月复查血 T_3、T_4 及白细胞，3个月后可改为2～3个月复查1次；③甲状腺激素 在治疗过程中常会出现甲状腺肿大更明显，或出现甲减，此时应加服甲状腺片每天40～80mg，并酌情减少他巴唑用量；④其他 还可加服B族维生素及（或）利血平等药物。

3. 其他治疗

（1）*手术治疗* 药物无效时可考虑手术治疗，但儿科应用较少，常给予甲状腺次全切除术，近来还有介入栓塞治疗。

适应证：①药物过敏；②甲状腺肿瘤；③白细胞 $<3\times10^9/L$；④甲状腺明显肿大影响呼吸及结节性甲状腺肿致甲亢，服药后不缩小，或服药后复发不愈者。介入栓塞治疗用于巨大甲状腺，服药后不缩小者，或服药后复发并不宜手术疗法者。

术前准备是甲状腺手术能否成功的关键。服用抗甲状腺药物1~3个月是甲状腺功能恢复正常的基础，术前口服复方碘溶液，每天5滴，连用1~2周可防止术中出血，或口服普萘洛尔1~2mg/kg，每6h给药1次，自术前4d起至术后7d。

术后并发症主要为甲状腺功能减低，发生率在80%左右，可采用甲状腺替代疗法予以治疗，少数还可出现暂时性或永久性甲状旁腺功能减低。

（2）放射性^{131}I治疗　儿童极少应用，仅在满17岁以后才考虑此法治疗。一般在采用放射性^{131}I治疗前常口服抗甲状腺药物1~2周，但也可开始即采用此法治疗。不良反应有恶心、呕吐、放射性甲状腺炎及甲状腺结节等。并发症最常见的为甲减，包括一过性和永久性。

（3）新生儿甲亢的治疗　轻者可不用药。症状明显的可用丙基硫氧嘧啶5~10mg，每8h给药1次口服，连用1~2周；重者加服普萘洛尔每天2mg/kg，加强对症处理。

（4）甲亢危象的治疗　甲亢危象常表现为高热、脉速、烦躁不安、大量出汗、吐泻，严重者还表现为休克。防治感染和手术前充分准备是预防甲状腺危象发生的关键，一旦出现应紧急抢救。

保证水、电解质和酸碱的平衡，应用等张含钠液等补充血容量，应用氢化可的松5~8mg/kg加入10%葡萄糖溶液中稀释后静脉滴注，每天1~2次，待病情稳定后逐渐减量。必要时可开辟两条静脉通路。

对症处理，给予吸氧、去除诱因，积极应用有效抗生素控制感染，应用物理或药物方法退热镇静，忌用阿司匹林。必要时洋地黄控制心力衰竭。

抑制甲状腺素的合成，口服丙基硫氧嘧啶，每次3mg/kg，每6~8h给药1次；或甲巯咪唑，每次1mg/kg，每8h给药1次。

抑制甲状腺中的甲状腺素向血中释放，给予大量碘剂口服，复方碘溶液每次1~5滴，每6~8h给药1次；严重时还可将碘化钠0.25g加入葡萄糖生理盐水内静脉滴注，用碘前1h加服丙基硫氧嘧啶100~150mg，每6h服用1次，能使T_4在周围组织内转化为T_3减少，治疗危重情况效果较好。

不降低儿茶酚胺反应，降低周围组织对甲状腺激素的反应，给予普萘洛尔每次1mg/kg口服，每6~8h给药1次；或每次0.1~0.3mg/kg（每次最大量5mg）缓慢静脉注射。

四、注意事项

1. 病情观察

注意有无药物引起的白细胞减少。少数人尤其是原有肝、胆疾病的患儿在治疗中可出现肝功能损害，因此治疗中应每1~3个月检查肝功能。

2. 医患沟通

向家长交代本病是一种慢性病，至少需要服药2~3年，长者可达6年。如中途自行停药，又会出现甲亢表现。

3. 经验指导

新生儿甲状腺功能亢进症多数为暂时性的，母亲有甲状腺功能亢进症病史。轻者无需治疗，重者表现极度不安、易激惹、易饥饿、突眼，心动过速，呼吸急促，严重者可出现心力衰竭，血清T_4水平明显增高。

第六节

糖尿病

小儿糖尿病是一种能量代谢疾病，主要是体内胰岛素绝对不足、胰岛素功能障碍或胰岛素拮抗激素增多引起的糖、脂肪和蛋白质代谢紊乱综合征。儿童糖尿病绝大多数为1型糖尿病，即胰岛素依赖型。临床上表现为多饮、多食、消瘦、乏力等，少数患儿可以脱水，昏迷、酮症酸中毒为首发表现。本文主要讨论1型糖尿病。

一、病因与发病机制

病因不明，目前认为是一种自身免疫性疾病，发病与遗传、病毒感染、环境因素等有关。由于某些HLA型赋予了机体对自身免疫性疾病的易感性，病毒感染或其他因子触发易感者，使其产生由细胞和体液免疫都参与的自身免疫过程，最终破坏了胰岛β细胞，使β细胞分泌胰岛素的功能衰竭。病理变化为有功能的胰岛β细胞数量明显减少，胰岛呈现纤维化和萎缩，且有大量淋巴细胞浸润。

二、临床表现

1. 多急性起病，“三多一少”是其典型症状，即多饮、多尿、多食易饥、体重减轻。年幼儿在自己能控制小便后又出现遗尿。

2. 少数起病较缓，表现为精神委靡、消瘦较快、视力减弱，似成年起病者。

3. 20% ~30%的患儿以酮症酸中毒为首发症状，年龄越小酮症酸中毒发生率越高。开始表现为起病急，厌食，恶心，呕吐，腹痛，周身痛。继后迅速出现脱水和酸中毒征象，包括皮肤黏膜干燥，口唇樱红，囟门、眼窝凹陷，泪少，脉搏细速，血压下降，体温不升，呼吸深长，节律不整，呼气带有酮味。最后出现嗜睡，淡漠，甚至昏迷、休克状态。

4. 糖尿病患儿易发生各种感染，感染又使糖尿病加重，诱发酮症酸中毒。

三、诊断

1. 诊断依据

（1）空腹血糖≥7.0mmol/L，并有多饮、多尿、多食、消瘦表现。

（2）随机血糖≥11.1mmol/L。

（3）糖耐量试验中2h血糖≥11.1mmol/L。

（4）排除继发性糖尿病。

（5）血浆C肽、胰岛素明显降低。血胰岛细胞自身抗体阳性。

具有上述第（1）~（3）项之一，可诊断为糖尿病，同时具有第（4）项，可诊断为原发性糖尿病，同时具有第（5）项，可诊断为1型糖尿病。

2. 酮症酸中毒诊断标准（2001年中华儿科学会内分泌遗传代谢组制定）

（1）血糖常>16.8mmol/L（300mg/dl）。

（2）血pH值<7.3，HCO_3^-<15mmol/L。

（3）阴离子间隙［$AG = (K^+ + Na^+) - (Cl^- + HCO_3^-)$］升高，AG正常值8~16。

（4）血酮体>5mmol/L，尿酮体、尿糖阳性。

3. 鉴别诊断

（1）婴儿暂时性糖尿病　与胰岛β细胞发育不全有关，多数在生后6周内发病，表现为发热、呕吐、脱水等症状，血糖增高，尿糖和酮体阳性，持续数周，经补液或给予少量胰岛素即可恢复。

(2) 其他还原糖尿症　尿中果糖、乳糖等均可使班替试液呈色而尿糖阳性，但无多饮、多尿、多食，血糖正常。

(3) 非糖尿病性糖尿症　主要是肾脏排泄葡萄糖功能异常所致。如范可尼综合征、肾小管酸中毒、胱氨酸尿症或重症重金属中毒等，可发生糖尿，但血糖正常。

(4) 继发性糖尿病　如库欣综合征、甲状腺功能亢进症等，有相应临床表现与实验室检查异常。

(5) 尿毒症　糖尿病患儿发生酮症酸中毒昏迷时应与尿毒症鉴别，后者有肾脏病史与肾功能损害，血糖正常。

四、治疗

采取综合治疗措施，在计划控制饮食、运动治疗的基础上，应用胰岛素治疗、加强教育和精神支持，注意糖尿病监测，防治酮症酸中毒等并发症，保证患儿正常发育。

1. 一般治疗

(1) 计划饮食　是糖尿病的治疗基础，以维持正常血糖、满足生长发育和日常活动需要及控制理想体重为目标，在适当限制的原则下灵活掌握。

每天热卡总需要 = ［4 184 + 年龄 × （290 ~420）］ kJ，或 = ［1 000 + 年龄 × （70 ~100）］ kcal。对年龄小、较瘦儿童，或年长儿、活动量大的患儿可适当增加：①<3 岁儿童每岁 418.4kJ （100kcal）；②年龄大、偏胖，尤其是青春期女孩适当减少，可每岁增加 209.2 ~251.1kJ （50 ~60kcal）。此外，还要考虑患儿的体重和食欲等情况。

热量分配为碳水化合物占 50% ~55%，蛋白质占15% ~20%，脂肪占 25% ~30%。蛋白质在 3 岁以下儿童应适当增多。食物选择中碳水化合物以含纤维素高的玉米、糙米等粗粮为主，蛋白质以动物蛋白质为主，脂肪以含多价不饱和脂肪酸的植物油为主，每天还应摄入足够含糖量较少的蔬菜或含纤维素较多的食物。每天进餐应定时，全日热量分为三餐，分别为早餐为全量的1/5、午餐为2/5、晚餐为2/5，每餐中留少量（5%）食物做餐间点心。

（2）运动治疗　糖尿病患儿在血糖得到控制后适当保持体力活动，运动时间以进餐1h后，2~3h为宜。不主张空腹运动，运动时应注意调整好胰岛素的用量，以免造成低血糖的危险。

2. 胰岛素治疗

根据胰岛素产品的作用快慢和持续时间的长短，可分为短效的普通胰岛素（RI）、中效的珠蛋白胰岛素（NPH）和长效的鱼精蛋白锌胰岛素（PZI）。

（1）胰岛素的用法　初治阶段普通胰岛素（RI）治疗。1型糖尿病患儿一般开始先用RI治疗。新确诊患儿，RI剂量为每天0.5~1U/kg。年龄<3岁者，从每天0.25U/kg开始；3~5岁者，从每天0.5U/kg开始；>5岁者，从每天1U/kg开始；已用胰岛素治疗者，从每天0.7U/kg开始，分3~4次，在进餐前20~30min皮下注射。空腹血浆C肽过低及病程较长者，早餐前用量偏大，中、晚餐前用量可相等。

初始阶段RI+NPH混合胰岛素治疗。新确诊患者RI与NPH之比为1:1，空腹血浆C肽不太低者为1:2，其他患者RI与NPH之比为1:3。每天2次，餐前30min皮下注射。早餐前用量占2/3，晚餐前用量占1/3。如中餐前血糖经常>11.lmmol/L，可在中餐前加用小量RI，每次2~4U。

初始阶段RI+PZI混合胰岛素治疗用于病程较长、使用胰岛素剂量较多及需要长效胰岛素提供胰岛素基础量的患儿。可在RI每天注射3~4次的基础上，在早餐前或晚餐前的RI中加入PZI混合注射，RI:PZI>3:1，PZI每天用量<0.3U/kg。应用混合胰岛素时，应先抽取RI后再抽取HRI和PZI，每次尽量用同一型号的注射器，注射部位选在大腿、上臂和腹壁等处，按顺序轮番注射，1个月内同一部位不应

注射2次，两针间距离应在2cm左右，以防长期应用引起局部皮肤组织萎缩，影响吸收。

调整阶段的治疗应根据血糖、尿糖及患者对胰岛素的敏感性调整胰岛素用量。病情重、年龄大、病程长的胰岛素用量大，在感染、外伤、手术者用量大，存在胰岛素抗体者用量大。通常根据尿糖来调整胰岛素用量。将每天小便分为四段尿、四次尿分别测定尿糖，分法如下：①四段尿　第一段尿在上午7～11时，第二段尿在上午11时至下午5时，第三段尿在下午5～9时，第四段尿在晚9时至次晨7时；②四次尿　早、中、晚餐前半小时及睡前半小时排空膀胱，在此后半小时中留取的尿，分别称为早餐前次尿、中餐前次尿、晚餐前次尿、睡前次尿。

普通胰岛素调整：①早餐前用量　参照第一段尿及中餐前次尿的尿糖进行调整；②中餐前用量　参照第二段尿及晚餐前次尿的尿糖进行调整；③晚餐前用量　参照第三段尿及睡前次尿的尿糖进行调整；④睡前用量　参照第四段尿及次晨的早餐前次尿的尿糖进行调整。

早餐前与晚餐前RI用量调整同上述，早餐前NPH用量参照第二段尿及晚餐前次尿的尿糖进行调整。晚餐前NPH用量参照第四段尿及次晨的早餐前次尿的尿糖进行调整。

胰岛素的剂量还与饮食和运动有关，另外，当患者发生感染、发热、创伤等应激情况，或情绪激惹甚至天气变化均可引起血糖的变化。因此，患者在用胰岛素治疗的过程中，应定期监测血糖的变化，及时发现和寻找血糖发生变化的原因，调节胰岛素用量。每次胰岛素的增加或减少一般不超过每天2U。

维持阶段可用中效、短效或长效、短效胰岛素混合，目前多主张多次、多成分皮下注射胰岛素（强化胰岛素治疗），剂量早晨3/5，晚餐前2/5或早、中、晚（2/5、1/5、2/5）分3次注射。

（2）胰岛素注射笔　普通胰岛素注射器经过改良，设计出了胰岛素注射笔，用药方便，皮肤损伤少，可有效减轻患儿的精神压力。注射用的笔芯为普通胰岛素和长效或中效胰岛素的混合制剂，成分不同笔芯的型号不同。当普通注射器改为胰岛素注射笔时，胰岛素的用量应减少15%～20%。

（3）胰岛素泵　先调整好剂量，基础胰岛素量RI每分钟的注射量由胰岛素泵自动注射，于每餐前再加注小量RI。用胰岛素泵前应先将血糖降至理想状态，开始用胰岛素泵时胰岛素的用量为平时用量的80%。将其中的40%做为基础量，早餐前为20%，午餐和晚餐分别为15%和10%，余5%用于睡前加餐，具体用药根据每个患者的需要具体安排。应在餐前20min给予餐时加量的胰岛素。开始用胰岛素泵必须查三餐前和睡前加餐前及凌晨3～4点钟的血糖和早7点的血糖，以便及时发现Somogyi现象或黎明现象。使用胰岛素泵可以较好的控制血糖在接近正常的水平，控制糖尿病的发展，但要求患儿必须能够自己较好的掌握使用方法和调整剂量，并且能按时测血糖。年龄较小的儿童发生低血糖的机会增多，应严密观察。一般10岁以下患儿不宜用胰岛素泵。

（4）胰岛素治疗中的注意事项　胰岛素过量常导致低血糖的发生，主要原因有胰岛素治疗中胰岛素用量过大，或在注射胰岛素后未能及时进餐，或餐前运动量过大等。严重的低血糖非常危险，可危及生命。低血糖时由于胰岛素拮抗激素分泌增多，使血糖上升，常会出现低－高血糖反应（Somogyi现象），多发生在凌晨3～4点钟，如未及时诊断，因日间表现为高血糖而盲目增加胰岛素用量，可造成恶性循环。

胰岛素不足若发生于夜间，在清晨5～9点钟常表现为血糖和尿糖的增高，即黎明现象，可加大晚间注射的剂量或将NPH注射的时间推后。持久的高血糖可造成高血脂，并容易发生酮症酸中毒。

若患儿无酮症酸中毒时，每天胰岛素的用量仍超过

2U/kg，但血糖仍不能控制者，除外 Somogyi 现象后考虑为胰岛素耐药，应更换更纯的基因重组胰岛素。

3. 糖尿病酮症酸中毒（DKA）的治疗

DKA 较危重，可造成死亡，故一经确诊，应积极救治，开放 2 条静脉通道，针对高血糖、脱水、酸中毒、电解质紊乱及可能存在的感染进行综合治疗。

(1) 液体疗法（第一条液路主要用于补液、抗感染、纠正电解质紊乱等） DKA 时由于细胞外液容量的减少，患儿常有脱水的表现，补液时首先需估计脱水的程度，轻度 60～80ml/kg，中度 80～100ml/kg，重度 100～120ml/kg，多数属等渗性中度脱水。输液开始第 1 小时内快速静脉滴注生理盐水 20ml/kg，以纠正血容量不足、改善血循环和肾功能。之后在第 2～3 小时，根据血钠应用 0.9% 或 0.45% 氯化钠溶液以 10ml/kg 继续静脉滴注。要求在治疗的首个 8h 内补足累积损失量的一半，一般为 50ml/kg；在此后的 16h 内补充剩余累计损失量的一半，一般给予 1/4～1/2 等渗液体，速度按10～20ml/（kg·h）给予。具体病例可根据继续丢失量及患儿补液后改善情况灵活调整。

见尿后补钾 3～6mmol/（kg·d），浓度不宜过高，一般为 0.3%，定期监测血钾浓度，若心电图呈现 T 波高尖考虑为高血钾，若 T 波低平，U 波出现考虑为低血钾。若输入 40ml/kg 液体后仍不排尿，患儿可能处于肾脏无尿或高渗状态，以后输液应小心。血钾补充不宜过急，钾应在输液过程中持续补入。

(2) 纠正酸中毒 此时的纠酸一般不常规应用碳酸氢钠溶液，以防造成脑细胞酸中毒和高钠血症，仅在 pH 值 < 7.1，HCO_3^- < 12mmol/L 时，开始应用 1.4% $NaHCO_3$ 溶液 2mmol/kg，或按公式计算，碳酸氢钠补充量 =（15 - 所测 HCO_3^-）×体重（kg）×0.6。开始先给半量，在 1～2h 输入以防加重高渗状态，以及防止引起心律紊乱。之后再测血

pH 值，如果 pH 值仍 <7.1 应继续补充。当血 pH 值≥7.2 时停用。

(3) 胰岛素治疗（第二条液路主要用于控制血糖、消除酮症）一般主张立即静脉给予正规胰岛素（RI），以 0.9% 氯化钠溶液稀释，利用输液泵控制泵速（RI）0.1U/（kg·h）。将 20U 胰岛素加入 200ml 生理盐水中（0.1U/ml），按 1ml/（kg·h）速度输入。每1 ~2h 监测血糖 1 次，根据血糖下降速度调整输液速度，血糖下降速度以 4.2（3.9 ~6.1）mmol/（L·h）为宜。注意婴幼儿对胰岛素敏感，<3 岁的患儿可适当减慢速度以每小时 0.5U/kg 开始。

当血糖降至 10 ~13.9mmol/L，若患儿完全清醒能进食，且血糖稳定时，先给予正规胰岛素 0.2 ~0.25U/kg 皮下注射，半小时后停用静脉胰岛素。此后每次进食前 20 ~30min 给予普通胰岛素 0.25 ~0.5U/kg 皮下注射，每 4 ~6h 给药 1 次（同前胰岛素治疗）。若患儿仍不能进食或合并严重感染时，静脉胰岛素应继续输入，并静脉滴注 5% 葡萄糖液，其按每输入 5g 葡萄糖加 2U 胰岛素的比例给予胰岛素。

酮症酸中毒急性期过后，患儿开始进餐时，胰岛素应在进餐前 30min 皮下注射，第 1 天的胰岛素用量按 0.5U/kg 计算，分 3 ~4 次注射，然后可根据血糖监测调整胰岛素剂量。

血糖是判定 DKA 治疗效果和调整胰岛素用量的重要指标。在治疗早期首个 12h 内，应每 2h 监测 1 次血糖，之后的 24h 内每 4h 监测 1 次。

(4) 对症治疗　若糖尿病酮症酸中毒的同时有感染时应给予有效抗生素治疗。如有脑水肿发生时，应立即在 30min 内快速输入 20% 甘露醇 2.5 ~5ml/kg，4h 后可重复 1 次，以防止颅内高压。昏迷患儿应行气管插管、辅助呼吸，并注意清理呼吸道分泌物。

五、注意事项

1. 病情观察

观察患儿血糖、尿糖、血脂、糖化血红蛋白。

2. 医患沟通

本病须终身饮食控制和注射胰岛素，给患儿和家长带来精神烦恼，因此，医务人员必须详细介绍有关知识，帮助树立信心，坚持规律生活和治疗，同时加强管理，定期随访。

3. 经验指导

儿童1型糖尿病发生高渗性非酮症性昏迷很少见。多数是在神经系统疾病的基础上患糖尿病时发生高渗性昏迷。这时血糖、血钠升高，血浆渗透压 > 310mmol/L，有脱水与昏迷，但血、尿酮体无明显升高，无酸中毒。有时1型糖尿病患者由于严重脱水而使血浆渗透压 > 310mmol/L，血、尿酮体无明显升高，亦无昏迷，可诊断为糖尿病高渗状态。

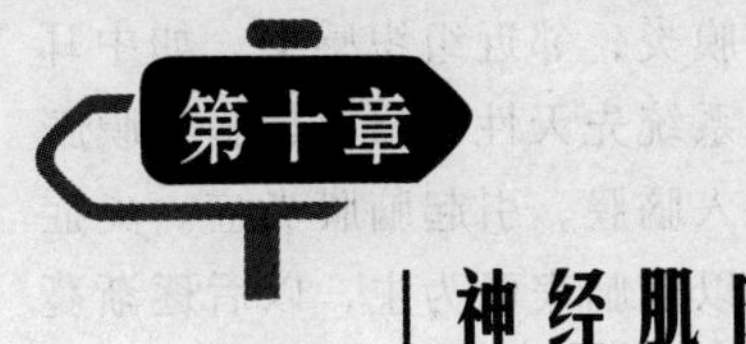

第十章 神经肌肉系统疾病

第一节 化脓性脑膜炎

化脓性脑膜炎是由化脓菌感染引起的急性脑膜炎症，以发热、头痛、呕吐、脑膜刺激征、脑脊液呈化脓性改变为特征。任何年龄均可发病，但多见于婴幼儿，诊治不及时者后遗症严重，死亡率极高。

一、病因与发病机制

多种细菌导致化脓性脑膜炎。流感嗜血杆菌、脑膜炎奈瑟球菌和肺炎球菌是最为常见的病原菌。不同年龄小儿致病菌也有不同，新生儿以B组链球菌、肠道革兰阴性菌（大肠埃希菌、肺炎克雷白菌等）和单核细胞增多性李斯特菌最为常见；在5岁以下小儿中流感嗜血杆菌B型、脑膜炎奈瑟球菌和肺炎链球菌至少占75%；流感嗜血杆菌为1个月至4岁小儿最为常见的病原菌；在年长儿则主要以肺炎链球菌和脑膜炎奈瑟球菌为主。化脓性脑膜炎的发生通常是细菌通过以下几个途径进入脑膜。

1. 血行感染

细菌从呼吸道侵入者最多，也可经皮肤、黏膜或新生儿脐部伤口侵入，然后经血液循环并通过血－脑屏障到达脑膜。

2. 直接扩散感染

可从颅外直接扩散引起脑膜炎，邻近组织感染，如中耳炎、乳突炎或头部创伤或神经系统先天性缺损，如脑脊膜膨出、皮肤窦道，细菌可直接侵入脑膜，引起脑膜炎症。炎症可遍及软脑膜及蛛网膜，病初以大脑表面为主，以后逐渐蔓延脑底及脊髓，蛛网膜下腔充满脓性分泌物。

二、临床表现

起病急，偶而初起症状轻，经 1 ~ 3d 才出现典型症状。表现为发热，呕吐，嗜睡，谵妄，惊厥，昏迷，面色发灰，双目凝视，感觉过敏，烦躁不安，尖叫，颈强直，头后仰，前囟饱满或膨隆，克氏征、布氏征阳性。2 岁以上小儿常诉头痛，意识障碍较明显。也可伴有脱水、酸中毒。在体格检查时还应注意发现感染灶，如肺炎、中耳炎、鼻窦炎、颅脑外伤、皮肤脓肿和脓毒症等。

三、诊断

1. 诊断要点

(1) 婴儿有凝视、尖叫、前囟饱满、颅缝增宽、抽搐。幼儿有发热、头痛、呕吐，可有惊厥、昏迷，出现脑疝体征。体检有颈抵抗，巴宾斯基征和凯尔尼格征阳性。

(2) 部分患儿可有Ⅱ、Ⅲ、Ⅵ、Ⅶ、Ⅷ脑神经受累表现或肢体瘫痪。如有颅内脓肿、硬膜下积液、脑积水、静脉窦栓塞等并发症，可有视神经乳头水肿。

(3) 外周血白细胞明显增多，中性粒细胞明显增高。严重者有时可不增多。

(4) 脑脊液中白细胞明显增多，常 $>500\times10^6$/L，中性粒细胞占优势，潘氏试验阳性，早期脑脊液白细胞可不增多，但是均有蛋白质含量明显增高，葡萄糖减少。

(5) 脑脊液涂片或培养找到细菌，或免疫学检查有细菌抗原，或分子生物学检查发现细菌核酸。

(6) 排除结核性脑膜炎、病毒性脑膜炎、真菌性脑膜炎等。

具有上述第 (1)、(4)、(6) 项，伴或不伴第 (2)、(3) 项，可临床诊断为化脓性脑膜炎，如同时具有第 (5) 项则可做病原学确诊。

2. 鉴别诊断

(1) 病毒性脑膜炎　具有一般脑膜炎特征，感染中毒症状不重。脑脊液外观清亮，细胞数多在 $150 \times 10^6/L$ 以下，以淋巴细胞为主，糖及氯化物定量正常，蛋白含量正常或稍高，细菌学检查阴性。

(2) 结核性脑膜炎　多数起病缓慢，常有结核接触史及其他部位结核病灶。脑脊液外观呈毛玻璃状，细胞数多在 $500 \times 10^6/L$ 以下，以淋巴细胞为主，糖氯化物含量减少，蛋白含量增高，抗酸染色可找到结核杆菌。

(3) 脑膜炎双球菌脑膜炎　属于我国法定传染病，具有流行性。本病多在冬春季发生，皮肤多有出血点或瘀斑，临床必须依靠细菌学检查确定诊断。

四、治疗

加强护理，选用敏感且易透过血脑屏障的抗生素抗感染治疗，对症处理，防治并发症。

1. 一般治疗

卧床休息，加强营养，保证热量的供应，维持水、电解质平衡。密切监测呼吸、心率、意识、瞳孔等各生命体征的变化。

2. 药物治疗

(1) 抗生素治疗　用药原则：①尽早采用抗生素静脉注射治疗；②选用可穿透血脑屏障、脑脊液中浓度高的抗生素；③脑脊液细菌培养阳性时，根据药敏试验选用抗生素；

④分次用药，以维持有效的药物浓度；⑤足量、足疗程。

病原菌不明，包括初次诊断病原不明的患儿，或院外治疗不规则者，应选用对肺炎链球菌、脑膜炎球菌和流感嗜血杆菌3种常见病原体有效的广谱抗生素：①青霉素+氯霉素疗法　青霉素每天400～800kU/kg，分4次静脉快速滴注，氯霉素每天50～100mg/kg，每天1次，疗程为2～3周，应用氯霉素应注意不良反应，如灰婴综合征和骨髓抑制；②头孢菌素类　常用三代头孢，如头孢曲松每天100mg/kg，分2次静脉滴注，每12h给药1次，疗程为2～3周，原则是全疗程抗生素剂量不减，或头孢噻肟200mg/kg，分2～3次静脉滴注，疗程同上，疗效不理想时可联合应用万古霉素每天40mg/kg静脉滴注。

病原菌明确后应根据药敏结果选用有效的抗生素治疗：①肺炎链球菌　因现有半数以上的肺炎链球菌对青霉素耐药，故用药仍按病原未明时选药，仅在药敏提示青霉素敏感时应用青霉素，每天200～400kU/kg，或氨苄西林每天300mg/kg，均分4次静脉滴注；②流感嗜血杆菌　敏感者选用氨苄西林每天300mg/kg静脉滴注，耐药者可用三代头孢，用法同前，或氯霉素每天50～100mg/kg，分次静脉滴注；③大肠杆菌　可用氨苄西林、第三代头孢，用法同前，或用庆大霉素每天5～7kU/kg，或妥布霉素每天3～5mg/kg，或丁胺卡那霉素每天15mg/kg，均分3次静脉滴注，也可用氯霉素，用法同前；④金黄色葡萄球菌　苯唑西林或乙氧萘青霉素每天300mg/kg，分4次静脉滴注，或万古霉素每天40mg/kg，或利福平每天10～25mg/kg静脉滴注；⑤链球菌　青霉素每天400kU/kg，分4次静脉滴注。

鞘内注射及脑室内用药如表10－1。

表 10－1　鞘内及脑室内注射药物剂量表

药名	每次剂量	适应证
苯唑西林	50mg	葡萄球菌脑膜炎
庆大霉素	1～3kU	大肠杆菌、绿脓杆菌脑膜炎
丁胺卡那霉素	5～20mg	大肠杆菌、绿脓杆菌、变形杆菌、产气杆菌、肺炎杆菌、金葡菌脑膜炎
羧苄西林	10～40mg	绿脓杆菌脑膜炎
青霉素	5～20kU	肺炎链球菌、链球菌脑室膜炎(脑室注药)
氨苄西林	50～100mg	流感杆菌、大肠杆菌脑室膜炎(同上)
杆菌肽	0.5～3kU	金黄色葡萄球菌脑膜炎
多黏菌素 B	10～30kU	大肠杆菌脑膜炎

关于抗生素用药疗程，通常建议流感嗜血杆菌脑膜炎、肺炎链球菌脑膜炎静脉用药疗程为 10～14d；脑膜炎球菌者为 7d，金黄色葡萄球菌、肠道革兰阴性杆菌及耐药的肺炎链球菌脑膜炎疗程宜在 21d 以上。若有并发症，疗程适当延长。

停药指征为用足疗程后症状消失、热退 1 周以上，脑脊液细胞数 $<20\times10^6$/L，且细胞分类正常，蛋白及糖量恢复正常。一般达到以上标准，少则 8～10d，多则 1 月以上，平均 2～3 周。

(2) *糖皮质激素治疗*　抗生素开始治疗的同时应用糖皮质激素可抑制炎性因子，减轻脑水肿和降颅压。常用地塞米松每天 0.4～0.6mg/kg，连用 3～5d。

3. 其他治疗

(1) *对症治疗*　频繁惊厥须及时予以控制，以免发生脑缺氧及呼吸衰竭。除用脱水药降低颅压、常规补钙外，对症治疗常采用地西泮、水合氯醛、副醛、苯巴比妥等药物。考虑有脑实质受损而致癫痫发作者，应按癫痫治疗。同时可给予维生素 C、维生素 B_1、维生素 B_6，谷氨酸钠、γ-氨酪酸等药物保护脑细胞，促进其功能恢复。

减低颅内压，早期应用脱水剂，20% 甘露醇首剂 0.5 ~ 1.0g/kg，以后每次 0.25 ~ 0.5g/kg，每 6 ~ 8h 给药 1 次，具体根据颅内压增高程度而定，但每次剂量不应增加。疗程 5 ~ 7d。

(2) *并发症治疗* 硬脑膜下积液患儿，少量积液无须处理，大量积液并有相应症状时应穿刺放液，放液量每次每侧不应超过 15ml。部分患儿反复多次抽液后可逐渐缓解和治愈。个别迁延不愈者需外科手术引流。

脑室管膜炎需行侧脑室穿刺引流，以缓解症状。同时选用有效安全的抗生素给予侧脑室内注入。

脑积水常为阻塞性或混合性，鞘内注射抗生素或糖皮质激素可能有效，严重时可行正中孔粘连松解、导水管扩张和脑脊液分流等手术。

脑性低钠血症确诊后可用 3% 盐水 6ml/kg 缓慢滴注，可提高血钠 5mmol/L，若仍不能纠正，可再给 3 ~ 6ml/kg。同时应限制入量，每天 800 ~ 900ml/m^2，给液成分与一般维持液相同。由于大量应用钠盐，必然增加钾和钙离子的丢失，须注意补充。

五、注意事项

1. 病情观察

若治疗有效，可表现出生命体征稳定，体温逐渐下降，颅内高压症状如头痛、呕吐逐渐减轻至消失，一般反应及面色好转，脑膜刺激征转阴以及病理反射逐渐消失。

2. 医患沟通

根据患儿及家长的接受程度，介绍病情与预后估计，讲清治疗和护理方法，取得患儿及家长的信任，使其主动配合各项治疗和护理，及时解除患儿不适。有些家长过分担心患儿的痛苦，拒绝进行腰椎穿刺，从而造成诊断与治疗的困难。如劝说无效，应在病程记录中记录，必要时嘱家长在病程记录上签名。

3. 经验指导

抗生素的应用、改换及出院继续口服治疗要有依据，化脓性脑膜炎是否治愈，除了临床体征外，更重要的是了解脑脊液情况，以此决定效果及出院的指征。

第二节 病毒性脑炎和脑膜炎

病毒性脑炎和脑膜炎是指由病毒感染造成的颅内急性感染并引发一系列相关临床表现的疾病。由于病原体致病性能和宿主反应过程的差异，形成了不同的病变类型。若炎症过程主要在脑膜，临床表现为病毒性脑膜炎，若炎症累及大脑实质，则表现为病毒性脑炎。致病病毒种类很多，以肠道病毒多见，其他还有虫媒病毒、疱疹病毒、副黏液病毒等。本病夏秋季多见，多在2~6岁儿童中发生。

一、诊断要点

1. 具有脑炎的临床表现，轻者仅有头痛、呕吐表现而无阳性体征；重者可伴有发热、头痛、呕吐、惊厥、昏睡、昏迷等，脑膜刺激征阳性。

2. 脑脊液外观清亮，压力正常或稍高，细胞数正常或稍高，一般不超过 $200 \times 10^6/L$，分类以淋巴细胞为主，蛋白质多正常或稍高，糖含量正常。脑脊液涂片、培养均无细菌发现。

3. 脑电图有明显弥漫性慢波改变。

4. 血清特异性病毒抗体 IgM 阳性或 IgG 恢复期时 4 倍增高。脑脊液中分离出病毒或检测到病毒特异性抗原或抗体，或检出病毒核酸。

5. 本病诊断需与化脓性脑膜炎、结核性脑膜炎及颅内其他非病毒性感染、Reye 综合征、猪囊虫病等疾病相鉴别。

二、治疗

维持水、电解质平衡，合理营养供给，对症处理，防治并发症，抗病毒治疗。

1. 一般治疗

注意休息，加强护理，充分供给营养，保持水、电解质平衡，昏迷患儿可鼻饲或静脉营养，纠正酸碱代谢紊乱。保持呼吸道通畅，维持呼吸、循环功能；必要时插管、机械通气。并积极降低颅内压。不能排除细菌性脑膜炎时，应给予经验性抗生素治疗。

2. 对症治疗

高热给予物理或药物降温；控制惊厥，发作时可予地西泮（安定）每次静脉注射 0.5～0.1mg/kg；维持量用苯巴比妥每天 5mg/kg，每天 2～3 次，疗程控制在 1 周内；控制脑水肿和颅内高压。恢复期可用神经营养药物如脑活素、胞二磷胆碱、弥可保、1，6－二磷酸果糖、ATP、辅酶 A、维生素 C、神经生长因子、神经节苷脂等。

3. 抗病毒治疗

病毒性脑炎和病毒性脑膜炎常为自限性，不必特殊用药。

(1) 利巴韦林（病毒唑） 适用于肠道病毒所致的中枢神经系统感染者，剂量每天 15mg/kg，静脉滴注。

(2) 阿昔洛韦 适用于单纯性疱疹病毒、水痘－带状疱疹病毒感染者，每天 30mg/kg，分 3 次静脉输入，疗程为1～

2 周。该药输入过快时可对肾功能有损害，故每次滴入时间应控制在 1h 以上。对已有肾功能损害的患者需调整剂量，延长用药间隔时间。

(3) 更昔洛韦　适用于单纯疱疹病毒、EB 病毒感染者，每天 6 ~8mg/kg，分 2 次静脉滴注，疗程 2 周。若为巨细胞病毒，更昔洛韦应加量为每天 10mg/kg，分 2 次静脉滴注，行诱导治疗。14d 后改维持治疗，每天 5mg/kg，每天 1 次静脉滴注，连用 6 周。更昔洛韦可引起粒细胞减少或血小板减少，一旦发生需减少剂量甚或停用。对有肾功能损害的患者，需要调整剂量。

(4) 膦甲酸钠　适用于严重中枢神经系统巨细胞病毒感染者，初始剂量每天 180mg/kg，每 8h 用药 1 次，连用 14 ~21d 后改维持治疗，剂量每天 90mg/kg，每天用药 1 次，连用 6 周。用药期间可出现肾损害，但停药后可恢复，另有约 15% 的患儿可出现血清钙、镁、钾减少，应适当补充。

(5) 其他药物　抗病毒药物还有干扰素或阿糖腺苷剂量 15mg/kg，静脉输入 12h，或更长时间，疗程至少 10d。病情严重的患儿还可同时应用免疫球蛋白，每天 400mg/kg 静脉滴注，连用 3 ~5d。

4. 辅助治疗

对恢复期患儿或有后遗症者，可进行康复治疗，及时进行主动或被动功能锻炼、针灸、按摩或高压氧治疗等。

三、注意事项

1. 病情观察

观察患儿体温、意识恢复情况、精神行为表现，有无惊厥、头痛与呕吐，注意有无肢体瘫痪及共济失调；有无失语、失明、失聪；有无严重心肌受累；是否继发肺部、口腔和尿路感染。

2. 医患沟通

向家长交代病毒性脑炎的病情，使其主动配合，正确对待疾病，主动配合各项治疗和护理。有些家长过分担心患儿的痛苦，拒绝进行腰椎穿刺，从而造成诊断与治疗的困难。如劝说无效，应在病程记录中记录，必要时嘱家长在病程记录上签名。

3. 经验指导

惊厥发作短于1周小于10次，发展为继发性癫痫的可能性较小；惊厥频繁发作，持续时间长或呈持续状态，病情控制后，仍需长期服用抗癫痫药物；意识恢复快，提示对今后的智力发育影响小。

第三节

急性感染性多发性神经根炎

急性感染性多发性神经根炎又称为 Guillain - Barre 综合征，是由空肠弯曲菌或病毒感染等诱发免疫功能紊乱而导致的神经根脱髓鞘病变。本病夏秋季多见，好发年龄为 <10 岁儿童，以4 ~6 岁儿童最多。

一、临床表现

病前1 ~3 周往往有前驱感染史。绝大多数病例为急性起病，1 ~2 周病情发展至高峰。主要表现如下。

1. 运动障碍

常从下肢开始，然后向上发展。麻痹大多为对称性，远端重于近端，受累肢体键反射减弱或消失，并伴有肌肉萎缩。

2. 感觉障碍

多不严重，一般只在发病初期时出现，主要为主观感觉障碍如痛、麻、痒等。

3. 颅神经障碍

常为多种颅神经同时受累，也可见某一颅神经单独受累。

4. 自主神经障碍

患儿常有出汗过多、皮肤潮红或发凉等表现，有时有心律不齐、心率增快、血压不稳或膀胱功能障碍等自主神经症状。

5. 呼吸肌麻痹

呼吸肌麻痹可分为：①Ⅰ度　语音减弱，咳嗽无力，无呼吸困难，呼吸频率稍快，胸廓上部运动有代偿性增强，哭闹或深呼吸时有矛盾呼吸，X线透视呼吸肌运动减弱；②Ⅱ度　语音小，咳嗽明显无力，轻度呼吸困难，呼吸肌运动减弱，稍深吸气可见腹膈矛盾呼吸，X线透视呼吸肌运动明显减弱；③Ⅲ度　语音小，咳嗽明显无力或不能咳嗽，重度呼吸困难，呼吸肌运动明显减弱，平静呼吸时可见腹膈矛盾呼吸，X线透视呼吸肌运动明显减弱，深吸气时膈肌下降小于1个肋间隙。

二、诊断

1. 诊断依据

(1) 发病前1～3周有上呼吸道感染、肠道感染、不明原因发热、水痘、腮腺炎、疟疾、手术、外伤、淋雨受凉等。

(2) 有对称性弛缓性瘫痪，多影响下肢，可向上扩展，引起呼吸肌和部分脑神经瘫痪，肌力明显下降，腱反射消失。患儿意识清楚，可有轻度对称性主观感觉障碍。

(3) 脑脊液蛋白含量随病程逐渐增高，脑脊液细胞数正常，呈蛋白细胞分离现象，糖正常，涂片查细菌、细菌培养阴性。

（4）血清抗空肠弯曲菌 IgM 抗体阳性和抗 GMl（单涎酸四己糖酰神经节苷脂）、IgG 抗体增高。

（5）肌电图检查有运动神经传导速度减慢和肌肉动作电位下降或升高。

（6）排除脊髓灰质炎、急性脊髓炎等有弛缓性瘫痪的其他疾病。

具有上述第（1）~（3）、（6）项，伴或不伴第（5）项，可临床诊断为本病，如同时具有第（4）项可确诊本病。

2. 鉴别诊断

（1）脊髓灰质炎　为无感觉障碍的弛缓性瘫痪。肢体近端较远端为重，与急性感染性多发性神经根炎鉴别的要点为不对称和多灶性的软瘫，早期脑脊液细胞数增多，血清学检查有脊髓灰质炎病毒特异性抗体 IgM。脑脊液、大便中可检出脊髓灰质炎病毒或其抗原。

（2）急性脊髓炎　最常发生在胸段脊髓，病变以下肢肢体运动和感觉均有障碍，病变以上运动感觉功能不受影响。起病前常有严重背部疼痛向四周放射，以后很快进展成弛缓性瘫痪，脊髓休克期后出现上运动神经元性瘫痪。有括约肌失控，可有尿潴留、大便失禁等表现。

（3）肉毒杆菌食物中毒　小婴儿进食受污染的蜂蜜、豆腐乳、豆瓣酱可发病，发病时意识清楚，但神经症状突出，有头痛、眼睑下垂、复视、瞳孔散大、吞咽困难、肌肉麻痹，影响呼吸肌时可有呼吸困难，无感觉障碍，脑脊液正常。

（4）脊髓肿瘤　开始为神经根性疼痛，以后为不对称性上运动神经元性瘫痪，可有感觉障碍及括约肌功能障碍，脑脊液蛋白升高。脊髓 MRI 可明确诊断。

（5）低血钾性周期性麻痹　弛缓性瘫痪，肢体近端重于远端，病程短，无感觉障碍，脑脊液正常，血钾降低，补钾后症状消失。

三、治疗

加强生命体征的监护、精心护理，根据情况应用糖皮质激素和（或）免疫调节剂治疗，必要时可进行机械通气，防治并发症。

1. 一般治疗

保持呼吸道通畅，瘫痪者应定期翻身拍背吸痰，对痰液黏稠行气管切开者可向气管内注入生理盐水 10 ~ 20ml 稀释痰液，防止坠积性肺炎或压疮；保障足量水分、热量和电解质供应；吞咽困难者用鼻饲，以防吸入性肺炎；尽早对瘫痪肌群康复训练，保持肢体功能位，防止肌肉萎缩，促进恢复。应用抗生素防治感染。

2. 药物治疗

（1）*免疫调节剂治疗* 大剂量丙种球蛋白可缩短病程，并可抑制急性期患者病情进展，应尽早使用。用法每天 400mg/kg，静脉滴注，连用5d；或1g/（kg·d)，连用 2d。绝大多数患儿于数日至数周内康复，部分患儿易复发，重复以上疗程仍有效，以后每 2 ~4 周单剂免疫球蛋白静脉滴注 1 次。不良反应有药物疹、药物热等。

胸腺素，轻者 3 ~6mg，重者 6 ~ 10mg，静脉滴注 1 次。1 ~2 周后改为肌内注射，每次 3 ~6mg，每天或隔日 1 次，1 月内停药。应用前需作皮试。

（2）*糖皮质激素治疗* 大剂量甲基泼尼松龙每天 20mg/kg，静脉滴注，连用 3 ~ 5d，后改泼尼松每天 1mg/kg 口服，病情好转后逐渐减量。也可用氢化可的松每天 5 ~ 10mg/kg，或地塞米松每天 0.2 ~ 0.4mg/kg，连用 1 ~ 2 周，后改泼尼松口服剂量同上。轻者也可应用泼尼松每天2mg/kg 口服，3 ~4 周后减量停药。

（3）*自主神经功能障碍治疗* 目前无特效治疗方法。持续高血压者可口服普萘洛尔，或小剂量苯巴比妥，或氨酰心安每天 1～2mg/kg 口服。心律失常时，若为室上性心律失常可应用毛花苷丙，若为室性心律失常时可用利多卡因，剂量见“心律失常”一节。

（4）营养神经药物　恢复期可应用神经生长因子、胞二磷胆碱、弥可保、1，6－二磷酸果糖、辅酶 Q、维生素 B_1、维生素 B_6、维生素 B_{12} 及 ATP 等药物，促进恢复病变神经功能。

3. 其他治疗

（1）血浆置换疗法　可清除血浆中髓鞘性抗体、抗原－抗体复合物、炎症化学介质及补体等。早期用可缩短病程，减少并发症。由于需专用设备且价格昂贵，仅用于重症患者。每次更换血浆量 40～55ml/kg，每天 1 次，连续 4d，以后次数视病情而定。

（2）呼吸肌麻痹治疗　当出现呼吸肌麻痹时可行气管插管或气管切开，给予呼吸机辅助呼吸治疗。

适应证：①Ⅲ度呼吸肌麻痹者；②Ⅱ度呼吸肌麻痹伴Ⅸ、Ⅹ颅神经麻痹致咽喉分泌物堆积者；③Ⅱ度呼吸肌麻痹伴肺炎、肺不张者；④暴发型，发病在 24～48h 呼吸肌麻痹进入Ⅱ度呼吸肌麻痹者。

气管插管或切开后应用机械通气。一般采用间歇正压呼吸，无肺部炎症者气管压力为 10～15cmH_2O，有肺炎、肺不张者压力 <30cmH_2O。随着病情好转，平静呼吸时矛盾呼吸基本消失，肺部症状基本改善，可逐渐停用呼吸机。

患者有能力将痰液咳出，呼吸肌明显恢复，深吸气时无矛盾呼吸，肺部无并发症，吞咽功能恢复，血气正常，观察 1～2d 后无异常者可考虑拔管。

（3）康复治疗　恢复期治疗应进行肢体功能锻炼和针灸治疗，及时进行主动或被动功能锻炼，力争将后遗症减低到最低程度，尽可能完全恢复病变神经功能。

四、注意事项

1. 病情观察

呼吸肌麻痹早期呼吸频率加快，说明呼吸有效性降低；咳嗽是否有力、能否咳痰反映肋间肌、膈腹肌肌力是否下降；肢体活动减少则说明病情仍在进展，反之，病情恢复期肢体活动逐渐增多、有力。

2. 医患沟通

本病的严重者可因呼吸肌麻痹、呼吸衰竭而死亡。应向家长交代病情及预后、治疗护理及检查方法，以取得家长和患儿的密切配合。恢复期指导患儿锻炼自主呼吸的方法。指导家长为患儿进行肢体的被动运动，并指导患儿坚持瘫痪肢体的主动运动，维持手、足于功能位。指导出院的患儿合理用药、预防感冒等，并定期门诊复查。

3. 经验指导

国内有学者试用基因重组碱性成纤维细胞生长因子，可促进神经功能恢复，有较好疗效。

第四节
小儿癫痫

癫痫是多种原因所致的大脑神经元反复发作性异常放电而产生的脑部慢性疾病。癫痫常表现为慢性反复发作的意识障碍与抽搐，也可有感觉障碍、精神障碍或自主神经系统症状。在发作间隔期患儿基本正常。癫痫分特发性（原发性）、症状性（继发性）与隐原性三大类。特发性癫痫与遗传相关；症状性癫痫由脑部病变所致，隐原性癫痫病因不明。小儿癫痫大多数在10岁前发病。

一、病因与发病机制

1. 原发性癫痫（又称特发性或隐原性癫痫）

推测与遗传因素密切相关，最新的研究报道指出约40%的癫痫患者与遗传有关。近年来相对许多癫痫亚型致病基因的克隆则从分子水平面上勾画出了遗传与癫痫的关系，为我们进一步认识癫痫的发病机制提供了重要依据。癫痫的遗传具有异质性，不同的发作类型或不同的家族可有不同的遗传方式。原发性癫痫多为多基因遗传，部分不同形式的单基因遗传。

2. 继发性癫痫（又称症状性癫痫）

见于多种脑组织疾病和引起脑组织代谢障碍的全身性疾病，较为常见的疾病有以下几种。

（1）*颅脑疾病* 常见的有：①脑先天发育畸形或异常，如脑穿通畸形、小头畸形、脑回畸形、灰质易位等；②颅脑创伤；③颅内感染，如脑膜炎及脑脓肿的急性期充血、水肿、毒素和渗出物均可导致癫痫发作，愈合后的瘢痕粘连也是癫痫的病因；④脑血管疾病；⑤颅内占位病变；⑥变性及脑白质疾病。

（2）*颅外疾病* 常见的有：①脑缺氧，如窒息、休克、大出血；②代谢内分泌疾病，如苯丙酮尿症；③药物或食物中毒；④变态反应；⑤脑血管疾病，如阿－斯综合征。

二、临床表现

1. 强直－阵挛发作（大发作）

发作初起时突然意识丧失，全身肌肉强直收缩，眼睁大，眼球上翻，瞳孔散大，对光反射消失，呼吸暂停，发绀，角弓反张，继而出现震颤，随后进入阵挛期，表现为全身反复、连续、短促的屈曲性痉挛，持续约30s，可伴尿失禁，尔后有一段意识混浊时期或嗜睡，再转入清醒状态。发作后感到疲乏、头痛，有时呕吐或全身肌肉疼痛。

2. 失神小发作

突然发生暂短的意识丧失，正在进行的活动停止，固定于某一体位，语言中断，两眼茫然凝视，偶尔两眼上翻，持续数秒钟，没有肌肉抽搐，不跌倒。发作前无先兆，发作后不嗜睡，继续原来的动作。发作频率多少不等，每天数次或数十次。

3. 肌阵挛性发作

表现为某个肌肉或肌群突然快速有力地收缩，引起面、躯干或肢体抽动。多为单一的，动作幅度大小不等，表现形式各异。可以是全身或某个肢体哆嗦一下，上肢抽动可将手中持物甩出，面部抽动表现为用力地点一下头或缩颈，站立时发作常猛烈地摔倒在地，易造成撞伤。

4. 失张力性发作

表现为突然发生的一过性肌张力丧失，不能维持姿势，如在站立时可突然低头，上臂下垂，屈膝，跌倒，同时伴意识丧失。发作持续 1～3s，意识很快恢复，立即站立起来。有时连续发作数次。

5. 局限性运动性发作

表现为身体某一部分节律性抽动，如一侧上肢或一侧面肌抽动，也可先从某一局部开始，然后按照皮层运动区对肌肉神经支配的顺序扩展，如从一侧口角开始，依次扩展到手、臂、下肢。发作间期可能较长，意识不丧失。较长时间发作后，抽搐部位可有暂时性麻痹。

6. 复杂部分性发作

发作时有意识改变，如感觉、情绪、行为、记忆、观念等障碍，意识处于朦胧状态，伴有自动症，为一系列无目的、不恰当而离奇的重复刻板运动，如咀嚼、眨眼、搓手、摸索、自言自语、漫游、狂跑等。发作后不能回忆。

7. 癫痫持续状态

是持续性脑节律紊乱引起的长时间反复发作，持续30min以上或开始有短暂的强直期，然后为长时间反复的全身阵挛发作，发作间期意识不恢复。常见原因为长期服用抗癫痫药而突然停药、高热惊厥、缺氧、缺血、颅内感染、电解质紊乱等。

三、诊断

1. 诊断依据

（1）具有反复惊厥发作的特点，发作间隔一般情况相对良好。每次惊厥发作情况（自主神经性发作无惊厥）大致相仿。根据临床表现、脑电图表现确定发作类型，如全身性强直－阵挛发作、婴儿痉挛症、失神发作、精神运动型癫痫、自主神经性发作（腹型癫痫、头痛癫痫、再发呕吐）等。

（2）脑电图有发作性的棘波或尖波、棘慢波或尖慢复合波、高幅波等。常规脑电图检查阳性率60%～70%，经各种诱发试验可提高至80%～90%。有条件时应做24h动态脑电图检查。

（3）排除各种中毒、感染、颅内占位、低血钙和其他生化代谢障碍引起的惊厥发作。

具有上述第（1）～（3）项可诊断为特发性癫痫。

2. 癫痫持续状态诊断

指一次癫痫发作持续30min以上；或反复多次发作30min以上，发作间竭期意识不恢复者。

3. 难治性癫痫诊断

发病>4年，根据癫痫类型选用2种或2种以上药物联合治疗至少2年无效，在药物达到有效血浓度后仍不能减少癫痫发作的5%，每月平均发作>4次。

4. 鉴别诊断

（1）晕厥　是一过性脑血流灌注不足引起的意识障碍，

多发生于体位性低血压、剧痛、劳累、阵发性心律不齐、家族性Q－T间期延长等。可能突然眼前发黑，面色苍白，意识丧失，偶有四肢抽动，多很快恢复，脑电图正常。

(2) 屏气发作　婴幼儿在恐惧、发怒或要求未得到满足时开始剧烈的情感爆发，哭喊，旋即呼吸暂停，发绀。严重者意识丧失，全身强直或抽动，1～3min缓解。5～6岁以后发作消失。癫痫也可有呼吸暂停发作，清醒和入睡时均可发生，脑电图异常，抗癫痫药有效。屏气发作时诱因突出，脑电图正常，不需服药。

(3) 癔症性抽搐　与精神因素有关。可表现为发作性晕厥和四肢抽动，一般无意识丧失，发作时慢慢倒下并不受伤。抽搐杂乱无规律，有情绪倾向，周围有人时往往发作加重。发作时脑电图正常，暗示疗法可中止发作。

(4) 低血糖发作　先有饥饿感、不安、焦躁、苍白、出汗，无舌咬伤及大小便失禁，给糖后即清醒。

(5) 睡眠障碍　夜惊多发生在3～5岁的儿童入睡后不久，眼球运动处于快动相时，外界的弱刺激可引起强反应，惊醒，突然坐起，呈恐怖状态，次日不能回忆，有自限性，进入学龄期而自行缓解。

四、治疗

去除病因和诱因，预防复发，长期、系统、正规的抗癫痫药物治疗，结合心理疗法和手术治疗等综合治疗。

1. 一般治疗

合理安排正常的生活和学习，在发作得到完全控制或明显减少的情况下允许入学，参加一般活动，但应注意休息，避免过度劳累。禁止攀高，不应与周围人隔离，在他人的陪同下可以游泳。

2. 去除病因和诱因

对各种类型的癫痫尽量寻找病因，尤其继发性癫痫，进行对因治疗，如苯丙酮尿症可给予低苯丙氨酸饮食治疗；吡哆醇依赖症则补充维生素 B_6；代谢异常给予相应代谢纠正；脑畸形、瘢痕、肿瘤、囊肿等致痫病灶行手术切除。

3. 药物治疗

药物治疗是控制癫痫发作的重要方法，要掌握好治疗时机。用药的治疗目的是完全控制发作，同时又要避免药物的不良反应。

(1) *药物治疗原则*　有复发或反复发作，或有复发危险性者，考虑开始应用抗癫痫药治疗。

治疗开始选择单一用药，只要选药合理、用量得当、规律用药，60% ~75% 患儿仅靠单一用药即可获得满意控制，若规律治疗后发作不能控制时可考虑联合用药。

因存在遗传和环境因素，每一种药物的吸收、分布、代谢、排泄等药代动力学都有明显的年龄差异和个体差异。一般先按常规剂量服用，达稳态后判断疗效。若效果不佳，逐渐增加药量，直到有效控制临床发作，或达到有效血浓度的上限，或患者不能耐受为止。尽可能用最小的剂量控制发作。只有在紧急情况下才考虑使用负荷量。

每天剂量分几次服用合适，应视药物的半衰期和临床发作情况选择给药间隔。

在长期治疗中，根据病情调整治疗方案是不可避免的。若需联合用药，每种新添药物均应从小剂量开始，逐渐加量至有效剂量，然后再逐渐减停原有的抗癫痫药，两药交替间应有 2 ~4 周过渡期。任何一种药物在未达稳态有效血浓度之前不能判定其无效，不能频繁更换药物。

长期定时定量服用抗癫痫药，维持有效血浓度；不规律服药可降低疗效或加重发作。癫痫发作完全控制后，仍需继续服用维持量 2 ~4 年，然后逐渐停药。具体疗程可根据患儿特点、发作严重程度、发作类型等加以调整。如复杂部分性发作，发作控制后再服药 4 年，甚至需连续服药至成年期；失神发作疗程可以短些。

突然停用抗癫痫药物常可引起严重的发作加频或癫痫持续状态，故应慎重地、逐渐地减药停药。一般可在6～12个月逐渐将药量减完。联合用药者，在减量时应先减毒性较大的药。

定期随访，做好完整的药理纪录；调整剂量时可每1～4周随访1次，稳定后3～6个月随访1次。定期检查神经系统、血液学、生化学指标。

癫痫停药后有约36%存在复发的可能性，复发与发作类型、基础病因、年龄、癫痫家族史、停药前EEG癫痫样波、高热惊厥家族史、有否智力低下等危险因素有关。停药后或减药期间复发者，应重新开始治疗。

（2）药物的选择　根据不同发作类型选用不同的高效、低毒、价廉药物（表10－2），单一用药时剂量从小量用起逐渐加量至可控制发作为止。定期监测血药浓度，疗程不少于2～3年，减量过程应长，不短于1年。

表10－2　不同发作类型的选药（依药效顺序排列）

癫痫发作类型和综合征	药物选择
部分性发作	卡马西平、苯巴比妥、丙戊酸钠、苯妥英钠、扑痫酮
部分性发作继发全身性发作	卡马西平、丙戊酸钠、苯巴比妥、苯妥英钠、氯硝西泮
原发性全身性发作	丙戊酸钠、苯巴比妥（小婴儿首选）、卡马西平、
失神发作	乙琥胺、丙戊酸钠、氯硝西泮
强直－阵挛性发作	苯巴比妥、丙戊酸钠、苯妥英钠、扑痫酮、卡马西平
强直性发作	卡马西平、苯巴比妥、丙戊酸钠、苯妥英钠
肌阵挛、失张力发作	丙戊酸钠、氯硝西泮、乙琥胺、ACTH、扑痫酮

续表

癫痫发作类型和综合征	药物选择
婴儿痉挛症	ACTH、硝西泮、氯硝西泮、丙戊酸钠
Lennox - Gaustaut 综合征	强地松、丙戊酸钠、氯硝西泮、ACTH、生酮饮食
癫痫持续状态	地西泮、氯硝西泮、劳拉西泮、苯巴比妥、苯妥英钠

换药指征：①如一种抗癫痫药物剂量已达到有效药物血浓度高值，但仍不能控制发作时，可换药；②如临床已出现药物毒副作用而仍不能控制发作时，可换药；③如一种抗癫痫药有效并已达到有效血浓度，但不能完全控制发作，可换药也可加第二种抗癫痫药。遇以上几条时，可考虑换药治疗，换药时原用药物需逐步减量至停用，防止诱发癫痫持续状态。

癫痫完全控制 3 年以上，脑电图正常超过 2 次可考虑停药。但青春期前抗癫痫治疗宜继续到青春期后，脑部有器质性疾病或脑电图有进展趋向者不能停药。

(3) 用药剂量　如表 10 - 3。

表 10 - 3　常用抗癫痫药物特性

药物	剂量 [mg/ (kg · d)]	有效血浓度 (μg/ml)	半衰期 (h)	主要毒副反应
丙戊酸钠	15 ~ 40	50 ~ 110	6 ~ 16	食欲增加、肥胖、肝脏毒性
卡马西平	15 ~ 30	4 ~ 12	8 ~ 20	皮疹、嗜睡、头晕

续表

药物	剂量［mg/（kg·d）］	有效血浓度（μg/ml）	半衰期（h）	主要毒副反应
托吡酯（妥泰）	0.5~1，开始每晚1次，逐渐增加4~8，分2次口服	—	15	较少，有疲劳、眩晕、注意力不集中、情绪不稳、厌食、体重降低、个性改变
氨己烯酸（喜保宁）	40~80	—	5~6	较少，主要为镇静、头晕、乏力
扑痫酮	10~25	6~12	6~15	嗜睡、多动、皮疹
苯妥英钠	3~8	10~20	22	牙龈增生、皮疹、共济失调
乙琥胺	20	40~120	55	胃肠道反应、头痛、白细胞减少
苯巴比妥	3~5	20~40	50~130	多动、注意力不集中、皮疹
硝基安定	0.2~1	—	8~36	嗜睡、共济失调、流涎、全身松软
氯硝西泮	0.05~0.2	60~200	20~60	硝基安定

（4）药物的适应证　如表10－4。

表10－4　常用抗癫痫药对发作类型的适应证

药物	适应证
苯巴比妥（PB）	各种类型发作
丙戊酸钠（PVA）	全身性发作
卡马西平（CBZ）	部分性发作
妥泰	Lennox－Gastaut综合征、婴儿痉挛症、成人难治部分性癫痫
扑痫酮（PRI）	各种类型发作
苯妥英钠（PHT）	除失神、肌阵挛外各类型发作
乙琥胺（ESM）	失神发作
地西泮（DZP）	癫痫持续状态（静脉用药）
硝基安定（NZP）	婴儿痉挛症
氯硝西泮（CZP）	各种类型发作，癫痫持续状态（静脉用药）
抗痫灵（AES）	全身性发作

另外，促肾上腺皮质激素（ACTH）和肾上腺皮质激素本身不是抗癫痫药物，主要用于婴儿痉挛症。

（5）药物间的相互作用　如表10－5。

表10－5　药物间的相互作用

药物	可增加血浓度的药物	可减少血浓度的药物
卡马西平	乙酰唑胺、红霉素	苯巴比妥、苯妥英钠、扑痫酮
氯硝基安定	—	卡马西平
乙琥胺	丙戊酸钠	卡马西平
苯巴比妥、扑痫酮	丙戊酸钠	—
苯妥英钠、丙戊酸钠	高浓度苯巴比妥	低浓度苯巴比妥、卡马西平、丙戊酸钠、苯妥英钠

4. 癫痫持续状态的治疗

(1) *治疗原则* 尽快控制惊厥发作，维持重要脏器功能，积极寻找病因、对因治疗，发作后长期应用抗癫痫药。

(2) *治疗方案* 镇静首选地西泮（安定），剂量每次0.3~0.5mg/kg，最大剂量不超过10mg，对本药的反应个体差异很大。也可用“年龄+1”简化法计算剂量，例如2岁可用3mg，4岁用5mg。幼儿一次不可超过5mg，5~10岁小儿一次可用5~10mg。静脉注入的速度要慢，每分钟大约1mg，一般5min内生效；必要时15~20min后重复给药1次。用药中应监测呼吸、心率、血压等变化。副作用有注射局部刺激、肌张力过低、呼吸道分泌物增多，偶见呼吸暂停，特别已用过苯巴比妥者。当静脉液路难以建立时还可应用地西泮灌肠，每次0.5mg/kg于6min内达高峰浓度，但吸收量不易预测和掌握。

氯硝西泮（氯硝安定）为广谱的抗癫痫药，对惊厥性或非惊厥性癫痫持续状态均有较高疗效。剂量每次0.02~0.06mg/kg，缓慢静脉注射，速度不应超过0.05~0.1mg/min。不良反应有肌张力低下、嗜睡等，偶有血压下降，故应注意呼吸和循环情况，有心血管疾病及重症肌无力者禁用。

苯妥英钠在地西泮无效时可应用。首次用负荷量15~20mg/kg，生理盐水稀释后静脉注射，注射速度不超过每分钟1mg/kg，有效后可改用维持量每天5mg/kg。若出现低血压、心动过速应减慢用药速度，必要时停药。

苯巴比妥钠起效较慢、半衰期较长，常在地西泮控制发作后做长效药应用。最常用于伴高热的惊厥状态和新生儿惊厥持续状态。剂量每次5~10mg/kg，肌内注射。也可用负荷量，首剂量15~20mg/kg，静脉注射，速度不超过每分钟25mg/kg；有时新生儿可用较大突击量20~25mg/kg。主要毒副反应是呼吸抑制，故用前应先做好人工呼吸和气管插管准备。

上述药物无效时选用副醛。5%副醛，剂量0.1～0.2ml/kg肌内注射，每次不超过5ml，约30min起效；也可将副醛用温盐水稀释成10%溶液，每次0.3～0.4ml/kg，最大剂量8ml，用花生油按2∶1的比例混合，在直肠内保留20～30min，可于2h内起作用；还可按0.15mg/kg的剂量，用盐水稀释成0.2%溶液缓慢静脉注射，生效后即停用。每次用前新鲜配制，用玻璃管或橡胶管（避免用塑料管）。因肌内注射会发生组织损伤，静脉输注可出现肺水肿等不良反应，故用药应慎重。

对难治性发作而经以上药物治疗无效者，可试用基础麻醉剂。用时应监测生命体征和脑电图，做好气管插管和呼吸机准备，并在麻醉专科医师指导下应用。常用药为硫喷妥钠，一般采用静脉注射，初始剂量4～5mg/kg，缓慢注射，8～10s即可起效，然后以2.5%的溶液静脉滴注，速度为2mg/min。最低有效量为4mg/kg，中度有效量为6mg/kg，最大有效量为8mg/kg，极量不超过10mg/kg。因其有中枢性呼吸麻痹的副作用，故使用应慎重。

维持重要脏器功能、预防并发症，及时清除呼吸道的分泌物。严重呼吸困难时行气管插管，呼吸机辅助呼吸。高热者用药物和物理方法退热，脑水肿者静脉注射20%甘露醇降低颅高压。充分补充液体，昏迷者输液量为每天1 000～1 200ml/m^2。

对因治疗同癫痫对因治疗。

预防癫痫复发，在惊厥被完全控制以后，应根据临床诊断及时开始或恢复正规的抗癫痫药物治疗，参考上述药物治疗。

5. 难治性癫痫的治疗

有20%～25%的患儿因对各种抗癫痫药治疗均无效而被称为难治性癫痫。对局灶性发作起源的难治性癫痫可考虑手术治疗。手术方式有颞叶病灶切除术、病变半球切除术及不切除癫痫病灶的替代手术（胼胝体切断术、软脑膜下皮层横切术）。

五、注意事项

1. 病情观察

注意癫痫控制与否，注意精神状况。癫痫控制后患儿的精神好转。注意有无神经系统定位体征或病理反射出现，以继续寻找未被发现的病因和病灶，避免误诊和漏诊。

2. 医患沟通

（1）向家长交代病情及预后，告知用药知识与药物的不良反应，讲明治疗的目的。帮助患儿、家长正确认识癫痫，以便得到患儿和家长主动配合，长期坚持按医嘱服药。

（2）嘱家长平时注意患儿安全。教育患儿一旦有先兆应立即平卧，防止摔伤。缓解期可自由活动，但不能单独外出。尤应禁止各种危险活动，如游泳、登高。教会家长癫痫发作时的紧急护理措施。

3. 经验指导

突然停用抗癫痫药物常可引起严重的发作加频或癫痫持续状态，故应慎重地、逐渐地减药和停药。服药疗程短者，减药过程也短些；用药量大、疗程长者，减药期也要长。若为联合用药，在减药时应先减去毒性较大的药。停药过程一般为1~2年。停药条件为：完全控制3年以上，脑电图正常超过2次。但青春期前抗癫痫治疗宜继续到青春期后，脑部有器质性疾病或脑电图有进展趋向者不能停药。

第五节 脑性瘫痪

脑性瘫痪是指出生前到出生后1个月以内各种原因所致的非进行性脑损伤。症状在婴儿期内出现，一般可由产前、产时和出生后病因引起，而其中以窒息、胆红素脑病及低出生体重为三大高危因素。主要表现为中枢运动障碍及姿势异常，并伴智力低下、癫痫行为异常或感知觉障碍。

一、临床表现

1. 主要为中枢性瘫痪，如单瘫、偏瘫、截瘫等，常伴有各种异常动作，如手足徐动症、舞蹈状动作、肌阵挛等。

2. 出生后或幼婴时期发病。

3. 病情稳定，非进行性。

4. 基本上非遗传性。

5. 常有不同程度的智能障碍。

二、诊断

1. 诊断要点

（1）有自主运动功能障碍，可表现为痉挛性瘫痪，肌张力增高，腱反射亢进，踝阵挛和巴宾斯基征阳性，足部马蹄状内翻，足尖着地。托起患儿时双下肢可呈剪刀状交叉。或表现为手足徐动、共济失调、肌张力低下、四肢震颤。

（2）可伴智力低下、视觉障碍、听力障碍、癫痫、语言障碍、精神行为异常。

（3）生后或幼儿时期发病，病变稳定，非进行性。

（4）排除进行性疾病所致的中枢性瘫痪，如遗传代谢性疾病、变性疾病、肿瘤、肌营养不良等。

具有上述第（1）~（4）项可诊断为本病。

2. 鉴别诊断

（1）痉挛型瘫痪应与其他神经系统进行性疾病所致中枢性瘫痪鉴别，如脑白质发育不良、大脑半球及脊髓肿瘤所致的瘫痪等。

（2）肌张力低下型应与婴儿型脊髓性肌萎缩相鉴别。

（3）共济失调型应与慢性进展的小脑退行性变性鉴别。

三、治疗

早诊断，早治疗；促进正常运动发育，抑制异常运动和姿势；采取运动和语言功能训练等综合治疗手段；医师指导与家庭训练相结合。

1. 一般治疗

保证营养供给，给予高热量、高蛋白及富有维生素、易消化的食物。对行动不便的患儿的生活和饮食要进行管理，防止营养不良及褥疮的发生。加强心理治疗，积极鼓励患儿，配合锻炼和治疗，防止自卑心理。

2. 药物治疗

常用的药物有脑神经营养药、肌肉松弛剂等。药物治疗只有在必要时才使用，它不能替代功能性训练。

(1) 巴氯芬　属于一种抗痉挛药，对于全身多处痉挛的患儿，可采用口服该药治疗，近年来还发现，巴氯芬也可通过植入泵进行鞘内给药，对肌张力广泛升高并干扰了功能的患者非常有效，且不良反应少，比口服巴氯芬更加安全高效。

(2) A型肉毒毒素（BTX-A）　肌内注射该药是一种安全有效治疗脑瘫痉挛的方法，它主要通过抑制神经肌肉接头乙酰胆碱的释放，产生肌肉麻痹效应，以治疗肌肉痉挛。

BTX-A治疗痉挛型脑瘫的适应证包括：①肌张力异常增高，痉挛肌动态短缩，严重影响功能；②以后可能出现关节固定挛缩；③降低不多于3~4块大肌肉的张力即可改善功能，或达到其他治疗目的，如缓解因痉挛引起的疼痛、易于护理以及维持竖立体位等；④降低肌张力有助于提高其他治疗的效果，如作为今后矫形手术的选择依据，并预计手术效果；⑤患儿具有选择性运动控制能力，一般不用于徐动型脑瘫患儿，除非合并较局限的肌肉痉挛或痉挛引起的疼痛；⑥最佳年龄为1~5岁。

一般在注射后几日显效，可维持3~8个月，此时应及时开展个体化的综合性治疗，如功能性肌力训练、软组织牵拉、佩带支具等，充分利用肌张力降低带来的康复机遇。注射后4~6个月痉挛会再度升高，但无论从痉挛程度还是运动能力均不会回到注射前水平，必要时可再次注射。BTX-A治疗成功的关键在于患儿的选择和治疗目标的确定。

（3）盐酸乙哌立松　属于一种肌肉松弛剂，适用于痉挛型患儿，可改善肌张力的亢进。剂量为每天2~3mg/kg，分3次口服。

（4）Dantroiene　是苯妥英钠的一种衍生物，开始每天2mg/kg，分2次口服，逐步加量直至肌张力亢进获得改善后停药。每天总剂量不超过400mg。

（5）Baclofon（β-氨甲基-4-氯苯丙酸）　是一种γ氨基丁酸受体的激动剂，开始每天5mg，分3次口服，逐渐增加剂量，最大每天不超过60mg。

（6）其他药物　对手足徐动型患儿，可用小剂量苯海索。癫痫发作者应按癫痫发作的类型选用有效的抗癫痫药物治疗。

3. 其他治疗

（1）物理治疗　主要通过制订治疗性训练方案来实施，常用的技术包括软组织牵拉、抗异常模式的体位性治疗、调整肌张力技术、功能性运动强化训练、肌力和耐力训练、平衡和协调控制、物理因子辅助治疗等。

物理治疗的原则：①根据运动的特异性原则，功能性治疗应采用任务导向性训练；②遵循运动技能学习过程的特点进行训练；③从多系统角度分析和解决问题；④针对异常表现进行个体化训练，治疗越具针对性，效果就越显著；⑤难易恰当的主动运动为主；⑥反复强化训练；⑦肌张力调整的同时注意必要的肌力训练和体能训练；⑧指导家长参与，对脑瘫患儿家长进行教育指导是治疗中不可忽视的重要部分，家长的积极配合不仅有助于为患儿营造科学而健康的环境，还有助于增加训练量，提高疗效。

治疗方法：①作业治疗　作业治疗是将治疗内容设计为作业活动，患儿通过对这些有目的性作业活动的完成，达到治疗的目的，其治疗原理与物理治疗基本相同，其内容包括手的精细功能训练、日常生活能力训练、支具和辅助具的制作及生活环境设施的改造等；②支具或矫形器的应用　在物理治疗和作业治疗中常配合使用支具或矫形器，以达到限制关节异常活动、提高稳定性、协助控制肌痉挛、保持肌肉长度、预防畸形、辅助改善运动功能等目的，矫形器的应用关键在于根据患儿的个体情况选择最佳佩带时期和类型；③语言治疗　语言治疗由医师和语言治疗师评定后，根据不同言语障碍类型进行个体化治疗，在脑瘫患儿中常见的语言障碍类型为构音障碍，由发音器官运动失调引起，常合并吞咽、咀嚼功能障碍，需进行面部、口周、舌肌、软腭等运动控制训练，全身肌张力的控制有助于改善发音器官的痉挛，因此，语言治疗时患儿应采取抗痉挛体位，全身放松；④心理行为治疗　脑瘫患儿常见的心理行为问题有自闭、多动等症状，健康的家庭环境，增加与同龄儿交往，以及尽早进行心理行为干预是防治的关键。

(2) *手术治疗*　主要适用于痉挛型脑性瘫痪患儿，可矫正畸形，改善肌张力；恢复或改善肌力与肌张力平衡。手术包括肌腱手术、闭孔神经前支切除术、选择性脊神经后根切除术、骨关节术等。

(3) *针灸及按摩治疗*　增加局部血液循环有利于提高疗效。

四、注意事项

1. 病情观察

脑瘫的主要表现是运动障碍和姿势异常。在治疗中观察患儿肌肉痉挛、手足徐动、强直、共济失调、肢体震颤、肌张力低下、智力低下、癫痫、视力障碍、听力障碍、语言障碍、精神行为异常等有无改善。

2. 医患沟通

(1) 脑性瘫痪患儿存在多方面能力缺陷，指导父母和家庭其他成员正确护理患儿，注意培养患儿自理生活的能力，根据患儿年龄进行日常生活动作的训练，鼓励患儿参加集体活动，做好脑性瘫痪儿的特殊教育。防止发生孤独、自卑心理，促进健康成长。

(2) 患儿一旦确诊为本病，应立即开始功能锻炼。对瘫痪的肢体应保持功能位，嘱家长给患儿进行被动或主动运动，促进肌肉、关节活动和改善肌张力。

3. 经验指导

早期诊断、早期干预是治疗脑瘫的关键所在。主要是促进各系统功能的恢复和正常发育，纠正异常姿势，减轻其伤残程度。早期发现，尽早进行功能训练，促进正常运动发育，抑制异常运动和姿势；利用各种有益的手段对患儿进行全面、多样化的综合治疗。家长与医务人员密切配合，共同制订训练计划、评估训练效果。此外，可用整形外科手术及神经外科手术解除肌紧张，减轻肢体畸形。神经营养药物如神经生长因子、神经节苷脂、维生素 B 的疗效尚不确定。

第六节 注意力缺陷多动症

注意力缺陷多动症（attention - deficit hyperactivity disorder）又称为儿童多动综合征，是指智力基本正常的小儿，发生与年龄不相称的注意力不集中、不分场合的过度活动、情绪冲动并伴有认知障碍与学习困难的一组症候群。本病大多在学龄前起病，男性多见，男女比为 (4 ~ 6):1。

一、病因与发病机制

1. 病因

病因不清，与遗传因素、环境因素、食物添加剂、脑组织儿茶酚胺代谢、多巴胺受体异常有关。

2. 发病机制

最近用 PET 研究发现多巴胺受体的密度与儿童发育有关，多巴胺受体密度的特异性变化是直到少年期才成熟。多动儿童易被影响的区域认为是前叶的多巴胺通路。神经心理研究提示多动儿童的前叶功能未经成熟。人们认为前叶皮层与儿童的冲动和攻击行为有关。测定发现多动儿童的局部脑血流，主要是发现半叶和尾状核两个部位受累。有些研究已证明用药使基底节和中脑的血流增加，使运动区的血流减少。这些发现可以解释为什么服用利他林后可使多动儿童的注意力能协调精细动作和粗大运动。其他研究多集中在丘脑，网状激活系统和前中脑束。多动儿童和正常儿童对照比较，神经内分泌也有些区别，研究发现多动儿童的生长激素对苯丙胺或利他林的反应是不同的，这进一步说明了多动儿童和正常儿童有生物学的不同。

二、临床表现

注意力不集中，主动注意明显减弱，被动注意却亢进。婴儿期易兴奋、易激惹，睡眠差；幼儿期不能静坐，精细动作有困难；儿童期有与年龄不相称的动作过多，学龄儿上课思想开小差，喜做小动作，学习困难，患儿情绪不稳，行为冲动、任性，难以约束自己，随心所欲，不顾后果。可有逃学、说谎，甚至偷窃、打架等各种行为问题。智力测验一般正常，体格检查无特异性所见。

三、诊断

1. 诊断依据

（1）注意力缺陷症状：①学习、做事常常不注意细节，易犯粗心大意的错误；②在完成任务或玩的时候很难保持注意力集中，7～10 岁注意力集中于某件事的时间 < 20min，10～12 岁注意力集中 < 25min，> 12 岁注意力集中 < 30min；③和别人说话时，经常像在想或注意别的事情，好像没听见一样，似听非听；④经常在某件事还没做完时就做另一件事，不能按要求完成作业或做事（不是由于故意对抗或听不懂所致）；⑤经常很难安排好日常学习与生活；⑥经常不愿意或回避做那些需要持续用脑的事情（如课堂作业或家庭作业）；⑦经常丢失一些常用的东西（如玩具、铅笔、书本或其他学习用具）；⑧经常容易受无关的外界刺激而分心；⑨经常忘事，如上学时丢三落四，忘记分配的任务。有以上症状≥6 条，持续 6 个月以上，并且与其年龄不相称，与同龄、同性别的大多数儿童相比上列症状更常见。

（2）多动与冲动症状：①常常坐不住，在座位上小动作多或扭来扭去；②在课堂上或其他需要保持坐位的环境中常离开座位（包括在家做作业时）；③常在一些不该动的场合中乱跑乱爬（青少年可表现为主观上坐不住的感觉）；④常很难安安静静的玩；⑤经常忙忙碌碌，显得像一台发动机驱动着一样；⑥经常话多，说起来没完；⑦常常在别人问话未完时就抢先回答；⑧经常难以按顺序排队等待或等着轮到他上场（比赛或其他集体活动）；⑨常打断别人的活动或让别人接受他（如插入别人的谈话或游戏）。有以上症状≥6 条，持续 6 个月以上，并且与其年龄不相称，与同龄、同性别的大多数儿童相比上列症状更常见。

（3）排除广泛性发育障碍、精神发育迟滞、儿童期精神障碍、器质性精神障碍、神经精神系统疾病或药物副作用引起的上述表现。

凡7岁以前起病，病程>6个月，智力正常，符合上述第（1）~（3）项，或第（1）、（3）项，或第（2）、（3）项者，可诊断为注意力缺陷多动症。

2. 分型诊断

（1）注意力缺陷型　仅符合诊断依据第（1）、（3）项。

（2）多动与冲动型　仅符合诊断依据第（2）、（3）项。

（3）混合型　符合诊断依据第（1）~（3）项。

3. 病情分度诊断

（1）轻度　上述诊断依据中，有第（1）或第（2）项中症状中的6~7条，仅有微小的或没有学校、家庭或伙伴关系方面的社会功能损害。

（2）中度　上述诊断依据中，有第（1）或第（2）项中症状中的8条，有一定的学校、家庭或伙伴关系方面的社会功能损害。

（3）重度　上述诊断依据中，有第（1）或第（2）项中症状中的9条，有明显而广泛的学校、家庭或伙伴关系方面的社会功能损害。

4. 鉴别诊断

（1）精神发育迟滞　有多动与冲动症状，但有智力低下。

（2）孤独症　可有多动与冲动及注意力缺陷症状，但还有严重的社会与人际交往的障碍及语言障碍。

（3）儿童精神分裂症　有多动与冲动症状，但情感淡漠、行为怪异、思维离奇，个性比发病前明显改变。

（4）抽动-秽语综合征　2~15岁发病，不自主的多组肌肉抽动如眨眼、甩头、耸肩，伴有咽喉声音、怪叫或骂脏话，注意力不集中，精神紧张时加重，夜间睡眠中消失，智力正常。

（5）脆性X综合征　X连锁遗传性疾病，小孩发病有大耳，大睾丸，多动，智力低下，染色体检查可见 Xq27.3 有脆性位点。

(6) 苯丙酮尿症　智力低下，行为异常，有肌痉挛或癫痫小发作、肌张力增高和腱反射亢进。皮肤、毛发、虹膜色泽变浅，尿和汗液有臭味，Guthrie 试验阳性。

四、治疗

加强教育，改变生活习惯，6 岁以上者可应用中枢兴奋药，结合行为矫正疗法。

1. 一般治疗

要在精神、生活和学习上培养患儿的自制、自主能力，逐步适应学校和社会的规律生活。6 岁以下儿童以教育为主，尽量不用药物治疗。

2. 药物治疗

适用于 6 岁以上患儿。下列药物任选一种进行治疗。

(1) 中枢兴奋药　哌甲酯（利他林），每次 0.3mg/kg，每天早晨上课前半小时服用 1 次，2 周后无效或药效在中午后减弱，可增至每次早晨 0.5～0.8mg/kg。如下午小儿症状仍无进步，可在早晨服药后 3h 再服药 0.3mg/kg。一般只在上学时应用，周末、节假日、寒假、暑假停用。

匹莫林，每天 2.25mg/kg，每天上午服 1 次。最大量每天 <100mg。此药显效慢，需 3～4 周。

苯丙胺，每天 0.15～0.3mg/kg，分 2 次口服。

(2) 抗抑郁药　适用于对中枢兴奋药无效的患儿，与中枢兴奋药合用有协同作用。常用的有丙咪嗪，开始每天 10mg/kg，分 2 次口服，每 3～4d 增加剂量，达到每天 25～50mg/kg，分 2 次口服。

3. 其他治疗

进行行为矫正疗法，如认知行为治疗、团队活动训练、躯体运动训练（感觉统合训练）等。近年来国内外应用定量脑电图生物反馈疗法治疗本病，长期疗效满意，治疗2个疗程后可逐渐停用上述药物治疗。此外，父母应参加父母管理班培训，学习有效、正确的行为矫正方法。

五、注意事项

1. 病情观察

观察患儿多动是否改善，学习成绩是否上升，注意力是否集中，情绪是否稳定，冲动任性有无减少等。

2. 医患沟通

本病的治疗是一个长期过程，须指导家长用药，观察疗效和不良反应。父母应参加父母管理培训班，学习有效、正确的行为矫正方法，不给患儿食用有食物添加剂的食品，尽可能去除致病诱因，减少对患儿的不良刺激。

3. 经验指导

本病的治疗不能仅靠药物，而应采取综合治疗措施，包括心理治疗、合理教育、认知行为治疗、社会技能训练等。治疗的目的是促进患儿多思考，减少烦躁，改善认知行为。

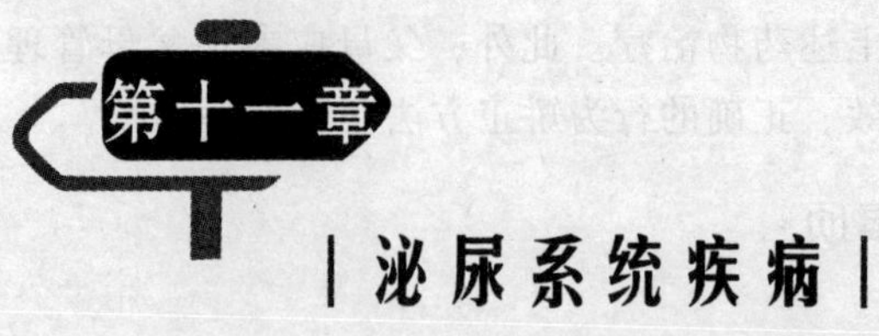

第十一章 泌尿系统疾病

第一节

急性肾小球肾炎

急性肾小球肾炎（AGN）简称急性肾炎，是一种与感染有关的以两侧肾小球弥漫性炎性病变为主的急性免疫反应性疾病。本病绝大多数由链球菌感染后引起，故又称急性链球菌感染后肾炎。其他病原体如葡萄球菌、肺炎链球菌、柯萨奇病毒、埃可病毒、流感病毒及腮腺炎病毒等也可引起肾炎，但较少见。急性肾炎是小儿时期最常见的一种肾脏疾病，占小儿泌尿系统疾病的53.7%。好发于6～12岁小儿，2岁以下罕见，男性多于女性，约为2∶1。发病以秋冬季节较多。绝大多数预后良好。

一、病因与发病机制

1. 病因

临床所见的急性肾炎多为A组β溶血性链球菌的致病菌株所致上呼吸道感染或皮肤感染后引起的免疫反应。

2. 发病机制

链球菌抗原或变异IgG与抗体结合形成循环免疫复合物或菌株抗原先植入肾小球毛细血管壁，再在植入处与抗体形成免疫复合物，免疫复合物使肾小球毛细血管腔变窄，而致肾小球血流量减少，肾小球滤过下降而导致少尿、无尿，水钠潴留致水肿、高血压、甚至严重循环充血和高血压脑病。免疫复合物损伤肾小球基底膜，使肾小球基底膜断裂，而致使大量红细胞、白细胞和蛋白质通过破损的肾小球滤过膜渗出到肾小球囊，导致血尿、管型尿、白细胞尿和蛋白尿。免疫复合物还激活补体产生过敏毒素，使全身毛细血管通透性变大，大量血浆蛋白渗出到间质中，间质中蛋白浓度可达10g/L左右，致使急性肾小球肾炎的水肿呈非凹陷性。

二、临床表现

1. 前驱感染

发病前1～2周上呼吸道感染或扁桃体炎等（或3周前有皮肤感染）。

2. 血尿

多为肉眼血尿。可为“洗肉水样”、茶色或烟灰样，血尿常为首次就诊的原因，为全程无痛性、无血凝块，偶伴尿频、尿急。

3. 蛋白尿

一般（+～++），很少超过（+++）者。

4. 水肿及少尿

尿量明显减少，严重者可出现无尿、甚至肾功能不全。同时伴有水肿，水肿性质为非凹陷性。

5. 高血压

病初血压明显增高，一般达（120～150）/（70～110）mmHg，大多于1～2周后随利尿消肿而血压降至正常。

三、诊断

1. 诊断依据（根据2001年中华儿科学会肾脏病学组方案而定）

（1）急性起病，1～3周前有前驱感染，如咽炎、扁桃体炎、脓皮病等。

(2) 尿常规检查以血尿为主，伴不同程度的蛋白尿。离心尿沉淀红细胞每高倍视野 >5 个，不离心尿红细胞 >2~3 个，白细胞 <10 个，蛋白（+~+++），一般 <1g/24h。

(3) 可有水肿、高血压（学龄前儿童 >120/80mmHg，学龄儿童 >130/90mmHg）和（或）肾功能不全。

(4) 起病 6~8 周血清补体降低。有链球菌感染的血清学证据如抗链球菌溶血素 O（ASO）升高。

具有上述 4 项可确诊为急性链球菌感染后肾小球肾炎。

2. 肾功能的诊断（2001 年中华儿科学会肾脏病学组制订）

(1) *肾功能正常期* 血 BUN、Cr 及肌酐清除率（Ccr）正常。

(2) *肾功能不全代偿期* 血 BUN、Cr 正常，Ccr 50~80ml/（min·1.73m²）。

(3) *肾功能不全失代偿期* 血 BUN≥10.7mmol/L，血 Cr≥176μmol/L，Ccr 30~50ml/（min·1.73m²）。

(4) *肾衰竭期（尿毒症期）* Ccr 10~30ml/（min·1.73m²），血 BUN >21.4mmol/L，血 Cr >353.6μmol/L，并出现临床症状，如疲乏、不安、胃肠道症状、贫血、酸中毒等。

(5) *终末期* Ccr <10ml/（min·1.73m²），如无肾功能替代治疗则难以生存。

3. 鉴别诊断

(1) *其他病原体感染后引起的肾炎* 已知多种病原体感染可引起肾炎，其致病原可为细菌（葡萄球菌、肺炎球菌等）和病毒（乙肝病素、流感病毒、EB 病毒、水痘病毒和腮腺炎病毒等），也可为肺炎支原体及原虫所致。临床表现与急性肾炎相似，应根据病史、先驱感染、前驱期长短及各自的临床特点进行鉴别。如病毒性肾炎，一般前驱期短，3~5d，临床症状轻，无明显水肿及高血压，以血尿为主，补体 C3 不降低，ASO 不升高。

（2）其他原发性肾小球疾病　如 IgA 肾病，起病与急性肾炎相同，但多于上呼吸道感染后 1～2d 即以血尿起病，血尿反复发作，通常不伴有水肿和高血压，血清补体正常，鉴别主要依靠肾活检。

（3）慢性肾炎急性发作　此类患儿有肾脏病史，急性发作多于感染后 1～2d 即出现症状，无明显的前驱期；且常有严重贫血，持续性高血压和肾功能不全，尿比重低而固定。

四、治疗

以休息、对症治疗为主，防治感染及致死性并发症，急性肾衰竭时应行透析。

1. 一般治疗

（1）休息　急性期应卧床休息至肉眼血尿消失、水肿消退、血压恢复正常，儿童患者一般在发病 4～6 周后可恢复上学，持续尿检异常（镜下血尿或中度蛋白尿）时应定期门诊随访。

（2）饮食　食物应富含多种维生素并易消化。高血压、水肿及少尿明显者应限制每天液体入量在 1 000ml 之内，低盐饮食（每天 2～3g）。氮质血症者应进食动物蛋白 0.6g/（kg·d)并根据血钾水平调整钾的摄入。

2. 药物治疗

（1）控制感染灶　急性肾小球肾炎属免疫性疾病，并非由病原菌直接感染肾脏造成，而是病原菌入侵机体其他部位（呼吸道、皮肤）引起的一种免疫反应性疾病，尤其是以溶血性链球菌感染后导致的急性肾炎为多见。故一般认为起病之后方开始的抗生素治疗，对急性肾炎的病情及预后无效。不过，咽部、皮肤病灶细菌培养阳性时，或肾炎迁延 2 个月以上，扁桃体病灶明显者，行扁桃体切除术前后，仍应积极应用抗生素治疗。

选用的抗生素首先应针对溶血性链球菌，如青霉素，是治疗 A 组溶血性链球菌感染的首选药物，常用剂量为50～100kU/kg，分 2～4 次肌内注射或静脉滴注。对青霉素过敏的患儿，可选用大环内酯类抗生素，如红霉素、罗红霉素等，或改用头孢菌素类抗生素，如头孢拉啶、头孢曲松等。禁忌用磺胺类药物。

肾功能轻度减退（GFR＞5ml/min）时，青霉素仍按常用剂量使用；中度减退（GFR 为 10～50ml/min）时，给予常用剂量的75%；重度减退（GFR＜10ml/min）时，减量为常用剂量的 20%～50%。

（2）利尿　对经限水、限盐、卧床休息治疗后仍存在明显水肿者，应使用利尿剂治疗消除水肿。如氢氯噻嗪，剂量为 2～5mg/kg，每天分 2～3 次口服；肾功能受损及噻嗪类效果不明显者，可应用袢利尿剂，如呋塞米每次 1～2mg/kg，必要时 6～8h 后可重复应用。禁止使用渗透性利尿剂和保钾利尿剂，如螺内酯。

（3）降压　理想的血压，即尿蛋白＜1g/d 时血压应在 130/80mmHg 以下，尿蛋白≥1g/d 时血压应在 125/75mmHg 以下。如经休息、控制饮食及利尿后舒张压仍＞90mmHg 时，可考虑降压治疗。常用药物有：①硝苯地平　为降压首选药物，属钙拮抗剂，剂量为 0.2～0.3mg/kg，每天 3～4 次口服；②卡托普利　初始剂量为每天 0.3mg/kg，之后视病情变化可增量，最大用量为每天 2mg/kg；③肼屈嗪　剂量为每天 1～2mg/kg，分 3 次口服；④利血平　适用于严重高血压者，剂量为每次 0.07mg/kg，每次最大量不超过 1.5mg/kg，血压控制后按每天 0.02mg/kg，分 3 次口服维持治疗。

高血压脑病患儿降压可选用硝普钠，剂量为 5～10mg，溶于 5% 葡萄糖液 100ml 中以 1μg/（kg·min）的速度持续静脉滴注或输液泵泵入，在监测血压的基础上可适当加快滴速，但一般不应超过 10μg/（kg·min）。同时应用呋塞米，每次 2mg/kg 静脉注射。应用以上药物使血压尽快降至160/100mmHg以下的安全范围内。高血压脑病出现抽搐时，可给予地西泮，每次 0.3 ~ 0.5mg/kg，静脉缓慢推注，并给予吸氧辅助治疗。脑水肿明显者，可选用 20% 甘露醇或25% 山梨醇，快速静脉滴注，每 4 ~ 6h 给药 1 次以降低颅内压。

严重循环充血患儿，充血后的表现虽同心力衰竭相似，但并非是心力衰竭。治疗时应严格限制水和钠盐的摄入，纠正水钠潴留，恢复血容量，此时治疗的重点是应用利尿剂等药物，如呋塞米，每次 2mg/kg 静脉注射；除应用利尿剂外，必要时加酚妥拉明或硝普钠以减轻心脏前后负荷，酚妥拉明剂量为 0.2 ~ 0.3mg/kg（每次用量不应超过 5mg），加入 5% 葡萄糖溶液中缓慢持续的静脉滴注。洋地黄类药物一般不用。

急性肾功能不全患儿，应严格控制液体入量，每天液体入量 = 前 1 日尿量 + 不显性失水（每天 10 ~ 15ml/kg）+ 吐泻丢失量 - 内生水量（每天 $100ml/m^2$）。保持水、酸碱度和电解质的平衡，监测血钾变化，浓度较高时应积极纠正，达到透析指标时尽早透析。

3. 其他治疗

(1) *手术治疗*　对于反复发作的扁桃体炎，可考虑做扁桃体切除术。手术时机以病情稳定，无临床症状及体征，尿蛋白低于（+），尿沉渣红细胞每高倍视野 <10 个，且扁桃体无急性炎症为宜，手术前后需应用青霉素 2 周。

(2) *血液净化*　对于较长时间无尿或少尿伴急性肾衰竭，或急性肾衰竭合并肺水肿、脑水肿、高血钾、严重代谢性酸中毒的患儿，应紧急行血液透析、血液滤过或腹膜透析治疗，以帮助患儿渡过急性期。由于本病具有自限性，肾功能多可恢复，一般不需要长期维持性透析。

(3) *中医治疗*　急性肾炎多由于风寒、风热及湿邪所致，疾病发展期可采用祛风利水、清热解毒、凉血止血等治法，方剂有越婢加术汤、麻黄连翘赤小豆汤、五味消毒饮加减；恢复期主要为余邪未尽，正气虽有损耗，但临床表现虚证不明显，仍以祛邪为主。

五、注意事项

1. 病情观察

治疗后观察尿量、血压、水肿的变化。复查血沉、补体、BUN、Cr、尿常规，观察其变化。严重患者注意观察心率、呼吸、血压、肝脏大小、肾功能、血钾、血钠、血气分析变化。

2. 医患沟通

在治疗开始时，应将卧床休息的重要性向家长交代，以获得家长与患儿的配合。另外，在疾病的不同时期，须交代根据症状、体征的变化改变饮食，如水肿时低盐饮食，有氮质血症时低蛋白饮食等。以获得最好的疗效。

3. 经验指导

少数患儿以急性肾炎起病，但水肿为凹陷性，蛋白尿显著，血清白蛋白轻度降低，胆固醇升高，与肾病综合征相似，症状持续时间长，但仍有 ASO 升高与补体降低，肾活检为急性肾炎表现，称为以肾病综合征表现的急性肾炎或急性肾炎-肾病综合征。肾活检与 ASO 检查有助于诊断。

第二节 慢性肾小球肾炎

慢性肾炎（CGN）是指病程超过 1 年，伴有不同程度肾功能不全和（或）持续性高血压、预后较差的肾小球肾炎。病程常进展缓慢，多以慢性肾衰竭为最终结局。

一、诊断要点

1. 病程在1年以上。

2. 肾炎性尿改变，包括程度不一的蛋白尿、血尿、管型尿。但改变程度不一定和病情成正比。晚期尿蛋白反而减轻。

3. 不同程度的肾功能不全（早期可为代偿性的）和（或）高血压。

二、治疗

注意护理和休息，避免和祛除诱发因素，防止肾功能进一步受损，对症治疗，视病理类型选择激素和免疫抑制剂。

1. 一般治疗

避免感染和过劳，以防止病情加重。不宜预防性长期使用抗生素，药物选择上应避免使用肾毒性药物。

2. 合理饮食

对伴有水肿、高血压者应适当限制钠盐摄入。提倡低蛋白饮食，或加用必需氨基酸或酮酸。小儿可按每天1.25～1.6g/418kJ（1.25～1.6g/100cal）计算。并注意同时低磷和给予优质动物蛋白。

3. 药物治疗

通常并不主张常规应用皮质激素、免疫抑制剂，且大剂量激素还可加重高血压、氮质血症。如膜增生性肾炎，现主张采用激素长期隔日顿服法，并多配合应用免疫抑制剂，如环磷酰胺或环孢霉素A；局灶性节段性硬化患儿，用糖皮质激素，初始还可选用甲基泼尼松龙静脉冲击治疗，用药为第1～2周期间每周3次；第3～10周期间每周1次；第11～18周期间每2周1次；第19～50周间每4周1次；第51～82周间每8周1次。口服泼尼松的方法是，第1～2周不用药，第3～8周开始隔日顿服，剂量为2mg/kg，其后逐渐减量。若经2周6次冲击后，尿蛋白仍无明显改善，或虽有部分效应，而后尿蛋白再次增高，则可加用环磷酰胺。激素耐药者，还可用环孢素伴有少量激素（$30mg/m^2$，隔日）。

4. 对症治疗

包括利尿和抗高血压，同急性肾小球肾炎。除控制饮食蛋白，主张应用巯甲丙脯酸或其他转换酶抑制剂及钙通道阻滞剂，这对延缓进展均有益。

三、注意事项

本病尚无特异性治疗方法，应加强对因治疗。糖皮质激素并不适用于所有患儿，应根据肾脏的不同病理变化进行选择性应用。

第三节 肾病综合征

原发性肾病综合征是由多种原因引起肾小球毛细血管通透性增加，导致血浆内大量蛋白质从尿中丢失的临床综合征，具有大量蛋白尿、低蛋白血症、高脂血症和不同程度的水肿四大特点。男性发病较多。

一、病因与发病机制

肾病综合征按病因分为原发性、继发性和先天性三种类型，原发性肾病病因不明，先天性肾病在我国较少见，继发性肾病包括继发于全身性疾病（如过敏性发绀、系统性红斑狼疮和乙型肝炎病毒相关肾炎等）、临床诊断明确的肾小球肾炎以及药物、金属中毒等情况者。按临床特点分为单纯性肾病和继发性肾病，小儿时期绝大多数是原发性肾病，故本章节主要叙述原发性肾病。

肾病综合征的发病机制目前尚未完全明了，目前认为原发性肾病综合征的发病机制与T细胞免疫功能紊乱有关。蛋白尿则是肾小球滤过膜通透性增高所致，一般认为蛋白尿的形成有两种机制，分别形成选择性蛋白尿和非选择性蛋白尿。细胞免疫功能紊乱导致肾小球滤过膜静电屏障作用受损，大量带负电荷的白蛋白自尿中丢失，导致选择性蛋白尿(尿中蛋白以中分子白蛋白为主)，而抗原抗体反应激活补体和凝血机制，导致肾小球基底膜损伤，分子屏障作用受损，引起非选择性蛋白尿（大分子蛋白亦可滤出)。

二、临床表现

1. 水肿，呈可凹性，严重者可出现胸腔积液、腹腔积液和阴囊水肿。

2. 易并发各种感染。呼吸道感染最常见，其次为皮肤感染、泌尿道感染及腹膜炎。

3. 可伴有蛋白质营养不良、营养不良性贫血及生长发育迟缓。

4. 可并发低钠血症、低钾血症及低钙血症，有的病例可发生低血容量性休克。

5. 有的病例可发生动脉或静脉血栓，以肾静脉血栓最常见。

三、诊断

1. 诊断标准

以下4项条件中以大量蛋白尿和低蛋白血症为必备条件：①大量蛋白尿，定性≥+++，持续时间>2周，24h尿蛋白总量>50mg/kg；②血浆白蛋白<30g/L；③血胆固醇>5.7mmol/L；④水肿可轻可重。

2. 临床分型诊断

(1) 单纯性肾病　只具备上述4条特征者。

(2) 肾炎型肾病　除有上述4大症状外，有下列症状之一项或多项者：①2 周内 3 次以上离心尿检查 RBC 每高倍视野 > 10 个；②反复出现高血压，学龄前儿童 > 16.00/10.67kPa（120/80mmHg），并除外皮质激素所致者；③氮质血症，尿素氮 > 10.7mmol/L（30mg/dl），并排除血容量不足所致者；④血总补体或 C3 反复降低。

3. 鉴别诊断

（1）急性肾小球肾炎　急性肾小球肾炎有血尿、高血压、血补体降低、肾功能损害，但尿蛋白不显著（+ ~ +++），< 1g/24h，水肿为非凹陷性，ASD 升高，血甘油三酯、胆固醇、血浆蛋白正常。

（2）乙型肝炎病毒相关肾炎　多在 6 岁以下发病，可有肾病综合征或肾病样蛋白尿，高血压发生率不高，补体正常或下降，病程迁延，症状多变，血 HBsAg、HBeAg、HBcAb 阳性，常有肝大，可伴肝功能异常。肾活检病理改变多为膜性肾病，免疫荧光检查有 HBV 抗原。原发性肾病综合征伴乙型肝炎病毒感染与乙型肝炎病毒相关性肾炎区别困难，但后者肾小球免疫荧光检查有 HBV 抗原。

（3）过敏性发绀性肾炎　少数患者可有肾病综合征表现，但有皮肤发绀等其他病史。

（4）狼疮性肾炎　有皮肤、关节病变及多脏器损害，血清抗 DNA 抗体、抗 Sm 抗体阳性，易与原发性肾病综合征鉴别。

四、治疗

控制水肿，维持电解质平衡，供给适量营养，预防和控制感染等并发症，正确使用肾上腺皮质激素，综合治疗。

1. 一般治疗

（1）休息　高度水肿者宜卧床休息，消肿后可活动，卧床时应经常变换体位，以防血栓形成。除显著水肿或并发感染、严重高血压外，其他不需卧床休息。减少活动量，待病情缓解后逐渐增加。

(2) 饮食与维生素　显著水肿和高血压时应短期限制水摄入，低盐饮食每天1～2g，病情缓解后不必继续限盐。每天蛋白质摄入量为1.2～1.8g/kg，以动物蛋白（乳、鱼、蛋、禽、牛肉）为宜。在应用糖皮质激素过程中还应每天补充维生素D丸500～1 000U及适量钙剂400～800mg。

(3) 防治感染　保持皮肤清洁，预防皮肤感染。常规预防接种应在肾病缓解后，停用糖皮质激素3个月以上再进行。如接触水痘患儿后则应暂停糖皮质激素治疗。

(4) 加强教育　应加强对患儿父母进行有关肾病知识的教育，并教给他们用试纸检验尿蛋白的方法。

2. 药物治疗

(1) 利尿剂消肿　一般应用激素后7～14d多数患儿开始自行利尿消肿，故可不用额外加用利尿剂，但水肿严重、合并皮肤感染、高血压、激素不敏感、或有腹腔积液者需应用利尿剂。常用药物有氢氯噻嗪1mg/kg，每天2～3次，如2d内无效可加至2mg/kg，并加用螺内酯。上述治疗效果差时可用强效利尿剂如呋噻米，每次1～2mg/kg，每6～8h口服1次，但多不单独应用，常与低分子右旋糖酐及多巴胺合用，如对利尿剂无效且血浆蛋白过低者，可选扩容继之利尿，扩容采用低分子右旋糖酐（5～10ml/kg）以暂时改善低血容量，其内加多巴胺（增加肾血流、并排钠利尿）、酚妥拉明（扩张血管），控制滴速为多巴胺每分钟2～3μg/kg，扩容后继之利尿给予呋噻米1～1.5mg/kg，重症水肿者可连用5～10d。利尿过程中需预防低钾血症及可能导致低血容量的出现，利尿剂不宜长期大量应用。

(2) 糖皮质激素　糖皮质激素的用药原则：①药物的选择，以生物半衰期为12～36h的中效制剂为宜；②开始治疗时应足量，分次服用，尽快促使尿蛋白转阴；③尿蛋白转阴后进行的维持治疗阶段以隔日晨顿服为宜；④维持治疗不宜过短，应待病情稳定后再停药，以减少复发。

国内较多采用中程疗法，常用于初治患儿。

诱导缓解阶段，泼尼松每天 1.5～2mg/kg（总量不超过 60mg），分 3 次口服。若 4 周内尿蛋白转阴，则转阴后至少巩固 2 周，足量治疗时间不应少于 4 周，最长 8 周。

巩固维持阶段以原足量两日量的 2/3 量，隔日早餐后顿服 4 周，如尿蛋白持续阴性，之后每 2～4 周减 2.5～5mg，至每顿 0.5～1mg/kg 时维持 3 个月，以后每 2 周减2.5～5mg 直至停药，总疗程约 6 个月。

长程疗法常用于复发患儿。若诱导缓解治疗 4 周后尿蛋白仍未转阴，可继续原剂量用至尿蛋白转阴后 2 周，一般用药 8 周，最长不超过 12 周，然后改隔日 2mg/kg 早餐后顿服，继用 4 周，以后每 2～4 周减量 1 次，具体方法同上，总疗程 9～12 个月（长程疗法）。

短程疗法因较易复发，国内较少应用。泼尼松，每天 2mg/kg（总量不超过 60mg），分次服用，疗程 4 周，4 周后不论效果如何，均改为泼尼松每天 1.5mg/kg 隔日顿服，再用药 4 周停药，总疗程 8 周，然后骤然停药。

（3）*复发和糖皮质激素依赖性肾病的治疗*　若在治疗后或减量过程中复发，应再次恢复到初始疗效剂量或上一个疗效剂量。或改隔日疗法为每天疗法，或将激素减量的速度放慢，延长疗程。同时应注意寻找患儿有无感染或是否存在影响糖皮质激素疗效的其他原因。

上述泼尼松疗法疗效欠佳者，可换用其他类型的糖皮质激素，如康宁克通 A、曲安西龙、地塞米松或甲基强的松龙等。

甲基强的松龙静脉冲击疗法适用于激素耐药或频繁复发的病例。剂量每次 15～30mg/kg（总量不多于 1g），加入 5%～10% 葡萄糖液 100～200ml 中稀释后 1～2h 静脉滴入，每天 1 次或隔日 1 次，3 次为 1 个疗程，必要时 1 周后重复。

冲击后48h，继以泼尼松2mg/kg，隔日早餐后顿服。其副作用为静脉滴注过程中有面红、震颤、恶心、味觉改变，还可致一过性高凝状态及高血压、心律紊乱、消化道溃疡出血。

地塞米松疗法：①常规用法　泼尼松治疗后频繁复发或激素耐药的患儿，可换用地塞米松，地塞米松0.75mg可取代泼尼松5mg，每天分3次口服，在尿蛋白阴转后巩固2周，改为泼尼松隔日早餐后顿服，再逐渐减量至停药，总疗程6个月左右；②地塞米松冲击疗法　适应证同甲泼尼龙冲击疗法，剂量每次1.5～2mg/kg，最大量每次50mg，加入10%葡萄糖溶液100～250ml中稀释后1～2h静脉滴注，每天1次，3d后改为隔日1次，共6次为1个疗程，继以泼尼松2mg/kg，隔日顿服4周，再逐渐减量至停药，总疗程6～9个月。

激素治疗可出现不同程度的不良反应，长期超量应用激素可造成：①代谢紊乱，可出现明显柯兴貌、肌肉萎缩无力、伤口愈合不良、高血糖、尿糖、水钠潴留、高血压、尿中失钾、蛋白质营养不良、高尿钙和骨质疏松；②消化性溃疡和精神欣快感、兴奋、失眠，甚至表现精神病、癫痫发作等，还可发生白内障、无菌性股骨头坏死、高凝状态、生长停滞等；③易发生感染或诱发结核灶的活动；④急性肾上腺皮质功能不全，戒断综合征。

(4) *免疫抑制剂*　免疫抑制剂适应证为NS频繁复发，糖皮质激素依赖、耐药或出现严重副作用者，不能耐受或有激素禁忌证者，可选用下列药物之一进行治疗。药物的种类和用法如下。

环磷酰胺：①口服疗法　环磷酸胺每天2～2.5mg/kg，分2～3次口服或每天早晨1次顿服，疗程8～12周，复发病例连用8周，激素依赖病例连用12周，总剂量200～250mg/kg，宜饭后服用以减少胃肠道反应，用药期间应多饮水，以预防出血性膀胱炎，本药可引起骨髓抑制，治疗期间每1～2周查血常规，白细胞总数＜4×10^9/L时应减量，＜3×10^9/L时停药，远期不良反应为性腺受抑制，如总剂量＜300mg/kg时此不良反应较轻；②冲击疗法　环磷酸胺每天8～12mg/kg，每2周连用2d，或每次0.5～0.75g/m^2，每月1次，连用6～9次，均加入生理盐水或葡萄糖溶夜中，1～2h静脉滴注，随即给予2 000ml/m^2葡萄糖溶液，并加入5%碳酸氢钠中静脉滴注，用药期间应多喝水，每2周重复1个疗程，累积量＜150～200mg/kg，不良反应有白细胞减少，秃发，肝功能损害，出血性膀胱炎，少数可发生肺纤维化，远期对性腺也有损害，病情需要者可小剂量、短疗程、间断用药，避免青春期前和青春期用药。

苯丁酸氮芥能减少激素敏感者的复发。每天0.1～0.2mg/kg，分2～3次口服，疗程2～6个月，累积用量＜10mg/kg。不良反应有性腺损害骨髓抑制，较环磷酰胺少，用药期间每1～2周应检查血常规。

盐酸氮芥每天0.1mg/kg口服，连用4d，同时应用泼尼松1.5mg/kg，隔日顿服，直至盐酸氮芥停用后9d，此为1个疗程。可在2～4周后重复1个疗程。不良反应有恶心、呕吐，偶有白细胞减少；但有疗程短、毒性低的优点。

环孢素适用于糖皮质激素、雷公藤、环磷酰胺冲击疗法均失败者。每天5mg/kg，分2次口服，间隔12h，用药常需监测血浓度以调整剂量，一般维持血浓度在100～200μg/L，药物多在1个月内起效，有效者3个月后可逐渐减量至每天2.5mg/kg口服，疗程3～6个月。如无效则3个月后停用。副作用主要有肾小管间质不可逆损害，故须定期检测肾功能，如血Cr升高30%则应将环孢素减量25%～50%。尿N－乙酰－β－氨基葡萄糖苷酶升高是肾毒性的早期指标，可应用钙通道阻滞剂进行预防。其他不良反应有高血压、高尿酸血症、高钾和低镁血症、钠潴留、多毛和牙龈增生等。已有肝肾功能损害、感染、肾小管间质损害、近2个月用过免疫抑制剂的患者不宜应用环孢素。

霉酚酸脂通过抑制嘌呤代谢途径中次黄嘌呤核苷酸脱氢酶而抑制细胞增殖。每天 15～25mg/kg 口服，每天最大量 < 1.5g，可与泼尼松合用，在泼尼松减量至每天 5～7.5mg 时加用霉酚酸酯。霉酚酸酯疗程 6～7 个月。不良反应有诱发感染、胃肠道反应、呃气、白细胞减少、皮疹、AST、ALT 升高等，偶有发生胰腺炎、肺纤维化者。

雷公藤制剂：①雷公藤多甙　剂量为每天 1mg/kg，每天最大量 <45mg，分 3 次口服，12 周后减量，每周用 4d 停 3d，用 12 周停药，总疗程 6 个月；②雷公藤甲素　剂量为每天 3.3mg/kg，分 3 次口服，8 周后改为间歇用药，每周服 4 日停 3 日，总疗程 3～6 个月。不良反应为白细胞减少、胃肠道反应、皮肤色素沉着，也可能影响性腺功能。

长春新碱每次 0.075mg/kg 或 1.4mg/m^2，每次最大量 < 2mg，加入生理盐水 100～200ml 静脉滴注，每 3～7d 给药 1 次，尿蛋白转阴后每周 1 次，10 次为 1 个疗程。长春新碱有免疫抑制和抑制血小板功能的作用，可减少肾病的高凝状态。不良反应有恶心、呕吐、白细胞减少等。

3. 其他治疗

(1) 抗凝剂　适用于伴有高凝状态的病例，尤其是膜增生性肾炎等严重病理类型。常用药物包括以下几种。

肝素钠用于血管栓塞的治疗，剂量 1mg/（kg·d），加入 10% 葡萄糖液 50～100ml 中稀释后静脉滴注，每天 1 次，2～4 周为 1 个疗程。也可选低分子肝素（速碧凝），每天 70～80U/kg 皮下注射，每天 1～2 次。病情好转后改口服抗凝药维持。

尿激酶有直接激活纤溶酶溶解血栓的作用。剂量 30～60kU/d，加入 10% 葡萄糖液 100～200ml 中稀释后静脉滴入，1～2 周为 1 个疗程。

双嘧达莫（潘生丁）5～10mg/（kg·d），分 3 次饭后服，6 个月为 1 个疗程。

阿魏酸哌嗪（保肾康）剂量每次 100～150mg，每天 3 次，疗程 2～3 个月。

华法林（苄丙酮香豆素）剂量每天 0.1mg/kg，分 2～3 次口服。

（2）免疫调节剂　一般用于糖皮质激素的辅助治疗，多用于并发感染、频繁复发或糖皮质激素依赖者。常用左旋咪唑 2.5mg/kg，隔日用药，疗程 6 个月。不良反应有胃肠不适、流感样症状、皮疹、中性粒细胞下降等，停药后可恢复。

（3）血管紧张素转换酶抑制剂　可改善肾小球动力学状态，常用于降蛋白尿治疗，可辅助激素治疗，尤其适用伴发高血压者。常用的有卡托普利、依那普利、福辛普利等。如卡托普利，每天 0.5～1mg/kg，分 3 次口服；依那普利，每次 0.05～0.1mg/kg，每天 1 次。疗程 6 个月以上。

（4）免疫球蛋白　适用于膜性肾病。每次 200～400mg/kg 静脉滴注，3～5d 为 1 个疗程。每 3 周重复 1 个疗程，共治疗 10 个月，可使尿蛋白转阴、病理学表现明显改善。

（5）中医治疗　NS 属中医“水肿”“阴水”“虚劳”的范畴。可根据辨证施治原则进行治疗。

五、注意事项

1. 病情观察

治疗中注意观察尿蛋白、血压、水肿、尿量等。注意有无并发症表现。

2. 医患沟通

本病的复发原因中，部分是由于家长看到患儿尿蛋白已转阴多时，自行将泼尼松减量过快或停药过早所致。应嘱家长不能自行调整剂量，避免漏服或少服。对复发后需重新进行泼尼松治疗者，应认真做好解释工作，使家长与患儿认识到长期检查正确服药的重要性，自觉执行医嘱。

3. 经验指导

本病在治疗过程中可以出现多种并发症，成为导致病情反复、恶化、甚至死亡的重要原因，需重视早期诊断，早期治疗。

第四节 溶血尿毒综合征

溶血尿毒综合征（HUS）是以溶血性贫血、血小板减少及急性肾衰竭为特征的一种综合征。主要见于婴幼儿，国内报道仅数十例，以学龄儿童多见。本症是小儿急性肾衰竭常见的原因之一，曾在阿根廷、北美、南美洲有过小流行。本病尚无特殊疗法，死亡率曾高达77%，近年来由于综合疗法特别是早期腹膜透析的应用，病死率已下降至4.5%。

一、临床表现

前驱症状多是胃肠炎，表现为腹痛、呕吐及腹泻，可为血性腹泻，极似溃疡性结肠炎，可有报道似急腹症者。少数前驱症状为呼吸道感染症状，占10%~15%。前驱期持续3~16d（平均7d）。无胃肠炎前驱症状者死亡率明显较高。

前驱期后经过数日或数周间歇期，随即急性起病，数小时内即有严重表现包括溶血性贫血、急性肾衰竭及出血倾向等。最常见的主诉是黑便、呕血、无尿、少尿或血尿。患儿苍白、虚弱。高血压占30%~60%，近25%的患者有充血性心力衰竭及水肿，30%~50%患者肝脾大，约1/3患者有皮肤瘀斑及皮下血肿，15%~30%的小儿有黄疸。

有些症状因地区而异，如在印度本病常于痢疾后起病，60%有发热。在阿根廷及澳大利亚则中枢神经系统症状较常见，占28%～52%，表现为嗜睡、性格异常、抽搐、昏迷、偏瘫、共济失调等。

主要决定预后的是肾脏损害的程度。86%～100%有少尿，30%患者无尿（持续4日至数周）。某些婴儿病例仅有一过性少尿及尿异常。大多数患者肾功能可完全恢复。有的发生慢性肾功能不全及高血压。本病患儿可有复发，复发者预后差。

二、辅助检查

1. 血液学改变

由于急性溶血，血红蛋白下降明显，可降至30～50g/L，网织红细胞明显增高，血清胆红素增高。周围血象有特征性的是红细胞形态异常，表现为大小不等、嗜多染、三角形、芒刺状及红细胞碎片等。白细胞升高可见于85%的患者。90%病例病初即有血小板减少，平均值为75×10^9/L，大多在2周内恢复正常。

2. 凝血因子检查

其结果与病期关系密切。早期可有凝血酶原时间延长、纤维蛋白原降低、纤维蛋白降解产物增高及凝血Ⅱ、Ⅷ、Ⅸ及Ⅹ因子减少，但数日后即恢复正常。

3. 尿常规

可见不同程度的血尿、红细胞碎片，10%有肉眼血尿，严重溶血者可有血红蛋白尿。此外，尚有程度不等的蛋白尿、白细胞及管型。肾功能检查可见不同程度的代谢性酸中毒、高钾血症及氮质血症。

三、诊断

根据先驱症状及突然出现的溶血性贫血、血小板减少及急性肾衰竭三大特征不难作出诊断，但应与其他原因引起的急性肾衰竭、肾小球肾炎、血小板减少及溶血性贫血等鉴别。

四、治疗

维持水、电解质平衡，营养支持，纠正贫血，积极处理少尿、高血压，急性肾衰竭患者应及早透析等综合治疗。

1. 一般治疗

维持机体水、电解质平衡，补充累积损失及继续损失，记录24h出入量。

2. 对症治疗

（1）*贫血的治疗*　当红细胞压积下降到15%，或Hb<60g/L可输注新鲜红细胞悬液（5～10ml/kg），于2～4h缓慢输入，间隔6～12h可重复1次，使血红蛋白维持70g/L左右。一般应避免输血小板，因其可能加重微血栓。

（2）*血栓性微血管病的治疗*　方法：①输注新鲜冰冻血浆起始剂量为每次30～40ml/kg，以后减为每天15～20ml/kg，直至血小板>150×10^9/L时为止，由肺炎球菌所致者禁输血浆；②新鲜冰冻血浆置换疗法，以补充、刺激PGI_2生成所需的血浆因子或去除血浆中抑制PGI_2的物质，每次置换血浆2～4L，开始每天1次，3～4d后改为隔日1次或每周2次，由肺炎链球菌所致者不进行此疗法。

（3）*高血压的治疗*　控制高血压一般用硝基苯吡啶，口服每次0.25～0.5mg/kg，惊厥发作可用安定每次0.1～0.3mg/kg，缓慢静脉注射。

3. 药物治疗

（1）*抗感染治疗*　腹泻后HUS常有大肠杆菌O 157∶H 7和志贺痢疾杆菌残余感染，应选用敏感抗生素抑制病情加重。常用药物有第三代头孢菌素，年长儿可慎用氟喹诺酮类药物口服。

（2）*甲泼尼龙冲击疗法*　剂量每天20mg/kg静脉滴注，3d为1个疗程，可用1～2疗程。对D－HUS疗效好，可控制溶血，抑制免疫反应。

（3）前列腺素 I_2　早期静脉滴注有效，起始剂量为每分钟 2～3ng/kg，逐渐增加至每分钟 5～10ng/kg 或出现心动过速、低血压或腹部不适时为止。

4. 其他治疗

（1）抗凝与纤溶治疗　包括肝素、尿激酶、链激酶、双嘧达莫、阿司匹林。不主张应用，疗效不肯定。

（2）透析疗法　凡无尿大于 24h，BUN＞53.4mmol/L（150mg/dl），血钾＞6mmol/L 和（或）伴有心衰、肺水肿及顽固高血压者都应早期透析治疗。

五、注意事项

1. 病情观察

治疗中观察尿量、血与尿常规、血涂片、网织红细胞、BUN、Cr、胆红素、血压、血钾等电解质、血气分析、肝功能。

2. 医患沟通

对病情危重者，应向家长交代病情严重性。家长在病危通知书上签字。对应用血液制品的患儿，应告知血液制品有传播病毒感染的可能，家长应在输血同意书上签名以示同意，以免医疗纠纷。

3. 经验指导

本病目前尚无特效疗法，预后较差，早期诊断、早期透析治疗、血浆置换是降低病死率的关键。

第五节

泌尿道感染

泌尿道感染简称尿路感染，是病原体直接侵入尿路，在尿液中生长繁殖，并侵犯尿路黏膜或组织而引起的尿路炎性疾病。感染可累及尿道、膀胱、肾盂及肾实质，根据感染部位可分为上尿路感染（肾盂肾炎）与下尿路感染（膀胱炎和尿道炎）。根据临床表现可分为症状性与无症状性（无症状性菌尿）两类。根据病程可分为急性泌尿道感染与慢性泌尿道感染。小儿易发生泌尿道感染的内在因素包括生理解剖特点、先天畸形、尿路梗阻、膀胱输尿管反流、女孩的蛲虫感染等。女孩较多见。病原体多为细菌，其中大肠杆菌占50%～90%，其他少见的有支原体、真菌及病毒。感染途径多为上行感染，新生儿及小婴儿多由血行感染所致，而淋巴感染及直接感染较少见。

一、病因与发病机制

1. 易感因素

（1）小儿的输尿管相对长而弯曲、管壁弹力纤维不发达，因而易致尿路扭曲和压扁，造成尿流不畅而易感染。

（2）女孩尿道短粗、女婴尿道外口多暴露，接近肛门，加上卫生习惯不良，也是易感染的原因之一。男孩包皮积垢，也可造成上行感染。

（3）泌尿系统畸形，可造成尿液潴留，细菌容易繁殖而致感染。

（4）肾病综合征、营养不良、分泌性IgA缺乏等易并发泌尿道感染。

（5）其他诱因尚有泌尿道器械检查、留置尿管、蛲虫病等。

2. 致病菌

（1）菌种　引起尿路感染的主要病原是细菌，如大肠杆菌（约占80%），其他有变形杆菌、克雷白菌、粪链球菌、金黄色葡萄球菌、产气杆菌等。除细菌之外，还有支原体，某些病毒也能引起尿路感染。

（2）感染途径　年长儿的尿路感染多为上行性，也就是说细菌从尿道上行到膀胱、输尿管、肾盂、肾盏，再侵犯到肾实质；而小婴儿及体弱小儿的尿路感染往往是全身感染的一部分，常是败血症引起的，又称血行性。

二、临床表现

1. 急性期病程在6个月以内。

(1) 婴幼儿全身中毒症状严重而尿路局部症状轻微或缺如。如突起高热、呕吐、腹泻、烦躁。偶发惊厥，可有尿频，或新近出现遗尿。

(2) 年长儿上尿路感染除发热、寒颤、腹痛等全身症状外，常伴腰痛和肾区叩击痛；下尿路感染以尿频、尿急、尿痛、排尿困难或一过性血尿为主。

2. 再发期包括复发和再感染两种情况，症状与急性者相似。

3. 慢性期病情迁延或反复急性发作超过6个月以上，尿浓缩功能受损久不恢复，症状轻重不一。小儿较少见，多合并先天性畸形。

三、诊断

典型病例可根据临床症状和实验室检查作出诊断。

1. 实验室检查

具备以下（1）、（2）两条可确诊，如无第（2）条，应再做菌落计数，菌落数仍 $>1\times10^5$/ml，且2次细菌相同者可确诊。

(1) 中段尿培养菌落计数 $>1\times10^5$/ml。

(2) 离心尿沉渣白细胞每高倍镜视野>5个，或有尿路感染症状。

2. 尿液培养

耻骨上膀胱穿刺尿液培养，只要有细菌生长即可确诊。

3. 尿沉渣图片

离心尿沉渣涂片革兰染色找菌，细菌每高倍视野 >1 个，结合临床尿感症状即可确诊。

4. 鉴别诊断

（1）急性肾小球肾炎　急性肾小球肾炎患者在病初由于少尿、血尿，有时可出现轻度尿路刺激症状，尿常规检查中有少量白细胞，须与尿路感染区别。急性肾小球肾炎患者有水肿、高血压，尿常规检查中红细胞增多，白细胞每高倍视野 <10 个，尿培养阴性，有助于区别两者。

（2）肾结核　肾结核累及膀胱时可出现尿路刺激症状、脓尿、血尿，易误诊为尿路感染。肾结核多见于年长儿，有结核接触史，起病缓慢，有低热、盗汗等结核中毒症状，结核菌素试验阳性，尿沉渣可找到结核杆菌，常规尿培养阴性，静脉肾盂造影可见肾盂、肾盏破坏明显。

（3）出血性膀胱炎　可作为尿路感染的特殊类型，在成人多由大肠杆菌引起，儿童多由腺病毒 11 型、21 型引起。急性起病，男性多见，有严重的肉眼血尿和膀胱刺激症状，膀胱区有压痛。尿常规检查有大量的红细胞、少量白细胞，尿培养阴性。症状在 3 ~4d 自然缓解，病程不超过 7d，B 超检查肾脏正常，膀胱壁不规则增厚。

（4）白日尿频综合征　又称日间尿频，多为精神因素所致的神经性尿频。白日尿频，每次尿量少，或有尿意而无尿液排出，睡眠后尿频消失。有时尿道口轻微充血。尿常规检查无明显异常，尿培养阴性，症状多在 1 ~3 个月后自然消失。

四、治疗

积极控制感染，防止复发，去除诱因，纠正先天或后天尿路结构异常，防止肾瘢痕形成。

1. 一般治疗

急性感染时应卧床休息，多饮水，勤排尿，减少细菌在膀胱内停留的时间，女孩应注意外阴清洁，积极治疗蛲虫。对发热、头痛、腰痛者可对症处理。对尿路刺激症状明显者，可口服山莨菪碱等抗胆碱药、碳酸氢钠，严重者可应用镇静剂。

2. 抗生素治疗

(1) 抗生素应用原则　早期积极应用抗生素治疗：①感染部位　上尿路感染应选择血药浓度高的药物，下尿路感染选择尿浓度高的药物如呋喃类；②尿培养及药敏试验结果　针对培养阳性细菌选择敏感抗生素，首先选抗菌谱窄的品种；③对肾损害　首先选择对肾脏损害小的药物；④治疗效果　如治疗2~3d症状仍不见好转或菌尿持续存在，可能细菌对所用药物耐药，应及早调整，必要是可两种药物联合应用。

(2) 常用药物　包括以下品种：①磺胺类药物　常作为初次感染的首选药物，如复方新诺明，剂量每天50mg/kg，分2次口服，疗程1~2周，多注意饮水防止尿中形成结晶，肾功能不全时慎用；②吡哌酸　尿中排出率高，对大肠杆菌引起的尿路感染疗效好，剂量每天30~50mg/kg，分3~4次口服，副作用少，可有轻度胃肠道反应，幼儿慎用；③呋喃坦啶　抑菌范围广，对大肠杆菌效果显著，不易产生耐药性，剂量每天8~10mg/kg，分3次口服，易致胃肠反应，宜饭后服用；④氟哌酸　对革兰阳性、阴性细菌均有较强的抗菌作用，剂量为每天5~10mg/kg，分3~4次口服，长期应用可致菌群失调，一般不用于幼儿；⑤氨基苷类　该类抗生素因其肾毒性较大，且对听力有影响，使用时应慎重；⑥其他　对上尿路感染或有尿路畸形的患儿，一般选用两种抗菌药，新生儿和婴儿用氨苄西林，每天75~100mg/kg静脉滴注，加头孢噻肟钠，每天50~100mg/kg静脉滴注，连用10~14d，1岁小儿用氨苄西林，每天100~200mg/kg，分3次静脉滴注或用头孢噻肟钠，也可用头孢曲松钠，每天50~

75mg/kg，缓慢静脉滴注，疗程共10～14d。

（3）抗生素治疗疗程　急性感染如所选药物对细菌敏感一般，10d疗程可使绝大多数患者感染得到控制，如不伴发热5d疗程已足够，然后定期随访1年左右。因多数复发者是再次感染所致，因此不主张对所有患者均采用长程疗法。具体建议如下：①不经常复发者，再发后按急性处理；②反复再发者，急性症状控制后可用复方新诺明、呋喃坦啶、吡哌酸或氟哌酸中的一种小剂量（治疗量的1/3～1/4）每晚睡前服用1次，疗程持续3～4个月；③对反复多次感染或肾实质已有不同损害者，疗程可延长至1～2年，为防止耐药菌株产生，可联合用药或轮替用药，即每种药物使用2～3周后轮换。

（4）预防性抗生素的应用　对于小于5岁伴有VUR、反复UIT或需要尿道器械检查的小儿，应给予预防性抗生素的治疗。

五、注意事项

1. 病情观察

治疗后观察尿频、尿急、尿痛等尿路刺激症状，对上尿路感染者注意发热、寒颤、腰痛、腹痛、肾区叩击痛、肋脊点压痛、尿常规异常有无消失。治疗有效者上述表现在3～5d减轻或消失，停药物尿培养阴性。

2. 医患沟通

如应用氨基糖苷类药物应事先向家长交代药物的不良反应。

3. 经验指导

单纯无症状性菌尿一般不需治疗，但如并发尿路梗阻、膀胱输尿管反流、尿路畸形等，或既往感染使肾脏形成瘢痕者，则应选用敏感抗生素治疗7～14d，以后再用小剂量抗生素长期服用，直到尿路梗阻等诱因被去除。

第六节

急性肾衰竭

急性肾衰竭简称急性肾衰，是指由多种原因引起的急性肾脏功能减退的临床综合征。肾脏生理功能急剧下降甚至丧失，导致代谢产物堆积，血尿素氮及肌酐增高，并引起水、电解质紊乱及急性尿毒症症状。根据急性肾衰的病因，可将其分为肾前性急性肾衰、肾性急性肾衰和肾后性急性肾衰。一般情况下，如未加注明的急性肾衰通常指肾性急性肾衰。

一、病因与发病机制

1. 肾前性肾衰竭

各种原因引起的血管内有效循环血容量减少，肾小球滤过率降低，称为肾前性肾衰竭，引起有效血容量减少的原因有严重脱水、烧伤、急性溶血、感染性休克、失血、严重心律失常等。

2. 肾性肾衰竭

是儿科最常见的肾衰原因，由于肾实质性损害引起，或由于肾前性肾衰竭未能及时去除病因，病情进一步发展所致。常见病因包括急性肾小管坏死、急性肾小球肾炎、肾血管病变等。

3. 肾后性肾衰竭

由于肾集合小管和肾以下泌尿系统梗阻导致其上方的压力增高，致肾盂积水、肾实质损伤，形成急性肾衰竭。常见原因包括尿路结石、肿瘤、泌尿道先天畸形或尿路外的压迫等。

二、临床表现

1. 少尿性肾衰

(1) 少尿期 可见：①少尿 可突然发生或逐渐加重，尿量＜400ml/d 或＜250ml/（m^2·d），若＜50ml/d 为无尿，持续时间与受损程度及病因有关，一般 10d 左右，急性肾炎多不能缓解，少尿持续 2 周以上或病程中少尿或无尿间歇出现提示预后不良；②水潴留表现 全身水肿，胸腹腔积液，严重者可发生心力衰竭、肺水肿、脑水肿，是此期死亡的重要原因；③电解质紊乱 表现为三高三低，即高钾、高磷、高镁和低钠、低钙、低氯血症；④代谢性酸中毒 表现为委靡、乏力、嗜睡、呼吸深长、面色灰、口唇樱桃红，可伴心律不齐，多随病情好转而消失；⑤氮质血症 其程度与病情轻重多一致，首先出现消化道症状，食欲减退、恶心呕吐、腹部不适等，可有贫血、消化道出血、皮肤瘀斑、意识障碍、躁动、谵语、抽搐、昏迷等症状；⑥心力衰竭、肺水肿 表现为呼吸困难、不能平卧、心率加快、肺底出现湿啰音；⑦高血压 轻至中度高血压，是由于血容量增加和肾素血管紧张素水平增高所致，严重者可出现高血压脑病；⑧发感染 以呼吸道和泌尿道感染最常见，约 1/3 死于感染。

(2) 多尿期 可见：①尿量逐渐增多 5～6d 可达到利尿高峰，表明肾功能有所好转，多尿期持续时间不等，5～10d，部分患者可长达 1～2 个月；②低钠血症及脱水 由于大量水及钠从尿中丢失，此期多由稀释性低钠变为缺钠性低钠，必要时应注意补钠；③低钾血症 当每天尿量增加至 500～1 000ml 时，大量钾由尿中排出，可出现低钾血症，常表现为肌肉松软、无力、腹胀、心音低钝，心电图 Q－T 间期延长、T 波低平、U 波出现、ST 段下降；④抵抗力低易感染 可加强支持疗法，必要时输血或白蛋白。

(3) 恢复期 多尿期后肾功能逐渐恢复，血尿素氮及肌酐逐渐恢复正常。肾小球滤过功能恢复较快，而肾小管功能恢复较慢。

2. 非少尿性肾衰

是指无少尿或无尿表现，每天平均尿量仍可达 600 ~ 800ml 者。多由氨基糖苷类抗生素或造影剂引起，由于上述药物使用增多；早期合理使用利尿剂如呋塞米、多巴胺或甘露醇增加了肾血流，医务人员对本病的认识不断提高；发现病例有增多趋势。

三、诊断

1. 诊断依据

（1）尿异常　包括：①少尿　24h 尿量 <250ml/m^2，或新生儿每小时尿量 <1ml/kg，婴幼儿 24h 尿量 <200ml，学龄前儿童 <300ml，学龄儿童 <400ml；②无尿　24h 尿量 <50ml，新生儿每小时尿量 <0. 5ml/kg；③尿沉渣检查　可见蛋白、红细胞、白细胞及管型，可见肾衰竭管型。

（2）氮质血症　Cr >176μmol/L，BUN >10. 7mmol/L，表现为厌食、恶心、呕吐、腹胀、腹泻，严重者消化道出血、贫血、嗜睡、烦躁、抽搐、昏迷等。

（3）高钾血症　血钾 >5. 5mmol/L，表现为乏力、口唇及四肢麻木、心动过缓、心音低钝、心律失常、肌张力减低、膝反射消失。血钾 >6mmol/L 时心电图示 T 波高尖，QRS 波增宽，P－R 间期延长等。

（4）低钠血症　血钠 <135 mmol/L，严重者血钠 <120mmol/L，表现为头晕、呕吐、腹痛、肌痛，严重者嗜睡或烦躁、血压下降、休克、昏迷、惊厥。

（5）低钙血症和高磷血症　血钙 <1. 75mmol/L，严重者发生抽搐。血磷 >1. 8mmol/L。

（6）代谢性酸中毒　血 CO_2 结合力 <18mmol/L，标准重碳酸盐（HCO_3^-） <18mmol/L，碱剩余 < －3mmol/L，血

pH <7.35。表现为呼吸深快、乏力、嗜睡或烦躁、心动过速、血压下降。

（7）排除相似疾病　根据病史与表 11 -1 中的检测内容排除肾前性急性肾衰，根据病史、X 线或 B 超排除泌尿道梗阻所致肾后性急性肾衰。

表 11 -1　肾前性与肾性急性肾衰的鉴别

项　目	肾前性	肾　性
尿比重	>1.020	<1.015
尿渗透压（mOsm//kg）	>500	<350
尿沉渣	基本正常，偶见透明管型	异常，可见肾衰竭管型
尿钠（mmol/L）	<20	>40
尿/血渗透压	>2（mOsm/kg·H_2O 之比）	<1.1（单位同左）
尿/血肌酐	>40（μmol/L 之比）	<20（单位同左）
肾衰指数	<1	>1
滤过钠排泄分数（FENa）	<1%	>1%
中心静脉压	<0.49kPa（50mmH_2O）	>0.49kPa（50mmH_2O）
补液试验	尿量增多	无变化

注：肾衰指数 =（尿钠×血肌酐）/尿肌酐，滤过钠排泄分数 =（尿钠×血肌酐）/（血钠×尿肌酐），其中尿钠、血钠单位为 mmol/L，尿肌酐、血肌酐单位为 μmol/L。

凡符合少尿标准或无尿标准，具有上述第（2）、(7) 条，即可诊断为肾性急性肾衰。上述第（3）~(6）条为参考条件。

2. 肾功能分期诊断（2001 年中华儿科学会肾脏病学组制订）

（1）肾功能正常期　血 BUN、Cr 及肌酐清除率（Ccr）正常。

（2）肾功能不全代偿期　血 BUN、Cr 正常，Ccr 50～80ml/（min·1.73m²）。

（3）肾功能不全失代偿期　BUN≥10.7mmol/>，Cr≥176μmol/L，Ccr 30～50ml/（min·1.73m²）。

（4）肾衰竭期（尿毒症期）　Ccr 10～30ml/（min·1.73m²），BUN≥21.4 mmol/L，Cr＞353.6μmol/L，并出现疲乏、不安、胃肠道症状、贫血、酸中毒等临床症状。

（5）终末期　Ccr＜10ml/（min·1.73m²），如无肾功能替代治疗难以生存。

3. 鉴别诊断

肾前性与肾性急性肾衰的鉴别见表 11－1。

四、治疗

去除病因，积极治疗原发病，减轻肾脏负担，促进体内代谢物排泄，保持水、电解质和酸碱度平衡，防治并发症。

1. 少尿期的治疗

（1）一般治疗　饮食和营养方面，宜选用高糖、低蛋白、适量脂肪（占总量的 30%～40%）和富含维生素的饮食，糖每天 3～5g/kg，蛋白质每天＜5g/kg。为促进蛋白质合成可用苯丙酸诺龙 25mg 肌内注射，每周 1～2 次。少尿期中，每天供给热量儿童为 125.5kJ（30cal）/kg，幼儿 167.3kJ（40cal）/kg，婴儿 209.2kJ（50cal）/kg。或均按每天 1 674kJ/m² 供给热量。多尿期中，当血肌酐接近正常时，可逐渐增加饮食中的蛋白质。

液体量的供应严格控制水分入量，"量出为入"。补液公式：每天液量＝前 1 日尿量＋不显性失水＋异常丢失量－食物代谢和组织分解所产生的内生水［另一经验公式为：每天摄入液量－前1日尿量＋异常丢失量＋30ml/kg（1～2岁）或20ml/kg（1～2岁）或15ml/kg（＞2岁）］。无发热患儿，每天不显性失水为400ml/m^{2}或儿童每天10ml/kg。若有发热，体温每升高1℃，液量每天应增加75ml/m^2。补充不显性失水用不含钠液体，经末梢血管输注，可用10%～20%葡萄糖液；经中心静脉，可用30%～50%葡萄糖液。内生水按每天100ml/m^{2}计算。异常丢失包括呕吐、腹泻、胃肠引流等，用1/4～1/2张含钠液补充。治疗中可根据患儿的皮肤黏膜、尿量和中心静脉压等指标判定补液效果，及时调整治疗方案。

积极治疗原发病，补液、输注血浆和白蛋白、控制感染，及时纠正全身循环血流动力学障碍。避免接触肾毒性物质，严格掌握肾毒性抗生素的用药指征，并根据肾功能调节用药剂量，密切监测尿量和肾功能变化。

（2）纠正电解质紊乱　血钾＞6.5mmol/L为危险界限，可导致严重的心律失常，应积极治疗高钾血症。可给予5%碳酸氢钠2ml/kg，在5min内静脉注射，如未恢复正常，15min后可重复1次。葡萄糖酸钙，每次0.5～1ml/kg，总量每次10～20ml，静脉滴注或缓慢静脉注射（＞10min），5min后开始起作用，可持续1～2h，每天2～3次，应用洋地黄者慎用。高渗葡萄糖和胰岛素（每3～4mg葡萄糖配1U胰岛素，将胰岛素加入50%葡萄糖液中）液体每次1～2ml/kg静脉滴注，每1.5mg/kg糖可暂时降低血钾1～2mmol/L，15min开始起作用，可持续12h或更长，必要时可重复应用。经以上抢救EKG趋于正常，但血钾仍在5.5～7mmol/L可给阳离子交换树脂口服或灌肠每次0.3～1mg/kg，此药易引起便秘，可和10%～20%山梨醇混合口服或灌肠，灌肠后30～60min开始起效，每天重复2～4次，也可放在胶囊内吞服。沙丁胺醇，剂量为5μg/kg，静脉滴注，或以2.5～5mg雾化吸入，均可降低血中钾离子的浓度。防治高钾血症还要减少体内蛋白质的高分解代谢，供给足够热卡入量，限制含钾较高的饮食和药物，不输注库存血。高钾血症患者经过药物治疗无效时，应考虑透析治疗，目前主张早期透析，首选腹膜透析，在高代谢型肾衰、严重感染者应用血液透析。透析指征：①少尿或无尿 >2d；②血 pH <7.2，HCO_3^- <12mmol/L；③血钾 >6.5mmol/L；④血 BUN >28.6mmol/L，血 Cr 在婴儿 >442μmol/L，幼儿 >530.4μmol/L，年长儿 >707.2μmol/L；⑤急性心力衰竭、肺水肿或脑水肿；⑥尿毒症症状显著。

低钠血症应区分是稀释性或缺乏性低钠血症。在少尿期，以前者多见，可经限制液量纠正，一般不必应用高渗盐水。应用高渗盐水常会引起血容量增加，导致心衰与脑水肿。但当血钠 <120mmol/L，且又出现低钠综合征时，可适当补充。3% Nacl 1.2ml/kg 可提高血钠 1mmol/L，可先给3～6ml/kg，提高血钠 2.5～5mmol/L；也可按公式：3% 氯化钠溶液毫升数 = ［130 - 患儿血钠（mmol/L）］×1.2×体重（kg），一般先补总量的 1/3～1/2。

轻、中度酸中毒可暂不补碱，但当 pH <7.20，HCO_3^- <12mmol/L 时，应给予碳酸氢钠，恢复 HCO_3^- 在 15～17mmol/L，5% 碳酸氢钠 1ml/kg 可提高 HCO_3^- 1mmol/L。应补碳酸氢钠毫升数 =（17 - 患儿 HCO_3^- mmol/L）×体重（kg）。

低钙血症患儿可静脉给予 10% 葡萄糖酸钙每次 10ml，每天 1～2 次。尤其是补碱时可诱发低钙抽搐，必要时可适当加用镇静剂，如安定。

高磷血症患儿应限制含磷饮食，应用氢氧化铝每天 60mg/kg，分 3 次口服。

（3）*高血压治疗*　由于高血压常因细胞外液扩大所致，首先应限盐、限水和利尿，利尿剂常用速尿，每次 2～3mg/kg，每天 2～3 次。对于严重高血压可给予药物，如心痛定每次 0.25～0.5mg/kg 舌下含化。或低压唑（氯丙甲噻嗪）5mg/kg

（单次最大量小于300mg）静脉滴注，10～30min见效，如效果不满意可在第3次注药后30min重复1次。高血压危象，如有高血压脑病时，可用硝普钠10～20mg加在5%葡萄糖100ml内，以每分钟1μg/kg的速度开始，根据血压调节滴数（每分钟1～8μg/kg）使血压稳定在一定水平。扩张血管药可用多巴胺及酚妥拉明，各10mg加在10%的葡萄糖100ml内静脉滴注，每天1次，连用7d。

（4）心力衰竭治疗　由于心肌缺氧、水肿及少尿，对洋地黄制剂非常敏感，即使少量应用，也易产生中毒，应慎用。主要治疗以利尿、限盐、限水及扩张血管为主，如出现肺水肿，除利尿及扩张血管外，应加压给氧，可用吗啡0.1～0.2mg/kg皮下注射、放血或止血带扎四肢，必要时透析。

2. 多尿期的治疗

（1）防治水、电解质紊乱　多尿期早期仍有氮质血症及高钾血症，按少尿期原则处理。由于利尿水分大量丢失，应注意补充。但如果尿量过多仍应适当限制水分入量，以前1d尿量的1/3～2/3为宜，应用1/2张含钠溶液，补液过多会延长多尿期。注意防治低钠、低钾血症及脱水，低钾血症时，轻者可每天口服补钾2～3mmol/kg，重者可静脉补充，用10% KCl 3ml加在100ml液体中缓慢静脉滴注，其浓度一般不超过0.3%，并随时监测血钾浓度或心电图改变，防止补钾过多。

（2）控制感染　急性肾衰患儿易并发感染，约1/3患者死亡，因此应争取早诊断，给予恰当的抗生素。避免应用有肾毒性的药物，对经肾脏排泄的药物，必要时应调整剂量。

五、注意事项

1. 病情观察

治疗中密切观察尿量、血BUN、Cr、血钾等电解质、血压变化。注意患儿症状与体征有无改善，注意精神状况、食欲、体温等。有无高血压脑病表现如头痛、呕吐、视物不清、抽搐等；有无继发感染表现，如呼吸道、尿道、皮肤的感染；注意有无消化道出血、心力衰竭的表现。

2. 医患沟通

对应用氨基糖苷类药物引起的急性肾衰，不必在家长面前过多议论。部分患者在出院后仍有肾小管浓缩功能不全，饮水少时尿比重仍 <1.015，易发生脱水。因此，对治愈出院的患儿，应在出院后每月复查尿常规、尿沉渣涂片、尿比重、血压、肾功能等，直到均为正常。

3. 经验指导

急性肾衰的心力衰竭时，由于心肌缺氧与水肿，对洋地黄制剂非常敏感，即使少量应用，也易发生中毒，应慎用。心力衰竭时主要治疗以酚妥拉明扩血管、呋塞米利尿和限盐、限水、吸氧为主，必要时透析治疗。

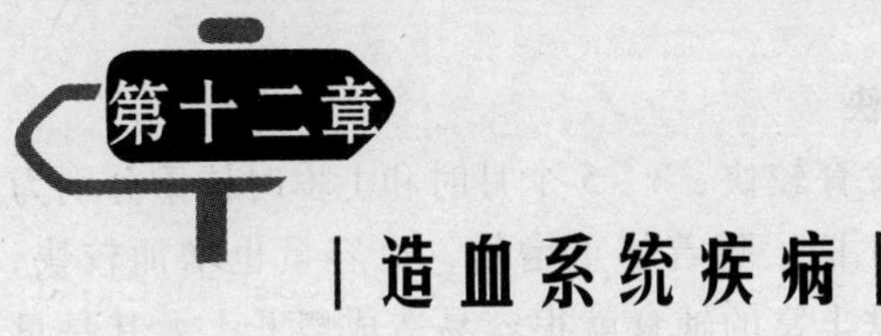

造血系统疾病

第一节 营养性缺铁性贫血

缺铁性贫血是由于体内贮存铁缺乏，影响血红蛋白合成所致的低色素小细胞性贫血，又称营养性小细胞性贫血。从生后6个月至2岁发病率较高，占7岁前儿童的30%以上。其原因主要是初生时铁贮存不足、饮食缺铁、长期少量失血等。

一、病因与发病机制

1. 先天储铁不足

胎儿期最后3个月从母体获得的铁最多，如因早产、双胎、胎儿失血和孕母患严重缺铁性贫血等均可使胎儿储铁减少。为了增加储铁，在胎儿娩出时将结扎脐带时间延迟，可使新生儿多获得75ml左右血液（含铁约40mg）。

2. 铁摄入量不足

是导致缺铁性贫血的主要原因。出生后1年内需铁200mg左右（平均每天约0.6mg）以满足生长发育的需要。出生后一般以乳类食品为主，此类食品含铁量极低。由于母乳中铁的利用率极高，故6个月内母乳喂养儿很少发生缺铁性贫血，但6个月后若不添加富含铁的饮食则易出现缺铁性贫血。牛乳中铁的吸收率为10%，对牛乳喂养儿必须及时添加辅食，否则体重增加达1倍后，储存铁用完，即可发生贫血。较大儿童因饮食习惯不良，拒食、偏食或摄入动物食品太少而致贫血。

3. 生长发育快

婴儿期生长发育较快，3~5个月时和1岁时体重分别为初生时的2倍和3倍，随着体重增加，血容量也增加较快，如不及时添加含铁丰富的辅食就很容易造成婴儿，尤其是早产儿缺铁。

4. 铁的吸收障碍

食物搭配不合理可影响铁的吸收，慢性腹泻则增加铁的排泻。

5. 铁的丢失过多

长期慢性失血如肠息肉、美克尔憩室、膈疝、溃疡病、钩虫病或肺含铁血黄素沉着症等，虽每天失血量不多，如每失血4ml，约等于失铁1.6mg，已超过正常铁消耗量的1倍以上，很容易造成贫血。近年来发现每天以大量鲜牛奶喂养的小儿，可出现慢性肠道失血，此类患儿血中可出现抗鲜牛奶中不耐热蛋白的抗体。也有学者认为肠道失血与食入鲜牛奶的量有关，若每天食入量不超过1 000ml或改变用蒸发奶或豆制代乳品，失血即可停止。

以上所列病因可单独或同时存在。

二、临床表现

皮肤黏膜苍白，以口唇、口腔黏膜、睑结膜及甲床最为明显。精神不振，食欲减退，心悸头晕耳鸣。因含铁酶缺乏致消化功能紊乱和神经系统改变，注意力不集中，理解力降低，免疫功能低下，易发生各种感染。

三、诊断

1. 诊断要点

(1) 有明确的缺铁病因和表现。

（2）血象示小细胞低色素性贫血，MCV < 80fl，MCH < 28pg，MCHC < 0.32%，红细胞大小不等，中央浅染，网织红细胞计数正常或稍减少。

（3）铁代谢检查可见血清铁蛋白 < 16μg/L，总铁结合力 > 62.7μmol/L，运铁蛋白饱和度 < 0.15，红细胞游离原卟啉 > 0.9μmol/L。

（4）骨髓铁粒幼细胞 < 15%，红细胞外铁明显减少或消失。

（5）铁剂治疗有效。

2. 鉴别诊断

（1）地中海贫血　有家族史，地区性比较明显。特殊面容，肝脾明显肿大。血红蛋白电泳 HbA_2 及 HbF 增高，或出现血红蛋白 H 或血红蛋白 Bart's 等。血清铁增高，骨髓中铁粒幼细胞增高。

（2）铁粒幼细胞性贫血　多有脾大。血清铁异常增高，骨髓检查见较多环状铁粒幼红细胞。用铁治疗无效。部分患者对维生素 B_6 治疗有效，可试用维生素 B_6，每天 20 ~ 500mg，有效者应长期治疗。

（3）慢性感染性贫血　多呈小细胞正色素性贫血，偶呈低色素性，血清铁和总铁结合力均降低，骨髓中铁粒幼细胞增多，血清铁蛋白也增高。

（4）特发性肺含铁血黄素沉着症　铁代谢检查同缺铁性贫血，但可有咳痰、咳血，X 线胸片可见肺部斑点状、粟粒状或网状阴影。痰或胃液中可查见含铁血黄素细胞。

四、治疗

去除病因，足量、足疗程补充铁剂，必要时输血治疗。

1. 一般治疗

改善饮食，合理喂养，给予高蛋白富含铁元素、维生素 C 的食物、蔬菜和水果；加强护理，积极避免和（或）控制感染，注意休息，保护心脏功能。

2. 药物治疗

(1) 口服铁剂　临床常选用较易吸收的二价铁盐制剂进行补铁。常用的口服铁剂为硫酸亚铁，含铁量为20%，口服铁剂的剂量常以元素铁来计算，一般每天4~6mg/kg，分3次口服，每次量不超过元素铁1.5~2mg/kg。服用时以两餐之间口服为宜，既可减少胃肠道不良反应，又可增加吸收。同时服用维生素C，可增加铁的吸收。牛奶、茶、咖啡及抗酸药等与铁剂同服均可影响铁的吸收。铁剂应继续用至血红蛋白达正常水平后2个月左右再停药，以补足铁的贮存量。治疗中最好测定血清铁蛋白，以避免铁过量。

(2) 注射铁剂　对于口服铁剂治疗无效、不能耐受口服铁剂或腹泻严重而贫血又较重的患儿，可考虑铁剂注射。常用铁剂有右旋糖酐铁，每毫升含铁50mg，肌内注射；或含糖氧化铁，每毫升含铁20mg，静脉注射。铁剂肌内注射时局部可产生荨麻疹，还可见发热、关节痛、头痛或局部淋巴结大等不良反应；静脉注射时还可发生栓塞性静脉炎，且注射铁剂的治疗效应并不比口服快，故应慎重选择，能用口服铁剂者不用注射铁剂。

(3) 铁剂应用后的反应　服用铁剂12~24h后，细胞内含铁酶开始恢复，临床症状好转，烦躁激惹症状消失，食欲增加。36~48h骨髓出现红细胞系增生，骨髓铁粒细胞和骨髓细胞外铁增加。网织红细胞于用药2~3d开始上升，5~7d达高峰，但很少超过10%，2~3周后降至正常。治疗1~2周后血红蛋白逐渐上升，一般于治疗后3~4周达到正常，贫血纠正。如合理用药3周后，血红蛋白上升仍不足20g/L，应另寻原因，如未遵医嘱用药或实际剂量不足、合并感染、胃肠道因素影响铁剂的吸收和利用、继续失血或诊断可能错误等。如治疗满意，应在血红蛋白恢复正常后再继续服用铁剂6~8周，以增加铁储存。

3. 其他治疗

缺铁性贫血由于发病缓慢，机体代偿能力强，一般不需要输血。但极重度贫血、重度贫血合并严重感染，或并发心功能不全，或急需外科手术者，应考虑输血治疗。常用浓缩的红细胞，每次4～6ml/kg（全血10ml/kg），贫血愈重，每次输血量应愈少。对于血红蛋白在30g/L以下者，应立即进行输血，采取少量多次方法，若输血速度过快、量过大，可导致心力衰竭。一般不用洋地黄类制剂治疗。

五、注意事项

1. 病情观察

中、重度贫血伴营养不良时，因机体免疫力低下易合并感染，应注意观察及防治。

2. 医患沟通

(1) 向家长交代铁剂的不良反应，如恶心、呕吐、腹泻、胃部不适等，发现后可减量服用。对确需铁剂治疗的缺铁患者不应轻易停药。

(2) 对需要输血或输浓缩红细胞的患儿家长，应告知输血有一定风险。由于献血者在感染后存在窗口期，此期间许多病原体检查不出，故输血仍有传播疾病的危险。输血前家长须在输血同意书上签名。

3. 经验指导

铁剂治疗一般应持续到红细胞和血红蛋白达到正常水平后至少6～8周，其目的是补充体内贮存铁，红细胞游离原卟啉测定可作为停药的实验指标。国外近年来认为铁过量（血清铁蛋白 >200μg/L）与感染和癌症的发生有一定的关系。因此，有学者主张红细胞游离原卟淋正常作为铁剂治疗停药物的指标。

第二节
营养性巨幼细胞性贫血

营养性巨幼红细胞性贫血又称营养性大细胞性贫血，以周围血液中红细胞体积变大、数目明显减少以及骨髓中粒红系统巨幼变为特点，主要因缺乏维生素 B_{12} 及叶酸所致的一种大细胞性贫血。发病年龄 6 ~ 12 个月多见，2 岁以上极少。

一、病因与发病机制

营养性巨幼红细胞性贫血是由于缺乏维生素 B_{12} 或叶酸，或同时缺乏两者所引起的一种大细胞性贫血。原因：①摄入维生素 B_{12} 的和（或）叶酸、维生素 C 不足；②严重营养不良或吸收障碍至叶酸、维生素 B_{12} 吸收减少；③生长发育迅速，需要量增加；④排泄量增加及药物影响，如长期服用广谱抗生素或长期使用抗叶酸制剂。

维生素 B_{12} 和叶酸均为细胞核发育所必需的物质。叶酸经叶酸还原酶的作用转变为四氢叶酸，四氢叶酸是合成脱氧核糖核酸过程中必需的辅酶，而维生素 B_{12} 在叶酸转变为四氢叶酸的过程中起催化作用，故当维生素 B_{12} 缺乏时，可造成四氢叶酸缺乏。无论是叶酸或维生素 B_{12} 缺乏均可致骨髓细胞的脱氧核糖核酸合成减少，核分裂及细胞增殖时间延长，细胞染色质疏松，同时由于胞浆蓄积，核糖核酸过多，胞体过大，核发育落后于浆，而引起巨幼红细胞性贫血。

二、临床表现

1. 体征

发病缓慢，进行性面色蜡黄，呈虚胖样，头发黄细、稀疏，肌肉无力，肝脾稍大。

2. 神经精神症状

表情呆滞，对周围反应差。智力和体格发育倒退，少哭不笑，嗜睡，手足不规则震颤，轻者睡眠时消失，重者睡眠时亦抖动。

3. 其他

常有厌食、恶心、呕吐、腹泻，伴有舌炎、舌面光滑等消化系统症状。

三、诊断

1. 缺乏维生素 B_{12}所致的巨幼红细胞性贫血的诊断标准

(1) 婴幼儿有摄入动物性食物不足的病史。

(2) 多于生后6个月以后发病，贫血貌，有明显的精神神经症状，如表情呆滞、反应迟钝、智力动作发育落后、甚至倒退等，重者出现震颤。

(3) 血红蛋白降低，红细胞计数按比例较血红蛋白降得更低，呈大细胞性贫血，MCV > 94fl、MCH > 32pg。红细胞大小不等，以大细胞多见，多数红细胞呈大卵圆形。中性粒细胞胞体增大，核分叶过多（5叶者 > 5%或6叶者 > 1%）。骨髓增生活跃，巨幼红细胞 > 10%。粒细胞系统及巨核细胞系统亦有巨型变，巨核细胞有核分叶过多、血小板生成障碍。

(4) 血清维生素 B_{12}含量 < 7.4pmol/L（100ng/L）。

具有上述第（1）~（3）项可临床诊断为本病，如同时具有第（4）项可确诊本病。

2. 缺乏叶酸所致的巨幼红细胞性贫血的诊断标准

(1) 有摄入量不足（羊乳喂养等）、长期服抗叶酸药或抗癫痫药或长期腹泻史。

(2) 发病高峰年龄为4~7个月，严重贫血貌，易激惹，体重不增，慢性腹泻等。

(3) 血象和骨髓象改变与维生素 B_{12}缺乏贫血相同。

(4) 血清叶酸含量<6.91nmol/L (3μg/L)。

(5) 红细胞叶酸含量<317.8nmol/L (140μg/L)。

具有上述第(1)~(3)项可临床诊断本病，如同时具有第(4)、(5)项可确诊本病。

3. 分度诊断

(1) 轻度 红细胞(3~4)$\times10^{12}$/L，或血红蛋白90g/L至正常下限，新生儿血红蛋白120~145g/L。

(2) 中度 红细胞(2~3)$\times10^{12}$/L，或血红蛋白60~90g/L，新生儿血红蛋白90~120g/L。

(3) 重度 红细胞(1~2)$\times10^{12}$/L，或血红蛋白30~60g/L，新生儿血红蛋白60~90g/L。

(4) 极重度 红细胞<1$\times10^{12}$/L，或血红蛋白<30g/L，新生儿血红蛋白<60g/L。

4. 鉴别诊断

(1) 大脑发育不全 与先天性疾病的产伤有关，出生后逐渐出现精神和神经发育落后症状，智力低下，血液学检查正常。

(2) 舞蹈病 是一种累及锥体外系的风湿性神经系统疾病，其特征为以四肢和面部为主的不自主、无目的的快速运动，在兴奋或注意力集中时加剧，入睡后即消失。病程呈自限性。

(3) 黄疸性肝炎 巨幼红细胞性贫血的少数人出现黄疸、消化道症状、肝大、尿胆原阳性、血胆红素升高易诊为黄疸性肝炎。但巨幼红细胞性贫血患儿有中或重度贫血，肝大而无叩痛，有骨髓象改变，维生素B_{12}或叶酸治疗后黄疸迅速消退、网织红迅速上升可与肝炎区别。

(4) 红白血病或红血病 有骨髓幼红细胞巨幼变，但红白血病的粒细胞系统有白血病样增生，血红蛋白F升高，外周血中有核红细胞多，无神经精神症状，血维生素B_{12}或叶酸不减少，应用维生素B_{12}或叶酸治疗后无改善。

(5) 恶性贫血 由于胃的内因子缺乏所致，我国儿童罕见，见于 >40 岁者，有不可逆胃酸缺乏、萎缩性胃炎、亚急性脊髓联合退行性变性，终身反复发作，血清抗胃壁细胞抗体及抗内因子抗体阳性。

四、治疗

去除病因，补充维生素 B_{12}和叶酸治疗。

1. 一般治疗

去除病因，注意营养，及时添加动物性辅食。加强护理，防治感染。震颤严重不能进食者可应用鼻饲或静脉供应营养。

2. 药物治疗

(1) 维生素 B_{12} 治疗 维生素 B_{12} 肌内注射，每次 100μg，每周 2～3 次，连用数周，直至临床症状好转，血红蛋白和红细胞恢复正常为止，通常需用药 1 个月以上，以达到体内维生素 B_{12}的正常储存量。当有神经系统受累症状时，可每天维生素 B_{12}0.5～1mg 肌内肌内注射，连用 2 周，至病情好转后改为维生素 B_{12} 每月 1mg 肌内注射，再用半年；由于维生素 B_{12} 吸收缺陷所致的患者，每月肌内注射 1mg，应长期应用。有肌肉震颤者，可给予镇静剂。

给予维生素 B_{12} 6～7h 后，骨髓内巨幼红细胞转化为正常幼红细胞，精神症状在 2～4d 后好转，网织红细胞用药 2～4d 后开始上升，6～7d 达高峰，2 周后降至正常。精神神经症状恢复较慢。

(2) 叶酸治疗 口服剂量，每次 5mg，每天 3 次，连续数周直至临床症状好转、血象恢复正常为止。同时口服维生素 C 可促进叶酸的吸收及疗效。对使用抗叶酸代谢药物而致病者，可用甲酰四氢叶酸钙治疗。先天性叶酸吸收障碍者，口服叶酸剂量应增加至每天 15～50mg，且长期用药。

补充叶酸 1～2d 后食欲好转，骨髓内巨幼红细胞转化为正常，但巨大中性晚幼粒细胞可持续存在数日。网织红细胞2～4d后开始上升，4～7d达高峰，2～6周后红细胞和血红蛋白恢复正常。

3. 其他治疗

严重营养性巨幼红细胞贫血患儿，心肌处于缺氧状态，在开始治疗48h内红细胞生成明显增加，可导致血钾突然减低，甚至造成患儿猝死，故应加服氯化钾0.25～0.5g，每天3次。

五、注意事项

1. 病情观察

营养性巨幼红细胞性贫血患儿易并发急性感染，从而使病情加重，应注意观察，积极防治。

2. 医患沟通

(1) 神经病变发生时间短的患者，治疗后恢复较快；而神经受累时间长者，恢复较慢，甚至需要几个月的时间。如果神经症状出现6个月以上才开始治疗，则恢复较为困难。治疗持续6～12个月神经系统症状无改善者，可能留有永久性的损伤，须向家长说明。

(2) 对需要输血或输浓缩红细胞的患儿家长，应告知输血有一定风险。由于献血者在感染后存在窗口期，此期间许多病原体检查不出来，故输血仍有传播疾病的危险。输血前家长须在输血同意书上签名。

3. 经验指导

本病早期表现无特异性，如面色苍黄、嗜睡、少哭不笑、呆滞、反应迟钝、抽搐等，往往可被误诊为智力低下、脑发育不全、脑性瘫痪等。应仔细询问有无倒退现象，即智力与动作能力比以往倒退，这是本病的特点之一，例如原来会笑、会爬现在又不会了。如能注意血涂片检查，则可防止漏诊或误诊。

第三节

再生障碍性贫血

再生障碍性贫血简称“再障”，是一组由物理、化学、生物等多种原因引起的骨髓造血功能衰竭所导致的一种全血细胞减少综合征。根据病因，可分为先天性与获得性再障，后者再分为特发性与继发性再障。特发性再障原因不明，继发性再障可继发于放射线辐射，药物如氯霉素等，毒物如染料等，病毒感染如肝炎病毒、EB病毒、微小病毒 B_{19} 等感染。获得性再障根据起病的缓急和病情严重程度，可分为急性型、慢性型和重型再障。本病以青少年居多，男性高于女性，男女之比我国1.18:1，北欧国家1.6:1。

一、病因与发病机制

1. 病因

再障的发病可能与药物、化学毒物、电离辐射、病毒感染、免疫因素、遗传因素、阵发性睡眠性血红蛋白尿（PNH）等有关。

2. 发病机制

骨髓产生血细胞取决于有足够数量机能正常的干细胞，干细胞必须能反复自我增殖更新以保持其恒定数量，同时又能向粒、红、巨核细胞各系统分化，从而不断形成大量成熟血细胞。干细胞缺乏或机能缺陷是再障的原因。如严重再障患者的骨髓造血干细胞培养显示，定向祖细胞减少，提示多能干细胞减少或机能障碍。许多再生障碍性贫血患者骨髓移植成功。提示骨髓的缺陷能够通过植入正常骨髓干细胞而矫正，因此，干细胞缺乏或缺陷是这种贫血最常见的原因。

多能干细胞在特定的微环境条件下增殖更新。再生障碍性贫血也可能由于骨髓造血微环境缺陷造成。

骨髓基质细胞能够产生造血生长因子，如 GM－CSF 等，它把这些造血生长因子供给祖细胞，但再障时调节造血的因子，如血和尿中的集落刺激因子、促红细胞生成素增加，故再障的发生可能并非由于这些因子的减少。

再障也可能是细胞或体液免疫对造血细胞抑制的结果。近年来注意力集中于造血细胞的免疫抑制。已证明抑制性 T 淋巴细胞可抑制干细胞的生长和分化。再障也可能是由抗干细胞抗体或抗造血前体细胞抗体所致。

再生障碍性贫血发病机制假说，有人将多能干细胞、造血微环境和免疫反应之间的关系，比喻为“种子”（seed）“土壤”（soil）和“虫子”（worm）之间的关系，可能还要加“肥料”（fertilizer），这几种成分中，可能任一成分缺陷都会导致再障的发生。

二、临床表现

多见皮肤苍白、乏力等贫血表现，起病可急可慢。因粒细胞减少，常易发生呼吸道和皮肤黏膜感染，重者可发生败血症。出血好发于皮肤、黏膜等处，眼底出血提示有脑出血的可能。肝、脾、淋巴结多不大。

三、诊断

1. 诊断要点

（1）全血细胞减少，网织红细胞绝对值减少（如两系减少，其中必须有血小板减少）。

（2）一般无脾大。

（3）骨髓至少 1 个部位增生减低或重度减低（有条件时应做骨髓活检）。

（4）排除其他全血细胞减少的疾病，如阵发性睡眠性血红蛋白尿、骨髓增生异常综合征、急性白血病等。

(5) 一般抗贫血药物治疗无效。

具有上述第 (1) ~ (5) 项可诊断再障，应再进一步分型诊断为急性型再障或慢性型再障。

2. 鉴别诊断

(1) 白细胞减少性白血病　多有肝脾、淋巴结大，血常规和骨髓检查有白血病改变。

(2) 特发性血小板减少性紫癜　出血明显，贫血程度与出血量一致，白细胞数正常或轻度增多。骨髓增生活跃，红细胞系可因失血而增生，粒细胞系正常，巨核细胞增多，其中以未成熟型巨核细胞增多为著。

(3) 阵发性睡眠性血红蛋白尿　网织红细胞高于正常，出血较少见，有时可出现黄疸。酸化血清溶血试验、糖水溶血试验、尿含铁血黄素试验可呈阳性。

四、治疗

早诊断，早治疗，针对不同病因和再障的类型进行个性化治疗，注意预防感染和出血，给予输血等对症治疗。

1. 一般治疗

去除病因，避免接触有关药物、毒物等。休息，加强营养，防治感染和出血。

2. 重型再障 (SAA－Ⅰ及 SAA－Ⅱ型) 治疗

(1) 造血干细胞移植 (HSCT)　造血干细胞移植是重型再障的首选治疗方法，有骨髓移植 (BMT)、外周血干细胞移植 (PBSCT) 及脐带血干细胞移植 (CBSCT) 三种。但由于配型较难，移植费用较高，此法应用较少。

(2) 免疫抑制剂治疗　适用于无合适供体做造血干细胞移植的重型再障。常用药物有如下几种。

抗胸腺细胞球蛋白 (ATG) 或抗淋巴细胞球蛋白 (ALG) 适用于血小板 $>20\times10^9/L$ 者。ATG 常用的有猪 ATG (P－ATG)、马 ATG (H－ATG) 和兔 ATG (R－ATG)

3 种剂型。任选一种 ATG，用前均须做过敏试验。应用剂量为：①马 ATG，每天 5 ~ 15mg/kg；②猪 ATG，每天 20 ~ 30mg/kg；③兔 ATG，每天 2.5 ~ 5mg/kg。以上药物均用生理盐水稀释后，缓慢静脉滴注，连用 5d 为 1 个疗程（开始选用 ATG 5mg 加入 5% 葡萄糖液 10ml 中静脉滴注，如无反应，余量加入葡萄糖液 500ml 静脉滴注。一条静脉通道缓慢滴注 ATG，另一条静脉通道缓慢滴注氢化可的松，每天 5mg/kg，用药前肌内注射异丙嗪与地塞米松）。常见不良反应有类过敏反应、血清病、免疫损伤血小板和免疫功能抑制等。

环孢素适用于病情不适宜应用 ATG 或应用无效者。剂量每天 5 ~ 8mg/kg，分早、晚两次口服，连用 1 ~ 2 个月，出现疗效后逐渐减量，总疗程 3 ~ 4 个月。每月复查肝、肾功能 1 次。常见不良反应有肝肾损害、高血压、多毛症、齿龈肿胀等，停药后逐渐恢复。

大剂量环磷酰胺剂量为每天 45mg/kg，静脉滴注，连用 4d。

大剂量甲泼尼龙（HDMP）适用于无感染者。剂量每天 20 ~ 30mg/kg，静脉滴注 3d，继之每隔 4 ~ 7d 减半量静脉滴注直至每天 1mg/kg，总疗程约 30d。根据患者血象决定维持剂量。常见不良反应有感染倾向加重、水钠潴留和高血压、胃黏膜损害、钙磷代谢异常及骨质疏松等类似于皮质激素治疗的不良反应。

(3) 大剂量免疫球蛋白（HDIG） 治疗方法有两种：①每次 1g/kg，每 4 周 1 次，静脉滴注，共 4 ~ 6 次；②每天 0.4g/kg，静脉滴注，连用 5d，以后每次 1g/kg，每月 1 次静脉滴注，共 3 ~ 4 次。用药前应肌内注射异丙嗪与地塞米松。常见的不良反应有偶见过敏反应、血液传播疾病等。有条件者 CSA 可和 HDIG 同时应用。

(4) 雄激素 是治疗慢性型再障的首选用药，也是免疫抑制剂的有效辅助治疗药物。

(5) 中医中药治疗　可作为再障的辅助治疗，常以补肾养血为主。

3. 慢性型再障（CAA）治疗

(1) 雄激素　是治疗慢性型再障的首选用药。

药物疗效最佳的是去氢甲基睾丸素（美雄酮、大力补），但肝脏毒性也最大，用药期间应保肝治疗，用药后定期复查肝功能；其次，疗效和不良反应依次减低的是吡唑甲氢龙（康力龙）、达那唑、丙酸睾丸酮和苯乙酸睾丸酮（长效睾丸酮），其中后两者丙酸睾丸酮和苯乙酸睾丸酮虽无肝脏毒性，但却有较强的男性化作用。其他还有十一酸睾丸酮、羟甲雄酮（复康龙）和苯丙酸诺龙。雄激素可与免疫抑制剂同用。

美雄酮（大力补），每天 0.25～0.5mg/kg，分 2～3 次口服。吡唑甲氢龙（康力龙），每天 0.1～0.2mg/kg，分 2～3 次口服。丙酸睾丸酮，每天 1～2mg/kg，每天或隔日肌内注射 1 次。苯乙酸睾丸酮（长效睾丸酮），每天1～2mg/kg，隔日肌内注射 1 次。十一酸睾丸酮（安雄），起始每天120～160mg，连用 2～3 周，然后改维持量每天 40～120mg。儿童酌减。羟甲雄酮（复康龙），每天 0.25～4mg/kg分次口服。苯丙酸诺龙，每次 0.5～1mg/kg，每周1～2 次肌内注射。

雄激素治疗慢性再障时，一般用药后2～4 个月才起效（丙酸睾丸酮长达 6 个月内起效），故应长期用药，期间治疗方案切忌轻易改变或中断，治疗有效者，待血红蛋白上升至 100g/L 时可逐渐减量直至给予最小维持量用药 2 年后停药。

(2) 免疫抑制剂（IS）治疗　雄激素治疗如大于 6 个月仍无效，需依赖输血者，可加用 IS。常用的有环孢素 A 或抗胸腺细胞球蛋白，两者也可联合应用，效果优于单一用药。剂量同上述。

(3) 其他治疗　常用：①糖皮质激素治疗　泼尼松每天 0.5～1mg/kg 口服，与雄激素合用时可减少出血倾向；②促红细胞生成素（EPO）和粒－单核细胞集落刺激因子（GM－CSF）　二者合用疗效好；③免疫调节剂　常用的有多抗甲素、胸腺肽、左旋咪唑等；④微量元素　有碳酸锂、氯化钴、铜蓝蛋白等；⑤输血治疗　对重症患者如血红蛋白＜30～40g/L可输血治疗。血小板＜20×10^9/L者可输注新鲜血小板。

（4）中医治疗　可口服当归补血酒、养血饮、血康口服液等。

4. 治疗评定标准

患儿应用上述治疗后，在至少3个月内未输血治疗时，可根据以下各条进行评定。

（1）基本治愈　贫血、出血症状消失。＜6岁患儿血红蛋白≥110g/L，6岁以上患儿血红蛋白≥120g/L；白细胞≥4×10^9/L；血小板≥80×10^9/L，随访1年以上无复发。

（2）缓解　贫血、出血症状消失。＜6岁患儿血红蛋白≥110g/L，6岁以上患儿血红蛋白≥120g/L；白细胞≥3.5×10^9/L；血小板有一定程度增加，随访3个月以上病情稳定或好转。

（3）进步　贫血、出血症状明显好转且稳定，不需输血。血红蛋白较治疗前1个月内常见值增长30g/L以上，并维持3个月以上。

（4）无效　经正规治疗后症状、血象均不能达到标准者。

五、注意事项

1. 病情观察

治疗期间定期检测外周血象，重型再障每周2次，一般慢性再障1～2周1次。每次检测外周血象的项目应包括红细胞计数、血红蛋白值、网织红细胞绝对计数、白细胞计数和分类、血小板计数，并列表记录，以利对照。观察病情，记录成分输血频率和输血量的变化。记录出血和感染的次数、部位和程度。

2. 医患沟通

重型再障病情凶险，易并发严重感染和出血，病死率较高，须向家长说明，以取得理解和配合。治疗起效时间迟，至少2~3个月，须事先交代。对需要输血者，告知有传播感染的可能，不论住院与否，均应在输血前做好各项记录，家长须在输血同意书上签名以示同意，以免医疗纠纷。

3. 经验指导

接受任何有效的药物治疗之后至明显起效至少需2~3个月。因此一旦确定治疗方案，须坚持治疗3~6个月以上，在明确患者对药物方案的反应后再判断疗效。一旦出现疗效则应坚持治疗，如疗效不佳再做适当调整或增加其他治疗。切忌疗程不足而频繁换药，导致治疗混乱。

第四节 特发性血小板减少性紫癜

原发性血小板减少性发绀又称特发性或免疫性血小板减少性发绀，是小儿较常见的出血性疾病。其特点为自发性出血，血小板减少，骨髓中巨核细胞增多且发育障碍，部分患儿血清中可查到血小板抗体，分急性和慢性两种。

一、病因与发病机制

近年来研究认为本病的发病与免疫机制有关，是一种自身免疫性疾病。本病患儿常在患病前3周左右有病毒感染史，病毒感染后机体产生血小板抗体（PAIgG）增加，从而引起血小板被单核－巨噬细胞系统所清除，或形成抗原－抗体复合物附着于血小板表面，使单核－巨噬细胞系统对血小板的吞噬、破坏增加，导致血小板减少。

二、临床表现

1. 急性型

小儿时期发病多属此型（占70% ~90%），且多见于婴幼儿，病程在6个月以内。起病急，病前1~3周多有病毒感染史。表现为自发性皮肤淤点、瘀斑，以四肢较多，鼻、齿出血亦常见，也可见尿血、便血、呕血，青春期女孩月经过多，严重者可发生颅内出血而致死。血小板计数多小于$40 \times 10^9/L$，出血程度与血小板减少程度相一致。出血重者可有失血性贫血或休克，10% ~20%患者可有轻度脾脏大，约10%患者可由急性转为慢性。

2. 慢性型

较少见，占16% ~29%，发病年龄在6岁以上，病程超过6个月。起病隐匿，无明显前驱感染症状，病毒感染可加重病情。血小板计数多在$(40 \sim 80) \times 10^9/L$。血小板功能持续异常，$PF_3$活性降低，血小板黏附性降低。PAIgG阳性率95%。

3. 反复发作型（再发型）

小儿少见，占1% ~4%。呈急性发作与完全缓解交替，发作持续数周至6个月，完全缓解持续数周、数月或数年不等（血小板数及寿命正常）。急性发作前常有先驱病毒感染。血清IgA降低。

三、诊断

1. 诊断依据（1999年中华儿科学会血液学组制订）

（1）血小板计数$<100 \times 10^9/L$。

（2）骨髓巨核细胞增多或正常，有成熟障碍主要表现为幼稚型和（或）成熟型无血小板释放的巨核细胞比例增加，巨核细胞颗粒缺乏，胞浆少。

(3) 皮肤出血点、瘀斑和（或）黏膜出血等临床表现。

(4) 急性型脾脏多肿大。慢性型可有脾大。

(5) 具有以下4项中的1项：①糖皮质激素治疗有效；②脾切除有效；③血清血小板相关抗体（PAIg或PAC_3）或特异性抗血小板抗体阳性；④血小板寿命缩短。

(6) 排除其他可引起血小板减少的疾病，如再生障碍性贫血、白血病、骨髓增生异常综合征（MDS）、其他免疫性疾病以及药物性因素。

具有上述第（1）~（6）项者可诊断为特发性血小板减少性紫癜。

2. 分型诊断

(1) 急性型　起病急，常有发热，出血一般较重，血小板计数常为$<20\times10^9/L$，病程≤6个月。

(2) 慢性型　起病隐匿，出血一般较轻，血小板计数常为$(30\sim80)\times10^9/L$，病程>6个月。

3. 病情分度诊断

(1) 轻度　血小板$>50\times10^9/L$，一般无自发出血，仅外伤后易发生出血或术后出血过多。

(2) 中度　血小板$(20\sim50)\times10^9/L$，有皮肤黏膜出血点或创伤后瘀斑、血肿，创伤后出血延长，但无广泛出血。

(3) 重度　具备下列1项者即可：①血小板$(10\sim25)\times10^9/L$，皮肤广泛出血、瘀斑或多发血肿，黏膜活动性出血（齿龈渗血、口腔血泡、鼻出血）；②消化道、泌尿道或生殖道暴发性出血或发生血肿；③视网膜出血或咽后壁出血；④创伤处出血不止，经一般治疗无效。

(4) 极重度　具备下列1项即可：①血小板$\leq10\times10^9/L$，皮肤黏膜广泛自发性出血、血肿或出血不止；②危及生命的严重出血（包括颅内出血）。

4. 鉴别诊断

(1) 急性白血病　也有出血等临床表现，但血涂片中可见各期幼稚细胞，骨髓检查可确诊。

(2) 再生障碍性贫血　有贫血、出血表现，血常规呈全血细胞减少，骨髓红、白细胞系统凝血功能障碍，巨核细胞减少或不易查见。

(3) 继发性血小板减少性发绀　可找出其发病的原因，如各种病原菌所致的急、慢性感染，物理化学因素的影响，造血系统疾病，脾功能亢进，尿毒症，弥散性血管内凝血等。诊断时应仔细检查，找出病因。

(4) 过敏性发绀　发绀稍高出皮肤，多见于下肢，呈对称性分布，外周血血小板不减少。

(5) Wiskott - Aldrich 综合征　除血小板减少、出血外，并发全身广泛湿疹和易于感染，血小板黏附性减低，对 ADP、肾上腺素及胶原不发生凝集反应。

(6) Evans 综合征　特点是同时发生自身免疫性血小板减少和溶血性贫血，Coomb's 试验阳性，糖皮质激素或脾切除治疗有效。

(7) 系统性红斑狼疮　早期表现为血小板性发绀，抗核抗体、狼疮细胞检查可助鉴别。

(8) 血管性假性血友病（ⅡB 型和血小板型）　可有血小板减少，出血时间延长、皮肤、黏膜出血等表现，但血浆 vWF：Ag 和Ⅷ：C 储量降低，血小板对瑞斯托霉素不发生凝集反应。

(9) 脾功能亢进　脾大明显，多呈全血细胞减少。骨髓巨核细胞系增生，可呈成熟障碍，但形态多异常。血小板重度减少者少见。

(10) 血栓性血小板减少性发绀　有血小板减少、出血与溶血性贫血，神经系统表现显著，有肾功能不全。

四、治疗

加强护理，适当限制活动，避免外伤，给予激素、免疫抑制剂，必要时输血和进行脾切除。

1. 一般治疗

减少活动，避免外伤，积极预防及控制感染，忌用损害血小板的药物，如水杨酸制剂等。慢性型患儿可给铁剂治疗。

2. 急性型治疗

急性血小板减少性发绀是一种自限性过程，只要没有严重威胁生命的出血，可以予以严密观察，暂不必治疗。一般当血小板计数 $<10\times10^9/L$ 或血小板计数 $<20\times10^9/L$ 伴明显皮肤黏膜出血者应给予治疗。

(1) *糖皮质激素治疗* 选用下述治疗方法中的一种。

泼尼松治疗适用于皮肤出血点多，血小板计数 $<30\times10^9/L$ 的患儿。泼尼松，每天 1.5～2mg/kg，分 3 次口服，连用 2～3 周。第 3 周不论血小板计数高低，只要症状消失即可减量停用，疗程一般不超过 4 周。也可应用泼尼松，每天 4～8mg/kg，分 3 次口服，7d 后停药。若无好转可用小剂量泼尼松维持至不出现症状，待血小板恢复为止。

地塞米松冲击疗法适用于严重出血者（如消化道出血、鼻出血），或皮肤散在出血点，但血小板计数 $<(10\sim15)\times10^9/L$ 的初始治疗患儿。地塞米松每天 1mg/kg，加入葡萄糖液中静脉滴注，连用 3d；之后每天再用 0.75mg/kg，连用 4d；再每天用 0.5mg/kg，连用 5d；再每天用 0.25mg/kg，连用 6d；然后改泼尼松口服，待出血减轻、血小板上升后减量，停药。疗程一般不超过 4～6 周。根据国内报道，此法可使血小板在 6～7d 上升至正常，疗效优于口服泼尼松和甲基泼尼松龙冲击疗法。

甲基泼尼松龙冲击疗法适应证同地塞米松冲击疗法。可单用或与输血小板联合使用，每天 15～30mg/kg，30min 内静脉滴注，连用 3d，然后改为常规剂量泼尼松口服，剂量同上。

足量糖皮质激素应用后一般在 4h 内出血可得到控制，1～2 周后血小板回升，若 48h 内严重出血始终未能得到控制，应加用其他药物，如大剂量免疫球蛋白。

(2) 大剂量免疫球蛋白　适用于有严重出血者（如消化道出血、鼻出血），或皮肤散在出血点，但血小板计数 $<(10\sim15)\times10^9/L$ 的初始治疗患儿，特别适用于将要进行外科手术或拔牙手术者和可能有威胁生命的严重出血者。每天 0.4g/kg 静脉滴注，连用 5d（或每天 0.8g/kg，连用 2d；或每天 2g/kg，用 1d）。然后改为常规剂量泼尼松口服。也可同时静脉滴注糖皮质激素。IgA 缺乏症患儿禁用，因该患儿在应用免疫球蛋白后可产生抗 IgA 抗体，再次应用时会发生过敏性休克。

(3) 输注血小板　因输注的血小板寿命短，仅可维持数小时至 48h，因此输注血小板常作为辅助治疗手段，适用于急性型患儿，血小板计数 $<10\times10^9/L$，有严重出血或有危及生命的出血需紧急处理者。浓缩血小板制剂，每次 0.2～0.25U/kg，静脉滴注，隔日 1 次，至出血减轻、血小板上升达安全水平（$>30\times10^9/L$）。同时给予糖皮质激素或免疫球蛋白静脉滴注，可减少输入血小板被破坏，提高疗效。因血小板制品中或多或少含有红细胞，故一般要求选用 ABO 同型制品，Rh 阴性者最好输 Rh 阴性血小板。

(4) 输注红细胞　适用于有乏力、气促等贫血症状明显的急性失血性贫血者，浓缩红细胞每次 5～10ml/kg。

3. 慢性型的治疗

(1) 糖皮质激素　糖皮质激素是慢性型的首选药物。常用药物为泼尼松，用法及剂量同急性型。待出血减轻、血小板平稳上升至安全水平（$>30\times10^9/L$）后，逐渐减量至每天 0.25mg/kg，隔日口服 1 次，维持治疗 2 个月后，如血小板持续 $>50\times10^9/L$ 可停药。对糖皮质激素依赖者，减至能维持出血基本消失的最小剂量，疗程 4～6 个月。重型或极重型慢性患儿可间断给大剂量甲泼尼龙冲击疗法，用法和剂量同急性型。

（2）大剂量免疫球蛋白　剂量及用法同急性型，也可每次 1～2g/kg 静脉滴注，每 2～4 周 1 次，维持血小板 $>30\times10^9/L$ 和避免重度出血。

（3）免疫抑制剂　适应证：①糖皮质激素治疗无效者或依赖大剂量糖皮质激素维持者；②2 岁以下严重出血不适于脾切除者；③切脾治疗无效者。

长春新碱，每次 1.5～2mg/m² 或 0.05mg/kg（每次最大剂量 2mg）持续静脉注射 12h，每周 1 次，连用 4～6 次；或每次 0.5～1mg/m² 加生理盐水 250ml 缓慢静脉滴注，连用 4～6 周为 1 个疗程。无效者停用。主要不良反应有脱发、周围神经炎、骨髓抑制。

环磷酰胺，剂量每天 2～3mg/kg，分 3 次口服；或每次 300～600mg/m² 静脉滴注，每周 1 次。疗效多在开始用药后 2～6 周出现，有效者可继续用药 4～6 周。治疗 6～8 周后仍无效者停药。

硫唑嘌呤，每天 2～3mg/kg，分 3 次口服，用药后 1 个月至数月。

环孢素，每天 4～9mg/kg，分 3 次口服，2～3 个月为 1 个疗程，不良反应为肾功能损害。

（4）脾切除　约 2/3 慢性型切脾有效，但脾切除后的感染率升高，故应严格掌握切脾指征，尽可能推迟切脾时间。

脾切除指征：①经以上正规治疗仍有危及生命的严重出血或急需外科手术者；②病程 >1 年，年龄 >5 岁，且有反复严重出血，药物治疗无效或依赖大剂量糖皮质激素维持，骨髓巨核细胞增多者；③病程 >3 年，血小板持续 $<30\times$

10^9/L，有活动性出血，年龄>10 岁，药物治疗无效者。

术前准备：①血小板<10×10^9/L 者，预防性静脉应用糖皮质激素、免疫球蛋白、血小板；②血小板<30×10^9/L 者，预防性静脉应用糖皮质激素、免疫球蛋白。③血小板>30×10^9/L 者，预防性口服泼尼松。

术后处理：①术后血小板≥$1\ 000 \times 10^9$/L 者，应给予阿司匹林或双嘧达莫（潘生丁），防止血栓形成；②应定期给予长效青霉素、免疫球蛋白注射，预防感染至 5 岁以后。5 岁以上可酌情给予上述治疗。

（5）*其他治疗* 适用于以上药物治疗无效者，可联合泼尼松口服用药。

大剂量维生素 C，每天 2~3g，加入 10% 葡萄糖液中，静脉滴注 7~14d 为 1 个疗程，或每天 2~3g 口服，连用 2~3 个月。

α-干扰素对顽固性病例有效，剂量 30~60kU/kg 皮下注射，每周 3 次，连用 4 周；或 100kU/kg 皮下注射，每周 2 次，连用 12 周。主要不良反应为发热。

抗 D 免疫球蛋白，每天 20~50μg/kg，静脉滴注，2d 为 1 个疗程。其升高血小板的作用较激素和大剂量免疫球蛋白持续时间长。主要不良反应有轻度溶血性输血反应和 Coomb's 试验阳性。

炔羟雄烯异唑（达那唑）是一种合成的雄性激素，多适用于成人及年长儿，也可用于难治性病例，与糖皮质激素有协同作用。口服 10~20mg/d，疗程至少 2 个月，疗效多在开始用药后 2~4 个月出现，出现疗效后减量，隔日 1 次以维持无出血症状。不良反应可有肝功能异常、轻度水肿、皮疹、痤疮，偶有纤维蛋白溶解性皮肤出血。

是否需要输注新鲜血或血小板，视具体情况而定，用法和剂量同急性型。

4. 治疗评定标准

(1) 治愈　出血消失，血小板计数 $>100\times10^9/L$，随访2年以上无复发者。

(2) 显效　出血消失，连续3次血小板计数 $>50\times10^9/L$，或较原有水平升高 $>30\times10^9/L$，持续2个月以上者。

(3) 进步　出血减轻，血小板数有所上升，持续不足2个月者。

(4) 无效　治疗4周后未达到标准者。

五、注意事项

1. 病情观察

定期检测外周血象，注意血小板的变化。急性型患儿主要观察有无内脏出血先兆或表现，如腹部不适、腹痛提示消化道可能有出血；血尿提示泌尿系统出血；头痛、呕吐、瞳孔变化、视神经乳头水肿、意识障碍及出现神经系统体征为颅内出血表现；有心率加快、血压下降、面色苍白则提示有大量出血。

2. 医患沟通

对需要输血、输注血小板者，告知有传播感染的可能，不论住院与否，均应在输血前做好各项记录，家长须在输血同意书上签名以示同意，以免医疗纠纷。病程中和血小板恢复正常后3个月内不宜做预防接种。

3. 经验指导

大剂量免疫球蛋白应用后，可使血小板短期（3～5d）内上升，最好与糖皮质激素同时使用。IgA缺乏症患儿禁用，该病患儿在应用免疫球蛋白后可产生抗IgA抗体，再次应用时发生过敏性休克。

第五节

急性白血病

白血病是造血干细胞异常增殖分化所导致的造血系统恶性增殖性疾病，其特征为造血组织中血细胞的某一系统过度增生，进入血流并浸润到各组织和器官，引起一系列临床特点，是小儿时期最常见的一种恶性肿瘤。其病因尚未完全明了，发病可能与病毒、化学、放射、遗传等因素有关。按其恶性增殖细胞的分化程度，参考自然病程的长短，分为急性白血病和慢性白血病。急性白血病为原始与早期幼稚血细胞在骨髓中急剧增生的恶性疾病，小儿白血病中90%以上为急性白血病。

一、病因与发病机制

尚未完全明了，可能与下列因素有关。

1. 病毒因素

人类白血病的病毒病因研究已日益受到重视。自 1986 年以来，发现属于 RNA 病毒的反转录病毒（retroviurs，又称人类 T 细胞白血病病毒，HTLV）可引起人类 T 淋巴细胞白血病。这种白血病曾见于日本南方的岛屿、美国和以色列，在这种白血病高发地区的正常人血清中可测得肌Ⅳ抗体，证明病毒确可引起人类白血病。病毒引起白血病的发病机制未明，近年来实验研究提示可能与癌基因（oncogene）有关；人类和许多哺乳动物以及禽类的染色体基因组中存在着癌基因。在正常情况时，其主要功能为控制细胞的生长和分化，而在某些致癌物质和病毒感染的作用下，癌基因可发生畸变，导致功能异常而引起细胞癌变。反转录病毒的 RNA 中存在着病毒癌基因，它的结构与人类和许多哺乳动物的癌基因类似，这种病毒感染宿主的细胞后，病毒癌基因通过转导截断宿主癌基因或使其畸变，激活了癌基因的癌变潜力，从而导致白血病的发生。癌基因学说为白血病的病因学研究开创了新的途径，但尚存在不少问题有待解决。

2. 物理和化学因素

电离辐射能引起白血病。小儿对电离辐射较为敏感，在曾经放射治疗胸腺肥大的小儿中，白血病发生率较正常小儿高 10 倍；妊娠妇女照射腹部后，其新生儿的白血病发病率比未经照射者高 17.4 倍。电离辐射引起白血病的机制未明，可能因放射线激活隐藏体内的白血病病毒使癌基因畸变，或因抑制机体免疫功能而致发病。苯及其衍生物、氯霉素、保泰松和细胞毒药物均可诱发急性白血病。化学物质与药物诱发白血病的机制未明，有可能是这些物质破坏了机体的免疫功能，使免疫监视功能降低，从而导致血细胞发生癌变。

3. 体质因素

白血病不属于遗传性疾病，但在家族中却可有多发性恶性肿瘤的情况；少数患儿可能患有其他遗传性疾病，如 21 - 三体综合征、先天性睾丸发育不全症、先天性再生障碍性贫血伴有多发畸形（Fanconi 贫血）、先天性远端毛细血管扩张性红斑症（Bloom 综合征）以及严重联合免疫缺陷病等，这些疾病患儿的白血病发病率比一般小儿明显增高。此外，同卵孪生儿中一个患急性白血病，另一个患白血病的几率为 20%，比双卵孪生儿的发病数高 12 倍。以上现象均提示白血病的发生与遗传因素有关。

二、临床表现

1. 小儿时期各年龄皆可发病，但以 3 ~ 7 岁的发病率最高，占小儿时期白血病的 50% 左右。大多起病急，以发热，贫血，出血，肝、脾淋巴结肿大为主要表现。初发症状各异，一般以发热、虚弱、苍白或出血等为主诉，少数患儿以骨、关节痛为首发症状，也有以局部肿物或神经系统改变为初发症状。发热大多于病程中出现，多为不规则热，一般不伴有寒颤。

2. 贫血出现较早，随病情发展而加重。出血以皮肤、黏膜多见，表现为鼻出血、牙龈出血、皮肤瘀斑等，偶见颅内出血，为引起死亡的重要原因之一。

3. 由于白血病细胞浸润，致不同程度的肝、脾大及全身浅表淋巴结大。

4. 临床上还可以出现呼吸、消化、泌尿系统等症状。

5. 骨和关节浸润常有疼痛，胸骨下压痛。

6. 中枢神经系统症状在整个病程的任何时间均可发生，但多发生在发病后6～12个月，临床以颅内压增高的症状为主，也可出现颅神经被侵犯的症状。

三、治疗

根据分型选择治疗方案，采用早期连续适度化疗和分阶段长期规范治疗的方针，积极防治并发症。治疗程序依次是：诱导缓解治疗、巩固治疗、髓外白血病预防治疗、早期强化治疗、维持治疗和维持治疗期间的强化治疗。

1. 一般治疗

(1) 防治感染　在治疗过程中，要加强营养，注意口腔卫生、皮肤护理及肛周清洁卫生。在化疗阶段，保护性环境隔离，骨髓抑制时应用复方磺胺甲恶唑，每周连用3d，预防卡氏囊虫肺炎，积极治疗细菌、病毒、真菌等感染。

(2) 输注血液成分　根据血液成分的丢失进行相应补充。

(3) 集落刺激因子　化疗期间有骨髓抑制者，可选用粒细胞集落刺激因子（G－CSF）、粒－单核细胞集落刺激因子（GM－CSF）。

(4) 高尿酸血症的防治　在诱导化疗期充分水化及碱化

尿液，如血白细胞 $>25\times10^9/L$，应同时服用别嘌醇，每天 $200\sim300mg/m^2$，连用 5 ~ 7d。

2. HR - ALL 的化疗

(1) 诱导缓解阶段　常用以下几种方案。

VDLP 方案：长春新碱（VCR，V 或 O）$1.5mg/m^2$ 静脉注射（最大量不超过 $2mg/m^2$），于第 8，15，22，29 天用；柔红霉素（DNR，D）每天 $20\sim30mg/m^2$，用 5% 葡萄糖液 100ml 稀释后，快速静脉滴注（30 ~ 40min），于第 8，9，10 天用，共 3 次；左旋门冬酰胺酶（L - Asp，L）每次 $6\sim10kU/m^2$，静脉滴注或肌内注射，于第 11 ~ 29 内隔日应用 1 次，共 10 次；泼尼松（Pred，P）第1 ~ 7 天为泼尼松试验，每天 $60mg/m^2$，分次口服，第 8 ~ 28 天为 $40mg/(m^2\cdot d)$，分次口服，第 29 天起每 2d 减半，1 周内减停。需特别指出的是：①对于高白细胞血症（$WBC\geq100\times10^9/L$）者，应用戊羟脲 $20\sim30mg/(kg\cdot d)$ 口服，至白细胞 $<50\times10^9/L$ 开始化疗；②对有肺部低氧和（或）脑部症状者，有条件的应作血浆置换去除高白细胞，预防细胞溶解综合征，并服用别嘌呤醇 $200\sim300mg/(m^2\cdot d)$，预防高尿酸血症，充分水化和碱化尿液。DNR 推迟到白细胞 $<50\times10^9/L$ 时开始，连用 3d；于诱导缓解化疗的第 19 天必须复查骨髓涂片，可能出现 3 种不同的结果：①M_1　骨髓明显抑制，原淋 + 幼淋 < 5%；②M_2　骨髓呈不同程度抑制，原淋 + 幼淋 5% ~ 25%；③M_3　骨髓抑制或不抑制，原淋 + 幼淋 > 25%。M_1 者提示疗效和预后良好；M_2 者提示疗效较差，即改用 CAM 方案，用法见下述；M_3 或不缓解者提示无效，属难治性白血病，必须及时改换更为强烈的化疗方案，如 DAEL 方案等。

DAEL 方案：地塞米松（Dex），剂量为 $20mg/(m^2\cdot d)$，分次口服或静脉滴注，第 1 ~ 6 天用；阿糖胞苷（Ara - C），剂量为 $2g/m^2$，每 12h 给药 1 次，连用 5 次，静脉滴注射 3h，于第 1 ~ 3 天用；依托泊苷（VP - 16）$100g/m^2$，每 12h

给药 1 次，连用 5 次，静脉滴注 3h，第 3 ~ 5 天用；L – ASP 25kU/m^2，静脉滴注 4h，第 6 天用。第 3 天时，VP – 16 与 Ara – C 用药应间隔 12h。

（2）巩固治疗　在诱导缓解治疗达 CR 时，尽早在诱导缓解治疗 36d，重者在延长 7d 后开始应用 CAM 方案：环磷酰胺（CTX）1 000mg/m^2，置于 0.9% 氯化钠 100ml，快速静脉滴注，第 1 天用；Ara – C 每次 1g/m^2，每 12h 给药 1 次，于第 2 ~ 4 天用，连用 6 次，或每次 2g/m^2，每 12h 给药 1 次，于第 2 ~ 3 天用，共 4 次，静脉滴注；6 – 巯基嘌呤（6 – MP）50mg/（m^2 · d），晚间一次口服，于第 1 ~ 7 天用。

（3）髓外白血病的预防性治疗　通常应用以下方案或方法。

三联鞘内注射（IT）于诱导治疗的第 3 天起仅用甲氨蝶呤（MTX）+ Dex。此后第 8，15，22，29 天用三联鞘内注射（表 12 – 1），诱导期间共 5 次，早期强化治疗末用 1 次。大剂量甲氨蝶呤（HDMTX）+ 甲酰四氢叶酸钙（CF）后三联鞘内注射每 8 周 1 次，共 22 次。初次鞘内注射时应避免损伤。

表 12 – 1　三联鞘内注射药物剂量（mg/ml）

年龄（月）	甲氨蝶呤（MTX）	阿糖胞苷（Ara – C）	地塞米松（Dex）
<12 个月	5	12	2
~24	7.5	15	2
~36	10	25	5
≥36	12.5	35	5

注：MTX 和 Ara – C 制剂均需有合适的冲配浓度，太浓时易引起化学性鞘膜炎。

大剂量甲氨蝶呤（HD – MTX）+ 四氢叶酸钙（CF）疗法于巩固治疗休息 1 ~ 3 周后，视血象恢复情况，待中性粒细胞（ANC）>1.5 × 10^9/L，WBC ≥ 3 × 10^9/L，肝、肾功能无异常时尽早开始，每 10d 为 1 个疗程，共 3 个疗程。每疗程 MTX 5.0g/m^2，以1/6量（每次不超过500mg）作为突击量在30min内快速静脉滴入，余量于24h内均匀滴注。突击量MTX滴注后0.5～2h，行三联鞘内注射1次。开始滴注MTX 36h后，用CF解救，剂量为15mg/m^2，每6h给药1次，首剂静脉注射，以后每6h给药1次，口服或肌内注射，共6～8次。有条件者，检测血浆MTX浓度（<0.1μmol为无毒性浓度，不需CF解救），以调整CF应用的次数和剂量。HDMTX治疗前、后3d需口服碳酸氢钠1.0g，每天3次，并在治疗当天给5%碳酸氢钠5ml/kg静脉滴注，保持尿pH≥7。用HDMTX当天及后3d需水化治疗4 000ml/（m^2·d）。在用HDMTX同时，每晚顿服6－MP 50mg/m^2，连用7d，HDMTX＋CF连续3个疗程后，每12周重复1个疗程，共6个疗程。如没有条件监测血浆MTX浓度，则建议用3.0g/m^{2}的HDMTX＋CF。但应创造条件监测血浆MTX浓度，尽量争取做5.0g/m^{2}的HDMTX＋CF，以提高高危ALL的远期疗效。

颅脑放疗原则上适用于4岁以上的患儿。凡诊断时WBC计数≥100×10^9/L的T－ALL，诊断时有CNSL，在完成HDMTX＋CF 4个疗程后，于CR后5～6个月后进行；因种种原因不宜作HDMTX治疗者，也可作颅脑放疗。总剂量12Gy，分15次于3周内完成，同时每周鞘内注射1次。放疗第3周用VDex方案，VCR 15mg/m^2，静脉滴注1次；Dex 8mg/（m^2·d），于第1～7天口服。

（4）早期强化治疗　推荐以下方案。

VDLDex方案：VCR、DNR均于第1，8天用，剂量和用法同诱导治疗方案；L－ASP 6～10kU/m^2，于第1～15天隔日应用1次，共为8次；Dex 6mg/（m^2·d），于第1～14天用，第3周减量至停药。休疗1～2周（待血象恢复，肝、肾功能无异常）后用VP－16＋Ara－C 3次（剂量与用法见下述）。

VP－16或替尼泊苷（VM－6）＋Ara－C方案：VP－16（或VM－6）200mg/m^2，静脉滴注3h；Ara－C 300mg/m^2，于第1，4，8天用，静脉滴注2h（每次均是VP－16在先，Ara－C在后）。

（5）维持及加强治疗　推荐方案包括以下几种。

维持治疗用6－MP＋MTX方案，6－MP 75mg/(m^2·d)，夜间睡前顿服，于第1～21天用；MTX每次20mg/m^2，肌内注射，每周1次，连用3周。接着VDex（VCR＋Dex）应用1周，如此反复序贯用药，遇强化治疗时暂停。在6－MP＋MTX用药3周末，使WBC计数保持3×10^9/L左右，ANC（1.0～1.5）$\times10^9$/L。根据WBC、ANC计数和肝功能状况，调整6－MP和MTX剂量。

加强治疗用COADex方案，自维持治疗起，每年第3个月、第9个月各用1个疗程。CTX 600mg/m^2，于第1天用；VCR 1.5mg/m^2，第1天用；Ara－C 100mg/m^2，分2次，每12h给药1次，皮下或肌内注射，于第1～5天用；Dex 6mg/(m^2·d)，第1～7天用。

加强强化治疗指维持治疗期间，每年第6个月用VDLDex（用法同早期强化治疗）。每年第12个月用VP－16（或VM－6）＋Ara－C 1个疗程。

在连续3个疗程HDMTX＋CF后3个月重复进行HDMTX＋CF治疗，每3个月1个疗程，共3个疗程。此后，每8周三联鞘内注射1次，共22次。作过颅脑放疗者，不能再作HDMTX＋CF治疗，只能采用三联鞘内注射，每8周1次。

（6）总疗程　女孩约2.5年，男孩约3.0年。

（7）干细胞移植　有t（9；22）/*BCR－ABL*融合基因；t（4；11）/*MLL－AF4*融合基因者，完全缓解后在有条件的情况下做异基因造血干细胞移植。

3. MR－ALL的化疗

(1) 诱导缓解治疗　同HR－ALL的VDLP方案，但L－ASP减为8次。

(2) 巩固治疗　CAM方案：CTX 1 000mg/m^2，于第1天快速静脉滴注；Ara－C每次1g/m^2，每12h静脉滴注1次，于第1～3天用，共6次；6－MP 50mg/（m^2·d），于第1～7天晚间顿服。

(3) 髓外白血病的预防　三联鞘内注射及HDMTX＋CF方案同HR－ALL。HDMTX＋CF每3个月1个疗程，共2个疗程，完成HDMTX＋CF治疗共5个疗程后三联鞘内注射每8周1次，共20次。

(4) 早期强化治疗　除了L－ASP减为6次外，其余同HR－ALL。

DVL＋中剂量阿糖胞苷（IDAra－C）方案：Dex 8mg/(m^2·d)，与第1～8天每天3次口服；VCR 1.5mg/m^2（每次最大量2.0mg)，于第1，8天静脉注射；L－ASP 6～10kU/m^2，于第4，5天用，静脉滴注3～4h；Ara－C每次1g/m^2，静脉滴注3h，每12h给药1次，于第1～3天用，共6次。8d为1个疗程。

(5) 维持治疗及加强治疗　方案与方法如下。

维持治疗6－MP＋MTX及VDex序贯维持用药（用法及剂量同HR－ALL)。

强化治疗指维持治疗期间每年强化1次，第1，3年末选用VDLDex。第2年末选用DVL＋IDAra－C方案。

HDMTX＋CF方案同HR－ALL，但比HR－ALL减少1个疗程HDMTX，共用5个疗程。

(6) 总疗程　女孩约2.5年，男孩约3.0年。

4. LR－ALL的化疗

(1) 诱导缓解治疗　同HR－ALL的VDLP方案，但DNR减为2次，于第8，9天用；L－ASP从第10天起用，并减为6次。

(2) 巩固治疗　用CAM方案：CTX剂量为1 000mg/m^2，于第1天快速静脉滴注；Ara－C 75mg/（m^2·d），每天分2次，每12h肌内注射1次，于第1～4天和第8～11天用；6－MP 50mg/（m^2·d），于第1～14天晚间顿服。

(3) 髓外白血病的预防　给予三联鞘内注射，于诱导治疗期间用4次。HDMTX＋CF疗法，剂量是3g/m^2（与HR－ALL相比），总疗程减少2次，共4次。HDMTX＋CF后三联鞘内注射每8周1次，共18次。

(4) 早期强化治疗　推荐方案如下。

VDLDex方案：VCR、DNR均于第1，8天用，剂量同前，L－ASP 6～10kU/m^2，第1～11天隔日用，共6次；Dex 6mg/（m^2·d），第1～14天用，第3周减量至停药。

DVL＋IDAra－C方案：Dex 8mg/（m^2·d），分3次口服，第1～8天应用；VCR 1.5mg/m^2（每次最大量2.0mg），于第1，8天静脉注射；L－ASP 10kU/m^2，于第4，5天，静脉滴注3～4h；Ara－C 1g/m^2，每12h给药1次，第1～3天共6次应用，静脉滴注3h。8d为1个疗程。

(5) 维持及加强治疗　方法如下。

维持治疗用6－MP＋MTX方案：6－MP 75mg/（m^2·d），于第1～21天夜间睡前顿服；MTX每次20mg/m^2，肌内注射，每周1次，连用3周。接着VDex，如此反复序贯用药，遇强化治疗时暂停。在6－MP＋MTX用药3周末，保持WBC计数3×10^9/L左右，ANC（1.0～1.5）$\times10^9$/L。根据WBC、ANC计数和肝功能状况，调整6－MP和MTX剂量。

强强化治疗指CCR 12个月时，用VDLDex强化治疗1次。

(6) 总疗程　女孩2.0年，男孩2.5年。

5. 成熟B－ALL的化疗

按Ⅳ期B－NHL方案治疗。

6. 初诊时 CNSL 的治疗

在进行诱导化疗的同时，三联鞘内注射第 1 周 3 次，第 2、3 周各 2 次，第 4 周 1 次，共 8 次。一般在鞘内注射化疗 2~3 次后 CSF 常转阴。然后在完成早期强化治疗后（诱导、巩固、髓外白血病防治和早期强化后，第 6 个月），作颅脑放疗 18Gy。作完放疗后不能再作 HDMTX + CF 治疗，但三联鞘内注射必须每 8 周 1 次，直至终止治疗。CR 后发生 CNSL 复发的患儿，也可按这一方法治疗，但在完成三联鞘内注射第 5 次后，必须用 VDLDex 和 VM-6 + Ara-C 各 1 个疗程作全身强化治疗，以免由 CNSL 引发骨髓复发，并继续完成总共 8 次的三联鞘内注射。颅脑放疗紧接全身强化治疗之后。此后三联鞘内注射每 8 周 1 次，直至终止治疗。

7. 初诊时睾丸白血病（TL）的化疗

在确诊 TL 后，若是双侧 TL，则作双侧睾丸放疗，总剂量为 24~30Gy；若是单侧 TL，也可作双侧睾丸放疗（因为目前尚无作单侧睾丸放疗的方法），或病侧睾丸切除，另一侧作睾丸活检，若阳性则再作放疗。在作 TL 治疗的同时，继续进行巩固、髓外白血病防治和早期强化治疗。若 CR 后发生 TL 的患儿，先作上述 TL 的治疗，紧接着 VDLDex 和 HDMTX + CF 方案各 1 个疗程，作全身治疗，以免由 TL 引发骨髓复发。

8. 急性非淋巴细胞性白血病化疗

根据骨髓增生的状态分为增生型和非增生型。两型治疗应区别对待。

(1) 诱导缓解阶段　不同类型用不同方案方法。

增生型（即骨髓极度增生或显著增生）白细胞数增高明显的，应选用较为强烈的化疗方案，推荐以下几种方案。

COAP 方案或 HOAP 方案：CDAP 方案同 ALL 的巩固治疗。HOAP 方案是以高三尖杉酯碱（H）代替 COAP 中的环磷酰胺，高三尖杉酯碱，每天 0.08~0.1mg/kg 静脉滴注 7d。

AT 方案：Ara－C 每天 100mg/m^2，静脉滴注 5d，6－TG 每天 100mg/m^2，口服 5d。休 2d 后再用 5d 为 1 个疗程（或称 5－2－5 方案）

DA 方案：第 1～3 天静脉滴注 DNR，每天 30～40mg/m^2；第 1～7 天肌内注射或静脉注射 Ara－C 每天 150～200mg/m^2，分 2 次。

DAE 方案：在 DA 方案基础上加用 VP－16，即第 5～7 天静脉滴注 VP－16，每天 100～150mg/m^2。

大剂量 Ara－C 治疗：Ara－C 每 12h 静脉滴注 1 次，每次 1～2g/m^2，共 6～10 次。治疗时补足水分。

非增生型骨髓增生程度属一般或低增生性，周围白细胞数不高的病例，可应用较为缓和的方案，推荐以下几种方案。

OH 方案：VCR 每次 1～2mg/m^2，静脉注射，每周 2 次。高三尖杉酯碱每天 0.08～0.1mg/kg，静脉滴注，连用 14d。

COH 方案：在 OH 基础上加用环胞苷（安西他滨），每次 5～8mg/kg 静脉滴注，每周 2 次，连用 2 周。第 3，10 天静脉滴注 VCR。第 4～14 天静脉滴注高三尖杉酯碱，连用 11d。

早幼粒细胞性白血病（M_3）用以下方案。

全反式维甲酸方案：每天按 30mg/m^2 的剂量口服，1～2 个月可获缓解。疗效可达到 80% 以上，疗程 2～3 个月。在全反式维甲酸应用 1～2 周后可加用上述诱导缓解方案。如白细胞 >25×10^9/L，可在全反式维甲酸应用 7d 后加用 DA 方案，DNR 每天 20mg/m^2 静脉滴注 2d，Ara－C 每天 75mg/m^2 肌内注射或静脉注射 5d。如白细胞 >50×10^9/L 者可用羟基脲，每天 1 200mg/m^2 应用 3～5d，待白细胞 <10×10^9/L 停止化疗。

三氧化二砷（AS_2O_3）方案：每天 0.2～0.25mg/kg，静脉滴注 3～4h，每天 1 次，28d 为 1 个疗程。间歇 1 周可再用。多数患儿经一疗程可获缓解。

小剂量 Ara－C 方案：小剂量 Ara－C 可诱导分化，剂量为每天 $10mg/m^2$。完全缓解后再按急非淋缓解后化疗方案进行治疗。

（2）巩固治疗　一般应用该患者诱导缓解中有效的方案重复2～3个疗程，可与下列方案交替应用，根据病情，总共用4个疗程左右。

HD－Ara－C＋L－Asp 方案：第1，2，8，9天静脉滴注大剂量 Ara－C（HD－Ara－C），每次 $1\sim2g/m^2$，每12h给药1次，共8次，每4次 Ara－C 后42h给 L－Asp $6kU/m^2$，即第4，11天静脉注射。

VP－16＋HD－Ara－C 方案：先在第1～3天静脉滴注 VP－16，每天 $100mg/m^2$。之后第4，5，6天静脉滴注HD－Ara－C，每次 $1\sim2g/m^2$，每12h给药1次，共6次。

EA 方案：第1～3天静脉滴注 VP－16，每天 $100mg/m^2$。第1～7天静脉滴注 Ara－C，每天 $100\sim150mg/m^2$。

HA 方案：高三尖杉酯碱，每天0.08～0.1mg/kg，静脉滴注，连续7d。Ara－C 每天 $150\sim200mg/m^2$，分2次肌内注射或静脉注射，连续7d。完成巩固治疗后可停药观察，亦可进入维持治疗。

（3）维持治疗　选用 COAP、HA、EA、AT 中三个方案，定期序贯治疗。

第1年每个月1个疗程，第2年每6～8周1个疗程，第3年每8～12周1个疗程，共3年终上治疗。M_3 型的维持治疗可用全反式维甲酸或 AS_2O_3 治疗与其他方案交替应用。

（4）中枢神经系统白血病预防　三联鞘内注射的药物及剂量同 ALL 的三联鞘内注射。诱导缓解阶段每2周1次三联鞘内注射共4次，缓解后巩固治疗中第2，4，6疗程各三联鞘内注射1次，维持治疗期每3～6个月1次。M_4、M_5 患儿在维持治疗时每 3 个月三联鞘内注射 1 次。

(5) *复发病例治疗* 换用更强的诱导方案（如去甲柔红霉素、米拖恩琨、异环磷酰胺、美斯钠），也可用原有方案。

9. 其他治疗

如有合适的供体可做骨髓移植、外周血造血干细胞移植或脐血造血干细胞移植。

四、注意事项

1. 病情观察

治疗期间每天观察并记录症状与体征的变化，如体温、肝脾肿大、淋巴结肿大的改变。每 2～3 日查 1 次全血常规。诱导缓解治疗过程中，定期做骨髓图片检查，了解病情变化，判断对现有治疗的反应。记录成分输血的种类和次数。

2. 医患沟通

向家长交代急性白血病时造血系统恶性肿瘤，但经过积极正规的治疗后已不再是致死性疾病。必须调动患儿家长的积极性，视为可治之病而不放弃治疗或中途停滞治疗。化疗药物均有毒副反应，如诱发严重感染急性胰腺炎等，有时甚至可致命。应详细告知家长治疗方案、用药剂量、方法及毒副反应，使其配合治疗。对需要输血液制品者，告知有传播感染的可能，不论住院与否，均应在输血前做好各项记录，家长须在输血同意书上签名以示同意，以免医疗纠纷。

3. 经验指导

在每一个化疗疗程中，一旦疗程未完成或出现白细胞低下，尤其是诱导过程中出现骨髓抑制时，不能轻易终止化疗，应该在积极支持治疗的同时，继续完成化疗。

第六节

弥漫性血管内凝血

弥漫性血管内凝血（DIC）是一种由多种原因引起的发生于许多疾病过程中的复杂的一种获得性出血综合征，主要特点为在某些致病因素的作用下，弥散性微血管内血栓形成，造成微循环障碍，致使多种组织与器官功能紊乱，消耗性凝血障碍及继发性纤维蛋白溶解，而发生休克和出血倾向。

一、病因与发病机制

本病致病因素复杂，小儿常见基础疾病为：①感染　包括细菌、病毒、立克次体、真菌、钩端螺旋体、疟疾等，如败血症合并休克、病毒性肺炎、麻疹肺炎、婴幼儿重症肺炎、播散性水痘、流行性脑脊髓膜炎、暴发性发绀、流行性出血热及急性重症病毒性肝炎；②肿瘤及血液病　急性白血病（尤为急性早幼粒细胞白血病）、恶性肿瘤、急性溶血性贫血、溶血尿毒综合征及血栓性血小板减少性发绀；③组织损伤　外科手术、挤压伤及烧伤；④心血管疾病　发绀型先天性心脏病、巨大血管瘤及肾静脉血栓形成；⑤呼吸功能紊乱；⑥血管内抗原抗体反应　溶血性输血反应、药物性疾病、急性肾小球肾炎等；⑦其他　重度营养不良、出血性坏死性小肠炎、器官移植、蛇咬伤等。

其发病机制主要有两个基本病理过程：①凝血系统被激活，凝血功能亢进，在毛细血管及小动静脉中形成了广泛的微小血栓，由于凝血过程加速，消耗了大量的血浆凝血因子和血小板；②纤维蛋白溶解系统（简称纤溶）功能亢进，导致广泛性出血、循环障碍、栓塞和溶血。临床表现为出血、栓塞、休克或低血压及溶血。根据发病的急缓，临床上 DIC 可分为：①急性型　起病急，病情凶险，可在数小时或 1～2d 发病，出血症状严重，常见于急性重症感染或大手术后；②亚急性型　持续数天至数周，病情稍缓慢，栓塞症状较显著，可见于急性白血病；③慢性型　较少见，起病慢，病情轻，病程达数月甚至数年，临床以血栓栓塞多见，可见于巨大血管瘤、系统性红斑狼疮等疾病。DIC 大多表现为急性型。多种感染性疾病和危重症可引发 DIC，如败血症、休克、中毒性菌痢、新生儿硬肿症、新生儿窒息、严重外伤、溶血尿毒综合征、肾病综合征及肿瘤等。

二、诊断要点

1. 急性型 DIC 诊断要点

（1）存在易引发 DIC 的基础疾病，如感染、溶血、休克、严重创伤、手术、呼吸窘迫综合征等。

（2）有下列两项以上临床表现：①多发性出血倾向；②不能用原发病解释的微循环衰竭或休克；③多发性微血管栓塞的症状、体征，如皮肤、皮下、黏膜栓塞坏死及早期出现的肾、肺、脑等脏器功能不全；④抗凝治疗有效。

（3）实验室检查主要诊断指标有：①血小板数 $<100\times10^9/L$ 或呈进行性下降（肝病 DIC 时血小板数 $<50\times10^9/L$）；②血浆纤维蛋白原含量 $<1.5g/L$ 或呈进行性下降，或 $>4g/L$（肝病 DIC 时 $<1g/L$ 以下）；③3P 试验阳性，或血浆 FDP $>20mg/L$（肝病 DIC 时 $>60mg/L$），或 D－二聚体较正常升高 4 倍以上（阳性）；④凝血酶原时间（PT）缩短或延长 3s 以上，或呈动态变化，或 APTT 缩短或延长 10s 以上；⑤抗凝血酶－Ⅲ活性 $<60\%$，或蛋白 C 活性降低；⑥血浆纤溶酶原抗原 $<200mg/L$；⑦血浆因子Ⅷ：C 活性 $<50\%$；⑧血浆内皮素 $>80ng/L$，或凝血酶调节蛋白较正常升高 2 倍以上。有 3 项以上异常有助诊断。

疑难、特殊病例应有下列实验室检查1项以上异常：①因子Ⅷ：C降低、ⅧR：Ag升高，Ⅷ：C/ⅧR：Ag比值降低；②AT－Ⅲ含量及活性降低；③纤维蛋白肽A（FPA）升高，或纤维蛋白原转换率增速；④血栓试验阳性。

2. 新生期DIC诊断的特点

新生儿期因各种生理功能低下，因此DIC诊断标准与年长儿不完全相同，有以下特点：①凝血酶原时间生后4d内≥20s（正常12～20s）、4d后≥15s有意义；②纤维蛋白原<150mg/dl（正常200～400mg/dl）有意义；③凝血酶时间>25s有意义。

3. 基层医院DIC的实验诊断要点

同时有下列3项以上异常可确诊：①血小板计数<100×10^9/L或呈进行性下降；②血浆纤维蛋白原含量<1.5g/L或呈进行性下降；③3P试验阳性；④PT缩短或延长3s以上或呈动态变化；⑤外周血破碎红细胞>10%；⑥不明原因的血沉降低，或血沉应增快的疾病中血沉正常。

4. 鉴别诊断

本病诊断应与原发性纤溶、肝脏疾病等引起的出血相鉴别。

三、治疗

早诊断、早治疗，采取改善微循环、抗凝、抗纤溶、补充凝血因子等综合治疗。

1. 去除病因

去除DIC的原发病因是治疗过程的根本措施。如控制感染、纠正休克、抗癌、抗过敏治疗等。解除病因后DIC可停止发展，甚至可自愈。

2. 改善微循环

（1）低分子右旋糖酐　在DIC的早期及中期应用，可疏通微循环。首次10ml/kg静脉滴注，根据病情每6～8h可再按5ml/kg给药1次，全日最大量不超过30ml/kg。晚期禁用，肾功能不全者慎用。其抗凝作用弱，常与肝素、双嘧达莫合用。

（2）血管活性药物 如山莨菪碱（654-2）每次0.5～1mg/kg，或酚妥拉明每次0.5～1mg/kg，或阿托品每次0.01～0.015mg/kg，以解除微动脉痉挛。也可用多巴胺或多巴酚丁胺、异丙肾上腺素等扩张小血管。

3. 抑制血小板凝集药物

（1）双嘧达莫（潘生丁） 适用于轻型DIC，原发病能很快的清除或疑似DIC而未肯定或高凝状态者；或DIC已控制而在肝素的减量过程中。剂量每天10mg/kg，加入葡萄糖液中静脉滴注或分3次口服。

（2）阿司匹林 剂量为每天10～20mg/kg，分3次口服，常与潘生丁合用，用于亚急性DIC。

4. 肝素抗凝治疗

（1）适应证 包括：①处于高凝状态者；②有明显栓塞症状者；③消耗性凝血期表现，凝血因子、血小板、纤维蛋白原进行性下降，出血逐渐加重，血压下降或休克者；④准备补充凝血因子（如输血、血浆）或应用抗纤溶药物，但未能确定促凝物质是否仍在血中发生作用时，可先应用肝素。

（2）禁忌证 包括：①有肺结核咳血、消化道溃疡病出血、颅内或脊髓内有出血、或新生儿产伤时禁用；②有大面积伤口出血或伴有血管损伤者禁用；③DIC晚期以继发性纤溶为主者；④原有重度出血病如血友病等；⑤严重肝脏疾病。

（3）剂量和用法 高凝状态，每次1mg/kg（即125U/kg），溶于10%葡萄糖液或生理盐水50～100ml中于1h内静脉滴入，每4～6h给药1次；也可以每小时0.12mg/kg（15U/kg）的速度连续静脉滴注4h，并以试管法监测凝血时间，使其控制在20～30min。一般用药3～7d。此时禁忌输血，否则加重

DIC。目前还主张采用小剂量肝素疗法，剂量每次30~60U/kg，每隔12h皮下注射1次，此法简便，无须做凝血检查监测。

低凝状态，试管法凝血时间>12min，有轻度出血时，继续肝素治疗，并输新鲜血1次。

纤溶亢进阶段，出血不止，此时以止血为主，可停用肝素或小剂量肝素（0.25mg/kg）以抗凝，维持试管法凝血时间在17~20min。只要凝血因子补足，肝素不会加重出血。

肝素过量后出血加重，试管法凝血时间>2h，说明肝素过量，加用鱼精蛋白对抗，用量与最后1次肝素量相等，每毫克鱼精蛋白可中和肝素1mg。

（4）停药适应证　包括：①原发病已控制或解除；②病情好转，出血停止，血压稳定；③凝血酶原时间（24h内）及纤维蛋白原（1~3d）恢复正常或恢复正常，血小板上升。有条件可用AT-Ⅲ、纤维蛋白肽A、FDP等做判定指标，更为准确。

（5）疗效不佳原因　包括：①原发病未解除；②脏器栓塞过重过久，造成不可逆损害；③血浆抗凝血酶原过低；④血小板第4因子（PF4）过多；⑤酸中毒未纠正；⑥肝素用于纤溶亢进期。

5. 促进纤维蛋白溶解药

选用尿激酶、链激酶。在DIC早期应用，剂量参照成人剂量酌减。

6. 纤溶抑制剂

仅用于DIC晚期以纤溶亢进为主而出血者，应与肝素合用。常用药物有：①6-氨基已酸　每次0.1~0.12g/kg，稀释后静脉滴注或口服；②止血环酸　每次8~12mg/kg，每天2次，静脉滴注或口服；③抑肽酶　成人剂量80~120kU/d，好转后20~40kU/d，小儿量酌减。

7. 其他治疗

（1）补充凝血因子　如 DIC 过程已停止（血浆抗凝血原 - Ⅲ正常）或在肝素化后仍继续出血，可输入鲜血、血浆或凝血酶原复合物。

（2）糖皮质激素　如原发病需要应用，可在肝素化基础上慎用。

（3）中医治疗　可应用川芎嗪、丹参注射液、血府逐淤汤治疗，有一定疗效。

四、预后

应加强对 DIC 的预防，积极治疗原发病；防止输液、输血反应，防止溶血，纠正酸中毒；对易促发 DIC 的疾病，应尽量避免应用促使血小板凝集的药物；早期发现 DIC，警惕高凝状态；严重感染或感染性休克患儿，早期应用肝素防止 DIC 发生；手术患儿，尽量减少组织损伤，从而减少凝血活酶进入血循环；体外循环患儿，注意补充足够肝素，监测凝血时间变化，若发生 DIC 及时用肝素治疗。

五、注意事项

1. 病情观察

观察原发疾病是否已控制。观察出血情况是否好转，如有心率增快、血压下降、面色苍白则提示有大量出血。监测血小板计数、PT、CT、APTT、TT、FDP、3P 试验等实验室指标的变化。观察重要脏器功能（如心、肝、肾、脑等）是否恢复正常。

2. 医患沟通

急性型 DIC 病情凶险，出血症状严重并发生休克，易并发多脏器衰竭，预后差，向家长说明。家长应在病危通知单上签名。对需要输血液制品者，告知有传播感染的可能，不论住院与否，均应在输血前做好各项记录，家长须在输血同意书上签名以示同意，以免医疗纠纷。

3. 经验指导

在使用肝素时，必须密切观察病情并监测凝血功能，每次用药前和用药后4h测定凝血时间（试管法），要求控制凝血时间在20～30min，如<20min可加大肝素剂量。如>30min且出血加剧可能是用量过大，应立即停用肝素，必要时静脉缓注鱼精蛋白中和，其用量与最后一次肝素用量相等（1mg鱼精蛋白可中和125U肝素），若出血仍不减轻，15min后可再注射1次鱼精蛋白。

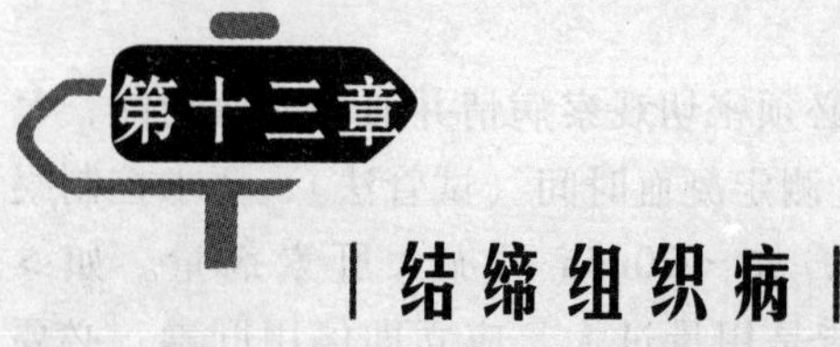

结缔组织病

第一节

风湿热

风湿热是常见的结缔组织病。多与A组乙型溶血性链球菌感染有关。主要表现为发热，伴心脏炎、游走性关节炎、舞蹈病、环形红斑和皮下小结，可反复发作。心脏炎是本病最严重的表现，急性期可威胁患者的生命，反复发作后可遗留永久性心脏瓣膜病变。初次发病多为5~15岁，多见于寒冷地区和冬春季节。

一、病因与发病机制

尚不完全清楚，一般认为与A组β溶血性链球菌感染有密切的关系。目前大都认为风湿热的发病是由于链球菌感染引起的免疫反应。另一发病机制是针对A组β溶血性链球菌所产生的细胞毒性反应。病变累及全身结缔组织，基本病变为炎症和具有特征性的风湿小体。主要累及心脏、关节和皮肤而产生相应的临床特点。

二、临床表现

1. 病史

半数发病前1~4周有上呼吸道感染史，通常急性病程，初发为心脏炎或舞蹈病者发病过程往往较缓慢。

2. 发热

绝大多数患者有发热，热型不规则，伴面色苍白、多汗、疲倦、腹痛等。

3. 游走性和多发性关节炎

主要累及膝、踝、肩、肘、腕大关节，局部红、肿、热、痛，活动受限，可完全治愈不留后遗症。

4. 心脏炎

年龄愈小，心脏受累机会愈多，以心肌炎与心内膜炎多见，亦可发生全心炎。轻者仅有心率增快和心电图变化，严重者出现心力衰竭。

(1) 心肌炎　心界增大，心率增快，心尖区第一心音减弱，亦可出现奔马律和早搏、心动过速等心律失常；心电图最常见Ⅰ度房室传导阻滞，ST 段下移和 T 波倒置。

(2) 心内膜炎　最常累及心内膜，二尖瓣最多，主动脉瓣次之。多次发作后造成瓣膜变形，导致二尖瓣狭窄需半年，导致主动脉狭窄需 2 年。

(3) 心包炎　心前区痛，呼吸困难或端坐呼吸；心包积液少时心底部或胸骨左缘听到心包摩擦音；大量心包积液时可见心音遥远、肝肿大、颈静脉怒张和奇脉等表现；X 线表现心搏减弱或消失，呈“烧瓶心”，心电图表现为低电压、ST－T 改变。发生心包炎者一般患有全心炎。

5. 舞蹈病

可单独存在或与其他症状同时存在，多见于 6～12 岁女孩，累及锥体外系。特征为四肢和面部为主的不自主、无目的的快速运动，在兴奋或注意力集中时加剧，入睡后即消失。病程呈自限性，平均 3 个月。

6. 皮下结节

起病数周后出现，为风湿活动的显著标志。多发现于关节伸侧皮下组织，粟米到豌豆大小，圆形，质硬，可活动而无压痛。

7. 红斑

环形红斑、结节性或多形性红斑，分布于躯干和四肢屈侧，呈环形或半环形，如钱币大小，色淡红或暗红，边缘可轻度隆起，环内肤色正常，出现迅速，数小时至 2d 消失，不留痕迹，可反复出现。

三、诊断

1. 诊断要点

(1) 主要指标　表 13－1 中任何 2 个主要表现或 1 个主要表现加 2 个次要表现并有近期链球菌感染者，排除与风湿热类似的其他疾病后方能诊断为风湿热。

表 13－1　风湿热的诊断指标

主要表现	次要表现	链球菌感染证据
心脏炎、多发性关节炎、舞蹈病、环形红斑、皮下结节	临床：发热、关节酸痛、风湿热既往史、瓣膜病 实验室：血沉增快、CPR 阳性、白细胞增多、P－R 间期延长	ASO 或其他抗链球菌抗体增高、咽拭子培养 A 组溶血性链球菌阳性、近期猩红热等

(2) 风湿活动的判断　凡具有发热、乏力、苍白、心率增快，血沉增快等风湿热表现，C 反应蛋白、黏蛋白增高及进行性贫血，心电图示 P－R 间期延长等均提示风湿活动。

(3) 是否伴有心脏炎　对预后的估计和选择治疗方法有重要意义。

2. 鉴别诊断

(1) 与关节有关病变　幼年类风湿性关节炎特点为对称性，以小关节受累为主，手指关节梭形肿胀，早期可表现为游走性关节炎，但受累位置持续时间较长，后期有关节结构及其附近骨质破坏，发生关节畸形，且非甾体类抗炎药物治疗效果不大明显。风湿性关节炎往往是大关节的游走，持续时间十分短暂，1～2d 可游走 1～3 个不同的关节，不留畸形，对非甾体类抗炎药物治疗效果明显。

结核感染过敏关节炎又称 Poncet 病，可表现反复关节炎，但有肺结核病变、PPD 试验阳性和结核中毒等系列表现，非甾体类抗炎药物治疗无效，抗结核治疗有效。

化脓性关节炎以金黄色葡萄球菌败血症并发者最常见，起病初期可有多个关节痛，以后局限于个别关节，出现局部红、肿、热、痛和活动受限，甚至关节有积液或积脓，临床上有感染的一系列表现，血培养常为阳性。

生长痛常见于生长较快小儿，有时可有多个关节疼痛，但局部无红、肿、热，无活动受限，生长痛主要表现为膝关节晚上夜间静息痛，持续数分钟或数小时，而风湿性关节炎的关节痛多于活动后出现。

(2) 与心脏有关病变　病毒性心肌炎常有胸闷、心慌、心动过速及ST－T 等改变，但本病常在病毒性上呼吸道感染后出现，无明显心脏杂音，病毒分离或病毒血清学检查常有鉴别意义。此外，本病特点有顽固性心律失常，心电图改变较明显。

亚急性感染性心内膜炎有进行性贫血、皮肤淤点、脾脏肿大、杵状指（趾）及全身尤其指甲等处栓塞结节等典型表现，血培养阳性可确诊。

(3) 与舞蹈病有关病变　习惯性痉挛为单一性重复动作，患儿无其他异常，而且如果分散患儿注意力或自己加以注意，能短暂控制痉挛动作。

抽动秽语综合征能短时间内控制不随意动作。有秽语表现。

四、治疗

早期诊断，综合治疗，维持心脏功能；合理使用抗风湿药物，控制症状，减少患儿痛苦；清除或预防链球菌感染；防止反复发作的慢性疾病的过程。

1. 一般治疗

(1) 卧床休息　休息期限取决于心脏受累程度和心功能状态，一般无明显心脏受累者大约1个月；有心脏急性受累者需绝对卧床至急性症状完全消失，血沉（ESR）接近正常，一般2~3个月；心脏扩大伴心力衰竭者，应在心功能恢复后再卧床3~4周，约需6个月方可逐渐恢复正常活动。

(2) 饮食　应给予容易消化，富含蛋白质、糖类及大量维生素C的饮食，宜少量多餐。有充血性心力衰竭者可适当限制盐及水分。应用糖皮质激素的患儿应适当限制食盐。

2. 药物治疗

(1) 清除链球菌感染　肌内注射青霉素600~800kU，每天2次，疗程10~14d；或1次肌内注射苄星青霉素G 1 200kU；如不能用青霉素时，可用红霉素30mg/（kg·d），分3~4次口服，连用10d，可根据病灶情况和咽拭子培养结果适当延长。

(2) 抗风湿药物　常用的有阿司匹林及肾上腺皮质激素。肾上腺皮质激素作用强，心脏炎伴有心力衰竭者，首选肾上腺皮质激素，多可挽救危重患者生命。多发性关节炎者首选阿司匹林。对于舞蹈病，两者均无明显效果。风湿热初次发作大多于9~12周自行消退，抗风湿药物只能起到抑制炎性反应的作用，故疗程至少9~12周或更长，并视病情轻重而定。

阿司匹林，剂量为80~100mg/（kg·d），每天用量不超过3~4g，少数病例需增加到120mg/（kg·d），每间隔6h给药1次，分4次口服，如效果不明显或出现中毒反应，宜测血清阿司匹林浓度，并调节剂量将阿司匹林水平保持在20~25mg/dl，以避免发生中毒反应。开始剂量用至体温下降，关节症状消失，血沉、C反应蛋白及白细胞下降至正常，大约2周左右减为原量的3/4，再用2周左右，以后逐渐减量至完全停药。单纯关节炎者，一般用药4~6周，有轻度心脏炎者用药12周。主要不良反应有鼻咽及胃肠道出血。如有耳鸣、听力障碍应减量，发生酸中毒及精神症状者应停药。饭后服用阿司匹林，可减少恶心、呕吐等胃肠道症状。如仍不能耐受可改用肠溶片。阿司匹林与抗酸药合用可使其疗效降低。阿司匹林还可引起肝细胞损害、转氨酶升高等中毒性肝炎表现。

泼尼松，剂量为1.5～2mg/（kg·d），分3～4次口服，对于严重心脏炎者可提高至100mg/d，开始用量持续2～3周，以后缓慢减量，至12周完全停药，或在停泼尼松之前1周，加用阿司匹林治疗，继用6～12周，时间可视病情而定。应用泼尼松的患儿，可出现肥胖、满月脸、多毛、痤疮等不良反应，停药后均可消失。其他尚有高血压、糖尿病、精神异常、惊厥、消化性溃疡、骨质疏松、感染扩散及发育迟缓等。

应用肾上腺皮质激素和（或）阿司匹林治疗后，停药或减量时常出现反跳现象，多在减量或停药2周内出现，轻者表现为关节痛、发热、心脏杂音又出现、血沉增快及C反应蛋白转阳性，重者可出现心包炎、心脏扩大及心力衰竭，轻症通常于数日内自愈，很少需要用药，重症需要再加用阿司匹林。

3. 其他治疗

（1）*舞蹈病的治疗* 主要采用对症治疗及支持疗法。环境安静，避免刺激。轻症可用苯巴比妥钠、安定等镇静剂。水杨酸及肾上腺皮质激素疗效不显著。氟哌啶醇与安坦联合用药可较快控制舞蹈动作，并减少氟哌啶醇的不良反应，效果较好。

（2）*心力衰竭的治疗* 有充血性心力衰竭时应视为心脏炎发作，及时给予大剂量静脉注射糖皮质激素，如氢化可的松或甲基泼尼松龙，每天1次，剂量为10～30mg/kg，连用1～3次。多数情况在用药后2～3d即可控制心力衰竭，应慎用或不用洋地黄制剂，以免发生洋地黄中毒，必须使用时应减为常用量的1/3～1/2。应给予低盐饮食，必要时氧气吸入、给予利尿剂和血管扩张剂。

(3) 慢性心瓣膜病的治疗　除临床上仍表现活动性需给抗风湿药物治疗外，对无风湿活动者，则治疗时考虑以下几个方面：①控制活动量；②洋地黄长期治疗，有慢性充血性心力衰竭者长期口服洋地黄，要随时调整剂量，保持有效维持量；③扁桃体摘除，如有扁桃体炎，于风湿热控制后可摘除扁桃体，在手术前2～3d及术后1～2周注射青霉素，以防止发生感染性心内膜炎；④手术治疗，在瓣膜严重损害时，可作瓣膜成形术或置换术。

五、注意事项

1. 病情观察

治疗中观察体温变化、精神反应、关节肿痛变化、胸闷、心悸等表现注意心率、心音、心脏杂音的变化。治疗有效者2周左右症状消失，1/2患者心脏杂音消失。

2. 医患沟通

在抗风湿治疗过程中，应事先交代药物的不良反应，阿司匹林可引起鼻出血、胃肠道出血，饭后服药可减少其对胃肠道的刺激。长期用泼尼松可引起满月脸、骨质疏松等。可用钙剂对抗。向家长交代积极配合治疗的重要性，出院后用长效青霉素预防链球菌感染，防止反复发作，以免导致心脏瓣膜损害。平时少去人多的公共场所。再发生咽喉炎时须及时、足疗程应用青霉素治疗。对已存在心瓣膜病变的患者及家长，应帮助他们树立战胜疾病的信心，告诫他们根据心功能情况注意休息，坚持抗风湿治疗。

3. 经验指导

(1) 对风湿热患儿需用长效青霉素预防控制链球菌感染，每月1次，一般至少5年。最好预防至18～25岁，甚至终身预防。如再次发生链球菌性咽喉炎、扁桃体炎、中耳炎、猩红热等，应用青霉素治疗，过敏者可用大环内酯类抗生素，疗程10～14d。

(2) 对仅有关节炎患儿用阿司匹林治疗即可，不必再用泼尼松。阿司匹林对心脏炎无明显疗效，在心脏炎患者泼尼松减量加用阿司匹林，主要是防止停用泼尼松后的反跳现象及复发。部分心脏炎患者在停用泼尼松后，出现低热、关节酸痛、血沉增快等风湿活动表现，一般在2～3d消失，不必处理。此外，阿司匹林对舞蹈病、皮下结节无明显疗效。

第二节
幼年类风湿关节炎

幼年类风湿关节炎（JRA）是由于某种感染及环境因素影响，使遗传易感性个体发生自身免疫反应而导致的全身结缔组织疾病。主要表现为发热及关节肿痛，常伴皮疹、肝脾淋巴结肿大，若反复发作可致关节畸形。年龄越小，全身症状越重，年长儿以关节受累为主。根据本病临床表现分为4型：①全身型，又称Still病；②多关节型，又分为类风湿因子（RF）阴性多关节型（多关节Ⅰ型）与RF阳性多关节型（多关节Ⅱ型）；③少关节型，根据发病年龄、性别、抗核抗体（ANA）、临床表现分为少关节Ⅰ型与少关节Ⅱ型，后者可为幼年强直性脊柱炎（JAS）早期表现；④伴肌腱附着处炎症关节炎型。

一、临床表现

可发生于任何年龄，集中于2～3岁和9～12岁，形成两个发病高峰。按起病形式、临床经过和预后不同，可分为3型。

1. 全身型

可发生于任何年龄，以幼年者为多，无性别差异，约占幼年类风湿关节炎的20%。弛张型高热是此型的特征，体温每天波动在36℃～40℃，患儿发热时呈急性病容，热退后玩耍如常。发热持续数周至数月。

约95%的患儿出现皮疹，呈淡红色斑点或环形红斑，见于身体任何部位，可有搔痒。皮疹于高热时出现，热退后消失，不留痕迹。局部取暖或外伤也可诱发皮疹。

急性期常因全身症状而忽视了关节痛或一过性关节炎的临床表现。等到数月或数年后关节症状才成为主诉。约25%的患儿最终发展为慢性多关节炎。

约85%的患儿有肝、脾及淋巴结大，肝功能轻度损害。伴心包炎和胸膜炎者，其病变轻微，一般不需处理，少有发生心内膜炎者。

腹痛可能是肠系膜淋巴结肿大所致。偶有中枢神经系统症状，表现为惊厥、行为异常和脑电图异常。长期疾病反复发作可致发育延迟。全身型幼年型类风湿关节炎复发的间隔时间难以预测，多在青春期后不再复发。

2. 多关节炎型

5个或5个以上关节受累，女性多见，先累及大关节，如踝、膝、腕和肘，常为对称性。表现为关节肿痛而不发红。早晨起床时关节僵硬（晨僵）是其特点。随病情进展逐渐累及小关节，波及指（趾）关节时，呈现典型梭形肿胀；累及颞关节表现为张口困难，幼儿可诉耳痛，病程长者，可影响局部发育出现小颌畸形；累及喉杓（环状软骨－杓状软骨）可致声哑、喉喘鸣和饮食困难；累及颈椎可致颈部疼痛和活动受限；髋关节受累者可致股骨坏死，可发生永久性跛行。疾病晚期受累关节最终发生强直变形，关节附近肌肉萎缩，运动功能遭受损坏。

本型可有全身症状，但不及全身型严重，如低热、全身不适、生长迟缓、轻度贫血。体格检查可发现轻度肝脾和淋巴结肿大。根据血清类风湿因子是否阳性，可分为两个亚型：

(1) 类风湿因子阳性　占幼年类风湿关节炎的5%~10%，起病于年长儿，类风湿结节常见（表现类似于风湿性皮下小结），关节症状较重为其特点，半数以上出现关节强直变形，约75%的病例抗核抗体阳性。

(2) 类风湿因子阴性　占幼年类风湿关节炎的25%~30%，起病于任何年龄，类风湿结节少见，关节症状较轻，仅10%~15%发生关节强直变形，约15%的病例抗核抗体阳性。

3. 少关节炎型

受累关节4个以下者，称为少关节炎型。踝、膝等下肢大关节为好发部位，常呈不对称分布。若病程已逾6个月，少关节炎型不可能再转为多关节炎型。按临床表现和预后，可分为2个亚型。

(1) 少关节1型　占幼年类风湿关节炎的25%~30%。以幼年女孩多见，虽有反复慢性关节炎，但不严重，较少致残。一般不发生骶髂关节炎。约半数发生单侧或双侧慢性虹膜睫状体炎，早期用裂隙灯检查才能诊断。后期可因虹膜后位粘连，继发性白内障和青光眼而致永久性视力障碍，甚至失明。此型全身症状轻微。

(2) 少关节炎2型　占幼年类风湿关节炎的15%，男孩居多，年龄常大于8岁，累及膝、踝等下肢大关节。早期不影响骶髂关节，但部分病例于后期可致骶髂关节炎和肌腱附着处病变。部分患者发生自限性虹膜睫状体炎，少有永久性视力损害。少有全身症状。

二、辅助检查

1. 实验室检查

血常规可表现为贫血，白细胞数总数及中性粒细胞比例常增高；C 反应蛋白常增高，血沉常增快；活动期 IgG、IgA、IgM 升高。抗 T 淋巴细胞抗体可阳性。关节液分析白细胞增多，中性粒细胞比例常增高，蛋白升高，糖降低。全身型的类风湿因子（RF）、抗核抗体（ANA）均阴性；多关节Ⅰ型的 RF 阴性，25% 的 ANA 阳性；多关节Ⅱ型 RF 阳性，75% 的 ANA 阳性；少关节Ⅰ型的 RF 阴性，50% 的 ANA 阳性；少关节Ⅱ型的 RF 与 ANA 均阴性，HLA－B 27阳性。

2. 特殊检查

疾病早期关节 X 线仅显示关节骨质疏松，周围软组织肿胀，关节附近呈现骨膜炎。晚期见到关节骨破坏。全身型 JRA 胸部 X 线可见胸膜炎，或因心包炎而显示心影扩大，或风湿性肺病变；超声波可发现儿童关节炎时关节腔渗出和滑膜增厚；MRI 能比普通 X 线检查更敏感地发现较轻的软骨破坏，早期骶髂关节炎和骨侵蚀；骨同位素扫描有助于鉴别感染或恶性肿瘤。

三、诊断

1. 诊断要点

(1) 起病年龄≤16 岁。

(2) 有一个或多个关节炎。关节炎定义应为：①关节肿胀或关节腔积液；②具有活动受限，活动时疼痛或关节触痛，关节局部发热中的任何两项或两项以上。

(3) 关节炎症持续≥6 周。

具有上述第（1）~（3）项，排除其他结缔组织病及症状相似的疾病，可诊断为 JRA。

2. 鉴别诊断

(1) 败血症　往往有感染中毒症状，血培养阳性，皮疹刺破处查菌可阳性，抗感染治疗有效。

(2) 风湿热　以游走性大关节受累为主，非对称性，无晨僵，X 线不见髓质损害，不累及指（趾）脊柱和颞颌等处小关节，常伴有心肌和心瓣膜炎体征，发病前有链球菌感染史，ASO 滴度增高。

(3) 系统性红斑狼疮（SLE） 虽有发热、关节炎，大小关节均可受累，但不发生关节畸形，有典型的面部蝶形红斑及其他系统受累，尤其是肾脏累及率高，抗核抗体（ANA）、抗 ENA 及抗 dsDNA 抗体等检查可资鉴别。

(4) 结核性关节炎 有结核病史或其他部位结核病变和结核中毒症状，常为单关节病变，X 线检查以骨质破坏为主，有时可出现冷肠瘍。

(5) 化脓性关节炎 常为败血症的迁延病灶。单个关节发炎，局部红、肿、热、痛明显，且伴全身中毒症状，白细胞总数及中性粒细胞高，关节腔液做细菌涂片或培养可资鉴别。

四、治疗

采取综合措施，控制关节炎症，维持关节功能，预防关节畸形。

1. 一般治疗

应尽早采取综合疗法。急性发作期宜卧床休息，必要时加用夹板或支架固定炎症关节，以减少肌肉挛缩，防止关节变形。

体育疗法和物理疗法在整个治疗过程中都很重要，特别是对因病情活动、关节疼痛而被迫卧床的患儿。

2. 药物治疗

(1) 非甾体类抗炎药 常用以下几种。

阿司匹林，剂量为每天 80mg/kg，但对年长儿及体重较大的患儿，每天总量不超过 3.6g。保持血浓度在 200～300mg/dl。待病情缓解后逐渐减量，以最低有效量长期维持，可持续数年。治疗过程中应注意有无阿司匹林的毒性反应，如胃肠道刺激症状、耳鸣、出汗、易激惹和换气过度等，严重者可出现呼吸性碱中毒和代谢性酸中毒。还有支气管痉挛、荨麻疹及肝功能异常等。因此，用药过程中应定期复查肝功能，长期用药者还应监测尿常规，注意有无肾脏功能损害。

萘普生，每天 15～20mg/kg，分 2 次使用。

布洛芬，每天剂量为 30～40mg/kg，分 4 次口服。对全身型患儿需要选用较大剂量，每天 40mg/kg 才能控制发热。对 JRA 安全有效，小儿易耐受。

灭痛定，剂量为每天 25～30mg/kg，分 3 次口服。

双氯芬酸钠（扶他林），剂量为每天 0.5～3mg/kg，分 3～4 次口服。

吲哚美辛，每天剂量为 1～3mg/kg，分 3～4 次口服。对全身型控制发热有效。但不良反应较大，不宜在小儿长期使用。

(2) 缓解病情抗风湿药物　本类药物作用缓慢，常需数周至数月方能见效，且毒性较大，故适用于长期病情未能得到控制，已有关节骨质疏松破坏者。

口服金制剂，剂量为每天 0.1～0.2mg/kg，一次顿服。最大剂量不超过 9mg/d。不良反应为皮疹、口腔溃疡、腹痛和腹泻，偶见白细胞及血小板减少、蛋白尿及血尿等。故用药期间应定期查血、尿常规及肾功能。

青霉胺，每天剂量为 10mg/kg，最大量不超过 750mg/d，分 2 次口服，不良反应为发热、皮疹、白细胞减少和蛋白尿。

羟氯喹，剂量为每天 5～6mg/kg，最大量不超过 200mg/d，一次顿服。长期用药应监测视力及定期查血象，注意有无白细胞减少。

柳氮磺胺吡啶，每天剂量为 50mg/kg，最大量不超过 2g/d。开始时为避免过敏反应宜从小剂量每天 10mg/kg 起始，在 1～2 周加至足量。不良反应包括头痛、皮疹、恶心、呕吐、溶血以及抑制骨髓等。故用药过程中应定期查血象。

(3) 肾上腺皮质激素　用于以下几型。

多关节型适用于对非甾体抗炎药物和缓解抗风湿药物未能控制的严重患儿，加用小剂量泼尼松 0.1 ~ 0.2mg/d 隔日顿服，可使原来不能起床或被迫坐轮椅者症状减轻，恢复基本正常的生活。

全身型患儿，若发热和关节炎未能为足量非甾体类抗炎药物所控制时，可加服泼尼松每天 0.5 ~ 1mg/kg (≤40mg/d) 一次顿服或分次服用。一旦体温得到控制时即逐渐减量至停药。合并心包炎者，则需大剂量泼尼松治疗，剂量为每天 2mg/kg，宜分 3 ~ 4 次口服，待控制后逐渐减量至停药，或用甲基泼尼松龙冲击，每次 10 ~ 30mg/kg，每天 1 次，连续 3d 或隔日 1 剂，连用 3 剂，效果较好。

少关节型一般不主张用激素全身治疗，对单个关节如膝关节大量积液的患儿，除用其他药物全身治疗外，可在关节腔内抽液后，注入醋酸氢化可的松或地塞米松，以解除疼痛，防止再渗液，并有利于恢复关节功能。

虹膜睫状体炎，轻者可用扩瞳剂及肾上腺皮质激素类眼药水滴眼。对严重影响视力的患者，除局部注射激素外，需加用泼尼松每天口服，继以隔日顿服。虹膜睫状体炎一般对泼尼松很敏感，无需服用大剂量，一些患儿服用 2 ~ 4mg/d 即可见效。

(4) 免疫抑制剂　用法和用量如下。

甲氨蝶呤，剂量为每周 5 ~ 10mg/m^2 口服，如口服效果不好或出现恶心、呕吐及转氨酶增高，可改为皮下注射。对治疗多关节型安全有效。

环孢素，剂量为每天 3 ~ 5mg/kg，分 2 次服用。

其他免疫抑制剂可选用环磷酰胺和硫唑嘌呤。

应用上述药物时应定期查血常规和肝功能。

3. 其他治疗

(1) 生物学制剂　近年应用可溶性 TNF－α 受体 p75 融合蛋白及 TNF－α 单克隆抗体用于治疗多关节型 JRA 取得较好疗效。

(2) 自体干细胞移植　对一些严重的自身免疫疾病对常规治疗效果不好者，可试用骨髓移植。

(3) 中药　可应用尪痹冲剂和青藤碱制剂，如正清风痛宁。雷公藤多苷对本病的效果尚待进一步探讨，因毒性大应慎用。

(4) 矫正手术　为减少粘连性腱鞘炎和腕背肌腱破裂的危险，可进行腱鞘切除术。滑膜肥厚、关节疼痛而致关节活动受限者可行滑膜切除术，以改善关节活动功能。对严重髋和膝关节受累的患儿，至青春后期，骨骼生长发育停止后，可行关节置换术。

五、注意事项

1. 病情观察

治疗中注意体温、关节肿痛、肝脾大、贫血、虹膜睫状体炎等变化，红细胞沉降率、CRP 为疾病活动指标，治疗后注意复查血沉、CRP、类风湿因子、肝功能、血清蛋白电泳。

2. 医患沟通

本病在 10～20 年随访中，25% 的患儿有关功能障碍。当病情反复时应向家长解释清楚本病的特点及预后，并明确告知本病有一定的致残率。

3. 经验指导

本病至今尚缺乏特异性实验室诊断依据，主要依靠临床表现和特征，结合 X 线和类风湿因子、ANA 检查结果，在排除其他疾病的基础上作出诊断。

第三节
皮肤黏膜淋巴结综合征

皮肤黏膜淋巴结综合征又称川崎病，是一种以全身血管炎病变为主要病理变化的急性发热发疹性疾病。临床特征为高热、特征性皮肤黏膜改变和颈淋巴结大。

一、病因与发病机制

病因尚未明确，可能与下列因素有关：①感染由多种病原引起，包括EB病毒、反转录病毒、链球菌或丙酸杆菌感染等；②免疫反应近年研究表明本病存在明显的系统性免疫激活，急性期T细胞亚群CD4/CD8比值增加及B细胞多克隆活化等免疫异常；③其他环境污染或化学药品过敏等，目前多认为川崎病是一定易感宿主对多种感染病原触发的一种免疫介导的全身性血管炎。

二、临床表现及分期

1. 症状

（1）主要症状　常见持续性高热，5～11d或更久(2周至1个月)，体温常达39℃以上，抗生素治疗无效。常见双侧结膜充血而无分泌物，口唇潮红，有皲裂或出血，见杨梅样舌。手足呈硬性水肿，10d后出现特征性趾端大片状脱皮，始于甲床皮肤交界处。还有急性非化脓性一过性颈淋巴结肿胀，以前颈部最为显著，直径1.5cm以上，大多在单侧出出现，稍有压痛，于发热后3d内发生，数日后自愈。发热不久（1～4d）可出现斑丘疹或多形红斑样皮疹，偶见痱疹样皮疹，多见于躯干部，但无疱疹及结痂，1周左右消退。

（2）其他症状　往往出现心脏损害，发生心肌炎、心包炎和心内膜炎的症状。患者脉搏加速，听诊时心动过速、奔马律、心音低钝。收缩期杂音也较常有。可发生瓣膜关闭不全及心力衰竭。作超声心动图和冠状动脉造影，可查见多数患者有冠状动脉扩张、瘤样变、心包积液、左室扩大及二尖瓣关闭不全。X 线胸片可见心影扩大。偶见关节疼痛或肿胀、咳嗽、流涕、腹痛、轻度黄疸或无菌性脑脊髓膜炎的表现。急性期约 20% 的病例出现会阴部、肛周皮肤潮红和脱屑并于 1～3 年前接种卡介苗的原部位再现红斑或结痂。恢复期指甲可见横沟纺。

2. 分期

病程长短不一。病程第一期为急性发热期，一般病程为 1～11d，主要症状于发热后即陆续出现，可发生严重心肌炎。第二期为亚急性期，一般病程为 11～21d，多数体温下降，症状缓解，指（趾）端出现膜状脱皮。重症病例仍可持续发热。发生冠状动脉病理改变，可导致心肌梗死、动脉瘤破裂。大多数患者在第 4 周进入第三期即恢复期，一般为病程 21～60d，临床症状消退，如无明显冠状动脉病变即逐渐恢复；有冠状动脉瘤则仍可持续发展，可发生心肌梗死或缺血性心脏病。少数严重冠状动脉瘤患者进入慢性期，可迁延数年，遗留冠状动脉狭窄，发生心绞痛、心功能不全，缺血性心脏病，可因心肌梗死而危及生命。

三、辅助检查

1. 实验室检查

血常规检查可有白细胞增多，可达$20 \times 10^9/L$，伴核左移，病程初期血小板可正常，第 2～3 周有明显血小板增多，常有贫血、血沉增快和 CRP 明显增高，血清转氨酶可轻度增高。血浆白蛋白降低，α_2 球蛋白显著升高。RF 与 ANA 阴性。血 C3、C4、CH 50正常或增多，T 细胞亚群失衡，CD4 增多 CD8 减少，CD4、CD8 比值增加，血清 IgG、IgA、IgM

升高，循环自身抗体中抗胶原、抗心磷脂、抗内皮细胞、抗中性细胞胞浆等抗体均可增高，免疫循环复合物增加。

2. **特殊检查**

（1）心电图　ST段与T波改变，P－R间期和Q－T间期延长、低电压、心律失常等。

（2）胸部X线片　心影增大或肺部异常影。

（3）超声心动图或心血管造影　可见冠状动脉扩张或冠状动脉瘤形成。一般将冠状动脉病变严重程度分为四度：①正常（0度）　冠状动脉无扩张；②轻度（Ⅰ度）　瘤样扩张明显而局限，内径＜4mm；③中度（Ⅱ度）　可单发、多发或广泛性，内径4～7mm；④重度（Ⅲ度）　巨瘤内径≥8mm，多为广泛性，累及1支以上。

四、诊断

1. **诊断要点**

（1）持续发热5d以上。

（2）四肢末端改变　初期手脚硬性水肿，掌跖、指端发红，后期指趾端膜样蜕皮。

（3）多形性皮疹。

（4）双侧眼结膜充血而无分泌物。

（5）口唇潮红，杨梅舌，口腔及咽部黏膜弥漫充血。

（6）急性非化脓性颈淋巴结大。

以上6条中至少具备5条可诊断本病。若仅具备4条，经二维超声心动图或心血管造影确认有冠状动脉瘤，并能排除其他疾病，亦可诊断本病。

2. **鉴别诊断**

（1）猩红热　本病多见于3岁以上小儿，热程一般较短，发热1d内即有皮疹，皮肤大片潮红，上有细小丘疹。无肢端硬肿及指端脱皮，ASO滴度增高，白细胞数明显增高，可见扁桃体化脓等感染病灶，抗生素治疗有效。而

MCLS在发热3d才开始有皮疹，多为麻疹样或多形红斑。

(2) 败血症　除发热皮疹外，中毒症状重，无典型黏膜和肢端硬肿和脱皮，白细胞总数明显增高，血培养阳性，抗生素治疗有效。

(3) 传染性单核细胞增多症　本病有发热、淋巴结大及皮疹等，但本病常见于2岁以上小儿，淋巴结肿胀常为双侧性，有肝脾大，无肢端硬肿及脱皮，白细胞增高以淋巴细胞为主，可见较多异型淋巴细胞，嗜异凝集试验阳性。

(4) 幼年型类风湿关节炎　本病也有发热、皮疹、白细胞增高、小关节肿胀等，但起病相对慢，无结合膜充血，无手、脚背硬肿及指（趾）端膜状脱皮，无杨梅舌，类风湿因子常阳性。

(5) 渗出性多形性红斑　有发热、皮疹、四肢水肿，皮疹多样化，有斑疹、丘疹、结痂，口唇、肛周与眼角糜烂，有脓性渗出、假膜形成。无指（趾）端硬肿与膜状脱皮，无杨梅舌。

五、治疗

尽快控制动脉炎，防止形成动脉瘤及血栓性梗死。

1. 一般治疗

高热时多喂水，给予营养丰富的流质或半流质，补充维生素B和维生素C。注意口腔卫生，保持患儿口唇湿润，减轻皲裂和出血。注意休息，限制活动至病变消退。

2. 药物治疗

(1) 阿司匹林　通过抑制环氧化酶，减少前列腺素生成，从而阻断血小板产生血栓素A_2，故具有抗炎、抗凝作用，为治疗本病的首选药。日本方法为口服30~50mg/（kg·d），热退后10~30mg/（kg·d），一般持续用药达症状消失，血沉正常，需3个月。欧美方法为口服100mg/（kg·d），以达到有效血浓度，持续服药致病程第14日，以后3~5mg/（kg·d）至病程6~8周。国内多采用两者的中和剂量30~

50mg/（kg·d），分2～3次服用，热退后3d逐渐减量，2周左右减至3～5mg/（kg·d），维持6～8周。

（2）大剂量静脉滴注丙种球蛋白（IVGG）　适应证：①白细胞计数＞12×10^9/L；②血小板＞35×10^9/L；③CRP强阳性（＞40mg/L）；④红细胞压积＜0.35；⑤血浆蛋白＜35g/L；⑥年龄≤12个月；⑦性别为男性。

多采用原田计分法判断，发病7d内计分，每项1分。分数4分以上者可应用IVGG，治疗越早、效果越好。

使用方法：①丙种球蛋白400mg/（kg·d），用5%葡萄糖配成5%的浓度静脉滴注，连用5d；②丙种球蛋白1g/（kg·d），静脉滴注，如体温24h后仍未下降，则再用1剂，多数患儿单剂即可奏效；③丙种球蛋白2g/kg，10～12h静脉滴注。

无论采用以上哪种方法均需同时服用阿司匹林。有学者认为第二种方法较经济实用，但目前国际上多推荐使用第三种方法。

IVGG应用时应注意必须在发病10d内应用才能防止发生冠状动脉病变；应用中可出现轻度心衰、发热、皮疹等不良反应，需密切观察。

（3）肾上腺皮质激素　肾上腺皮质激素具有很强的抗炎、抗过敏和退热作用。日本曾有报道泼尼松治疗KD冠状动脉扩张的远期恢复优于丙种球蛋白治疗组。

对于IVGG治疗效果不明显的患儿，可在应用IVGG的基础上加用甲基泼尼松龙，剂量为20～30mg/（kg·d），加入5%葡萄糖150～250ml中稀释后静脉滴注，1～3d后改泼尼松口服至热退，在3周内应逐渐减量停药。

3. 其他疗法

（1）抗凝治疗　阿司匹林一般用至血沉、CRP、血小板恢复正常后停药；无冠状动脉损伤者，用药6～8周后可停药。于6个月、1年时复查超声心动图。

（2）动脉瘤治疗　有冠状动脉瘤者，需长期服用阿司匹林 3～5mg/（kg·d），直至动脉瘤消退或更长时间。对阿司匹林不耐受者，可应用潘生丁 3～6mg/（kg·d），分 2～3 次口服。对患有较大冠状动脉瘤或多发性动脉瘤者，以上两药须无限期的服用。

（3）外科治疗　对于有严重冠脉病变者，可行冠脉成型术、气囊扩张或放支架；对有冠脉闭塞者，可行冠脉搭桥术。

（4）控制感染　对有继发感染的患儿，可应用抗生素；对出现心衰、休克、心律失常者，采取相应的对症治疗。

六、注意事项

1. 病情观察

治疗后观察体温变化、眼结膜与口唇充血表现、皮疹、淋巴结大变化。复查血小板、心电图、超声心动图等。治疗有效者在 2～3d 症状减轻，体温很快降至正常，应注意尿液检查有无改变。病程 1 周后注意指（趾）末端有无膜状脱屑，外周血中血小板有无增加。

2. 医患沟通

向家长交代皮肤黏膜淋巴结综合征的知识，如注意休息，改善营养，多饮水，坚持服药。在选用药物治疗时，应事先交代其可能出现的毒副反应，如糖皮质激素可诱发感染、阿司匹林可引起出血等，以便取得家长及患儿配合。

3. 经验指导

如无有效治疗，最早在发病第 3 天可见冠状动脉扩张，第 2～3 周冠状动脉瘤检出率最高，第 4 周后很少出现新扩张。没有冠状动脉炎的患者一般能完全痊愈，仅少数有再次发作。有心脏受累的儿童长期预后大多数亦是良好的。对并发冠状动脉瘤患者应注意定期随访，一般在发病初期、2 周、4 周、2 个月、4 个月、半年、1 年进行全面心血管系统检查，如有冠状动脉病变者应每 3～6 个月全面检查一次，如无冠状动脉病变亦应 2～3 年进行一次检查，密切观察冠状动脉病变。